更年期に効く美女ヂカラ

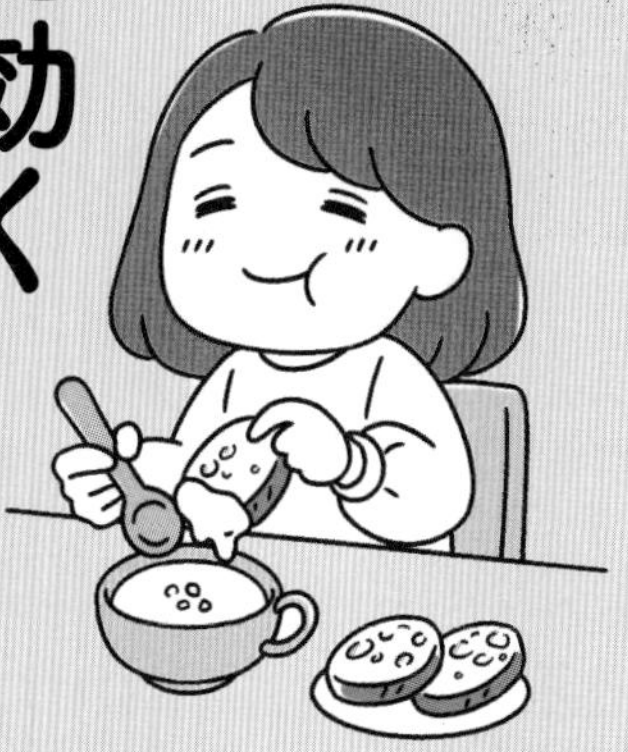

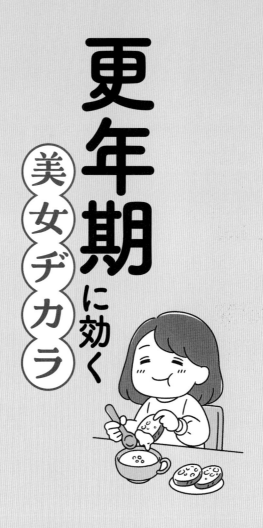

産婦人科医　高尾美穂
絵　ねこまき（にゃんとまた旅）

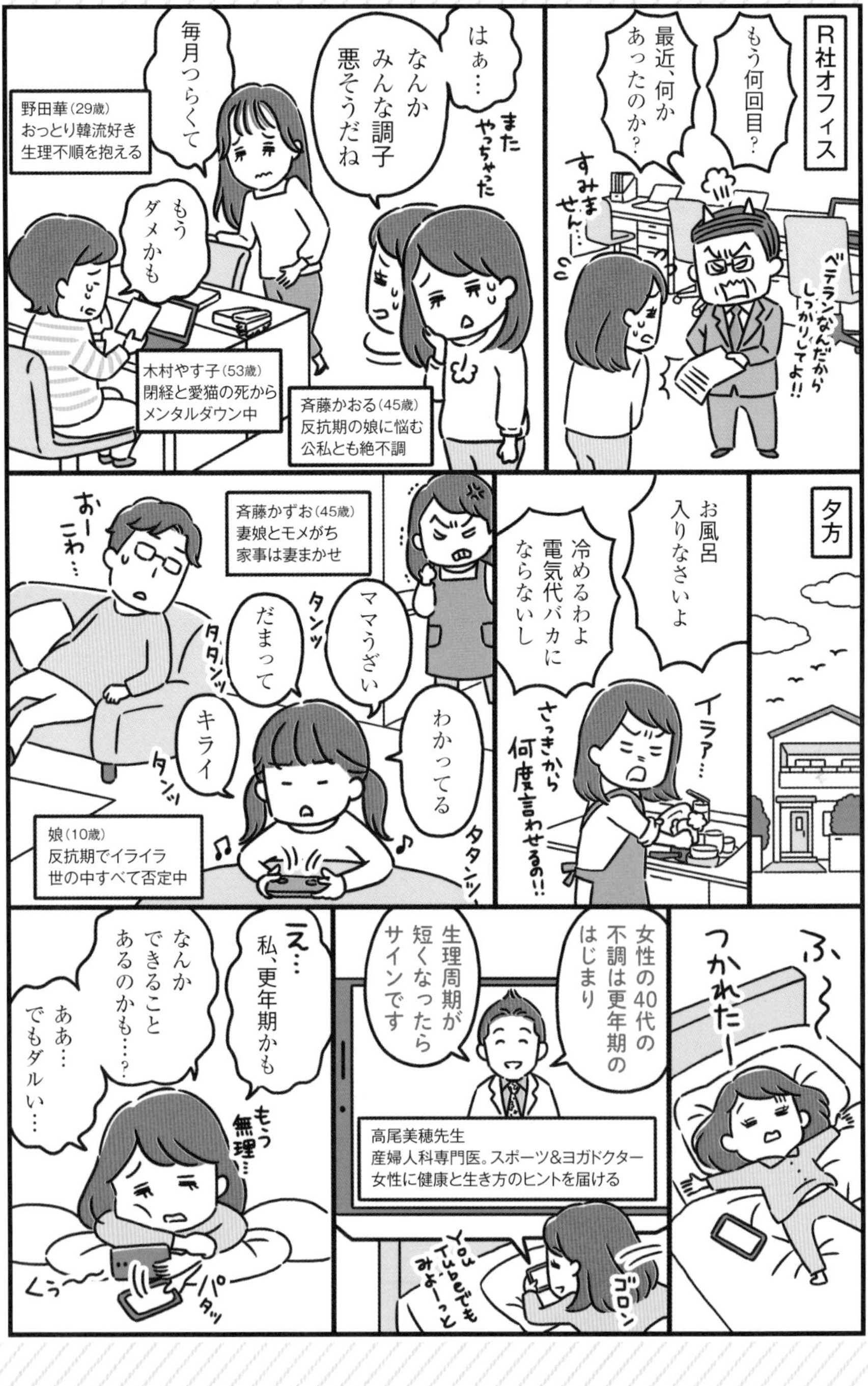

R社オフィス
もう何回目？
最近、何かあったのか？
すみません…
ベテランなんだからしっかりしてよ!!
またやっちゃった
はぁ…
なんかみんな調子悪そうだね
毎月つらくて
野田華（29歳）
おっとり韓流好き
生理不順を抱える
もうダメかも
木村やす子（53歳）
閉経と愛猫の死から
メンタルダウン中
斉藤かおる（45歳）
反抗期の娘に悩む
公私とも絶不調
夕方
お風呂入りなさいよ
冷めるわよ
電気代バカにならないし
イラァ…
さっきから何度言わせるの!!
斉藤かずお（45歳）
妻娘とモメがち
家事は妻まかせ
おーこわ…
ママうざい
だまって
タンッ
タタンッ
キライ
タンッ
わかってる
タタンッ
娘（10歳）
反抗期でイライラ
世の中すべて否定中
ふ～～
つかれたー
女性の40代の不調は更年期のはじまり
生理周期が短くなったらサインです
高尾美穂先生
産婦人科専門医。スポーツ＆ヨガドクター
女性に健康と生き方のヒントを届ける
YouTubeでもみよーっと
ゴロン
え…
私、更年期かも
もう無理…
なんかできることあるのかも…？
ああ…でもダルい…
くぅ～～
パタッ

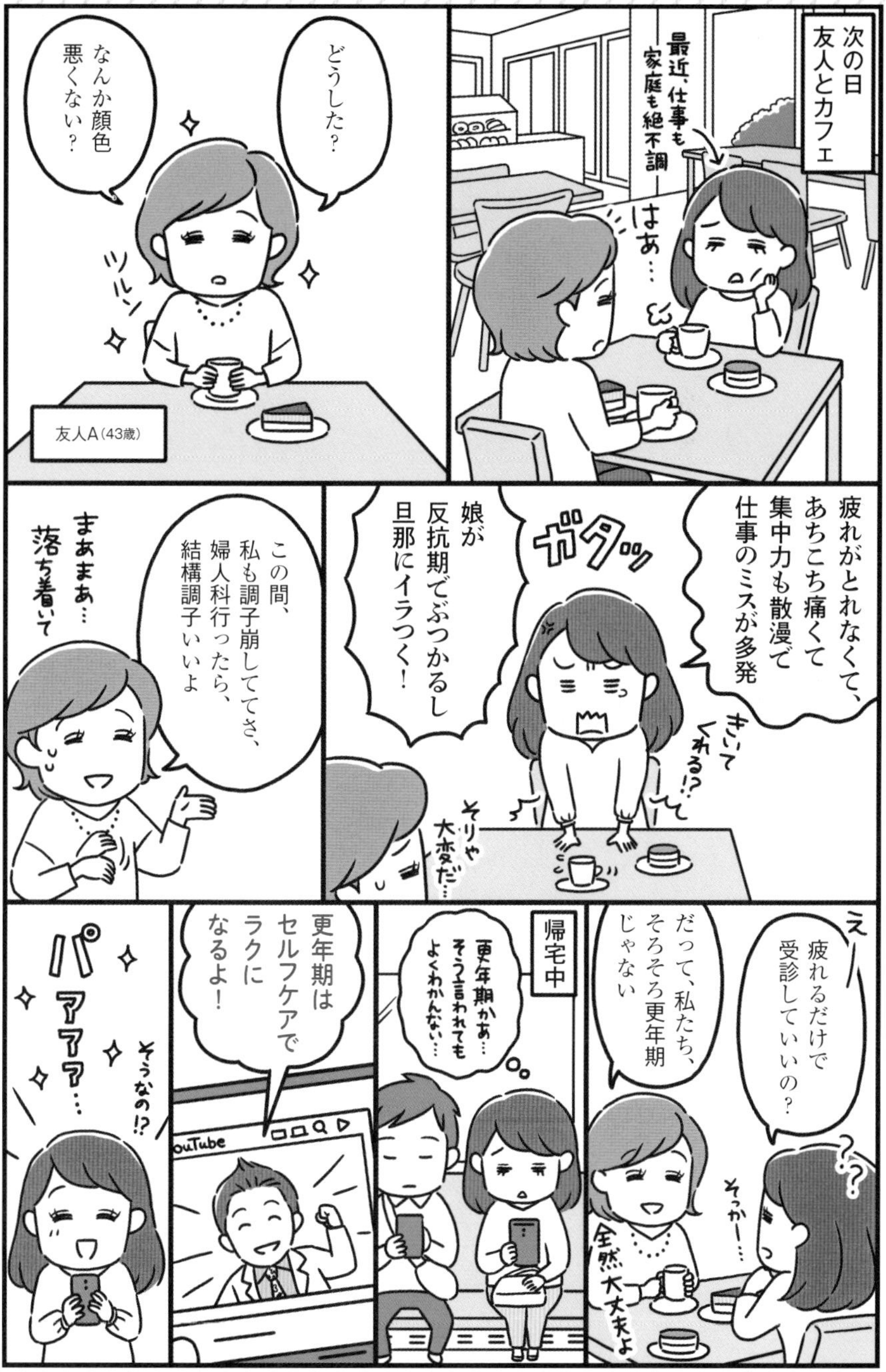

次の日
友人とカフェ
最近、仕事も家庭も絶不調
はあ…
どうした？
なんか顔色悪くない？
ツルーン
友人A（43歳）
疲れがとれなくて、あちこち痛くて集中力も散漫で仕事のミスが多発
ガタッ
娘が反抗期でぶつかるし旦那にイラつく！
きいてくれる!?
そりゃ大変だ…
まあまあ…落ち着いて
この間、私も調子崩しててさ、婦人科行ったら、結構調子いいよ
えー
疲れるだけで受診していいの？
だって、私たち、そろそろ更年期じゃない
？？
そっかー…
全然大丈夫よ
帰宅中
更年期かあ…そう言われてもよくわかんない…
更年期はセルフケアでラクになるよ！
パァアア…
そうなの!?

chapter 1 知っておきたい更年期のこと

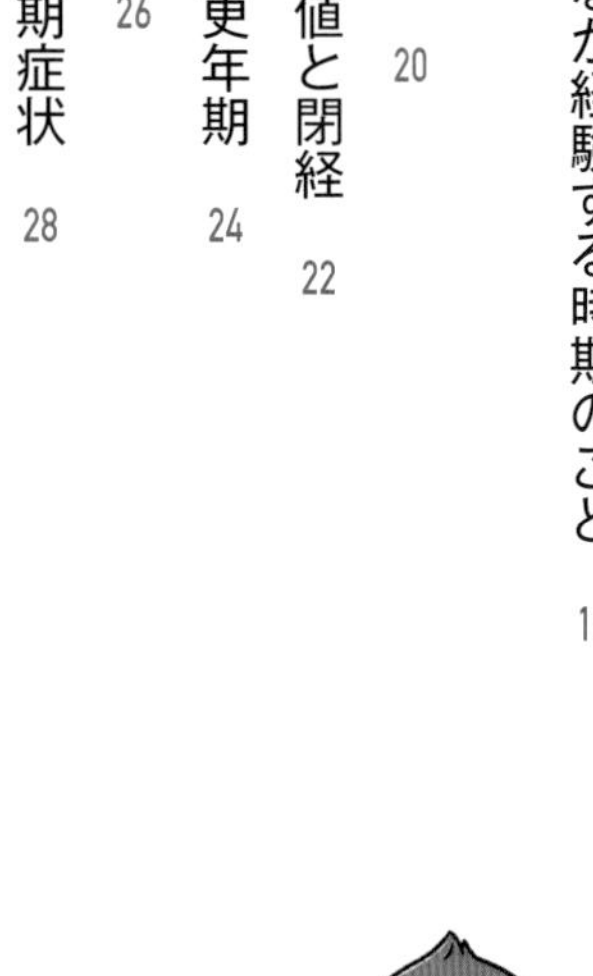

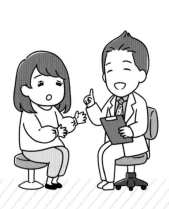

chapter 2 更年期の不調を整える

chapter 3 メンタルと睡眠のセルフケア

chapter 4
食事のセルフケア

chapter 5
運動のセルフケア

chapter 6 婦人科でできること

chapter 7 閉経前後の不調に備える

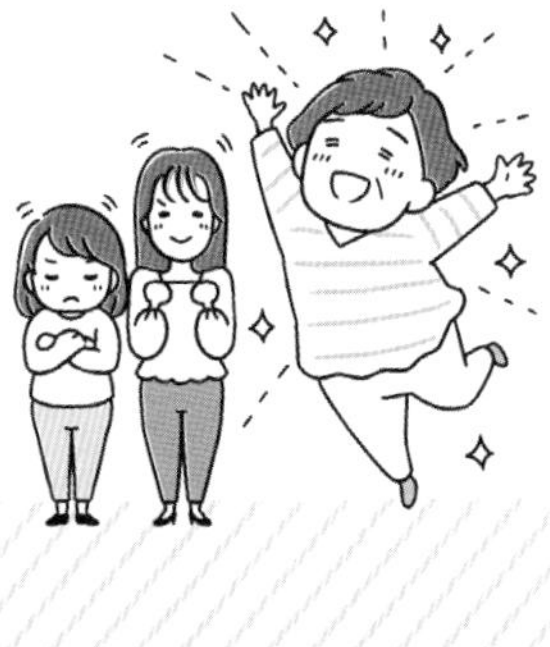

CHARACTER　登場人物紹介

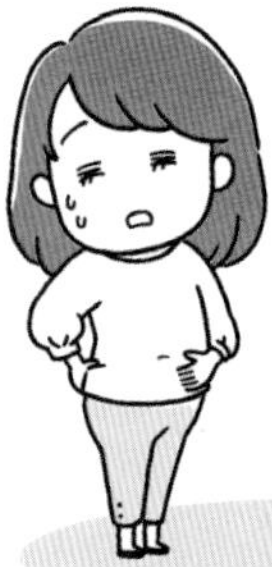

斉藤かおる（45）

最近、体調の悪い日が増えてきた。小4の娘の反抗期に手こずり、旦那にもイライラが募る。

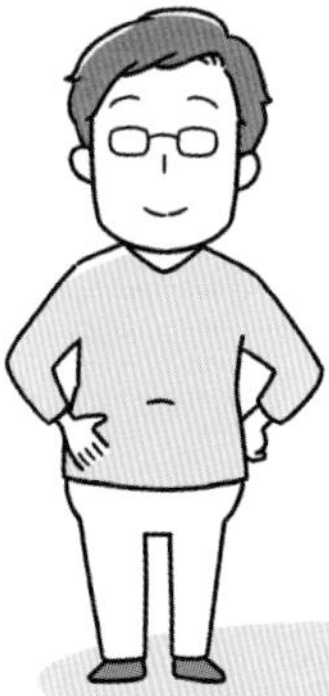

斉藤かずお（45）

男兄弟で育ち、女性の体についての知識関心ゼロ。最近は妻との間にケンカが絶えない。

木村やす子（53）

愛猫を亡くし心にぽっかり穴が空いた気分。閉経からメンタルダウンで体調も崩しがちに。

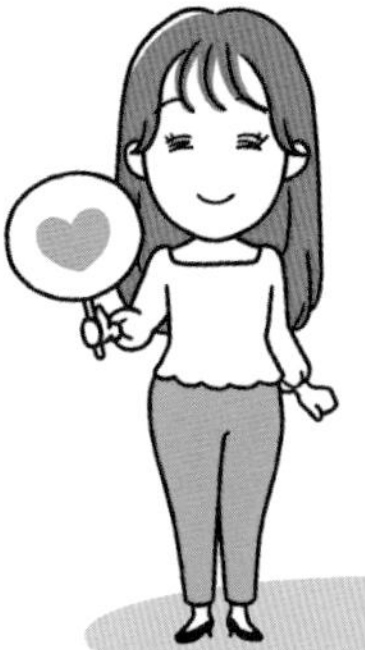

野田華（29）

おっとりしていて韓流アイドル好き。生理不順から自分の体のコンディションを考えるように。

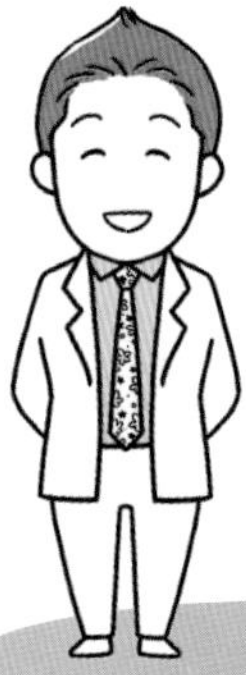

高尾美穂先生

産婦人科専門医。医療・ヨガ・スポーツの3つの活動を通じ、女性の健康のみならず、よりよく生きるヒントを届けている。

chapter 1

知っておきたい更年期のこと

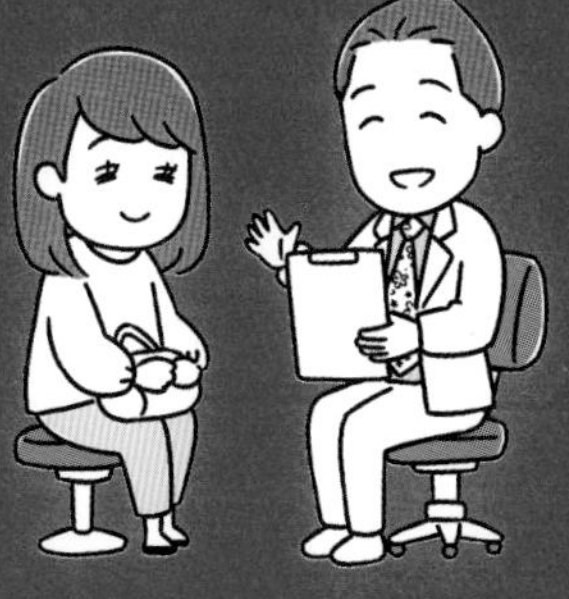

会社の健康診断
斉藤さーん
はいっ…
診察室
2
あ…あの〜…
最近、体調が悪くて「更年期」かなって思うんですけど…
まあ、年齢的にも更年期なんじゃないですか？
えっ…
先生、私どうしたら…
後日結果でますので〜
次の方〜
次の日の朝
更年期のおもな症状
頭痛
不眠、うつ状態、物忘れ
めまい、耳鳴り
ホットフラッシュ
皮膚・粘膜の乾燥
ドライアイ
息切れ
口の渇き
動悸
肩こり
食欲不振
腹部膨張感、胃もたれ
胃痛、下痢、便秘
腰痛、ぎっくり腰
月経異常
外陰部掻痒症
性交痛
尿もれ、頻尿
骨盤臓器脱
関節痛
冷え
皮膚の乾燥
湿疹
むむむ…
ほぼ、あてはまるけど…
だるさや疲れ、イライラ、白髪や老眼、以前より太りやすくなったのも更年期のサインです
ママのことじゃん
ぷっ
くっ…
更年期かもと思ったら、女性医学学会の専門医に相談しましょう
専門医がいるんだ！相談したい！
オレっ？
パパ!! すぐ調べて
「女性医学学会」っと
何でオレが？
ポチポチ
おー近くにあるぞ

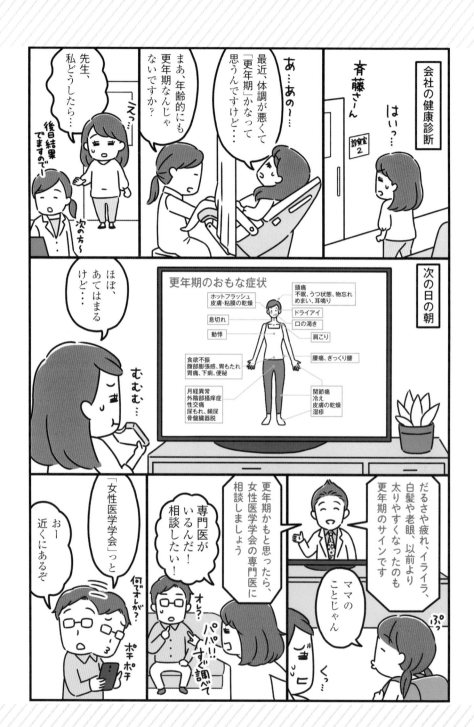

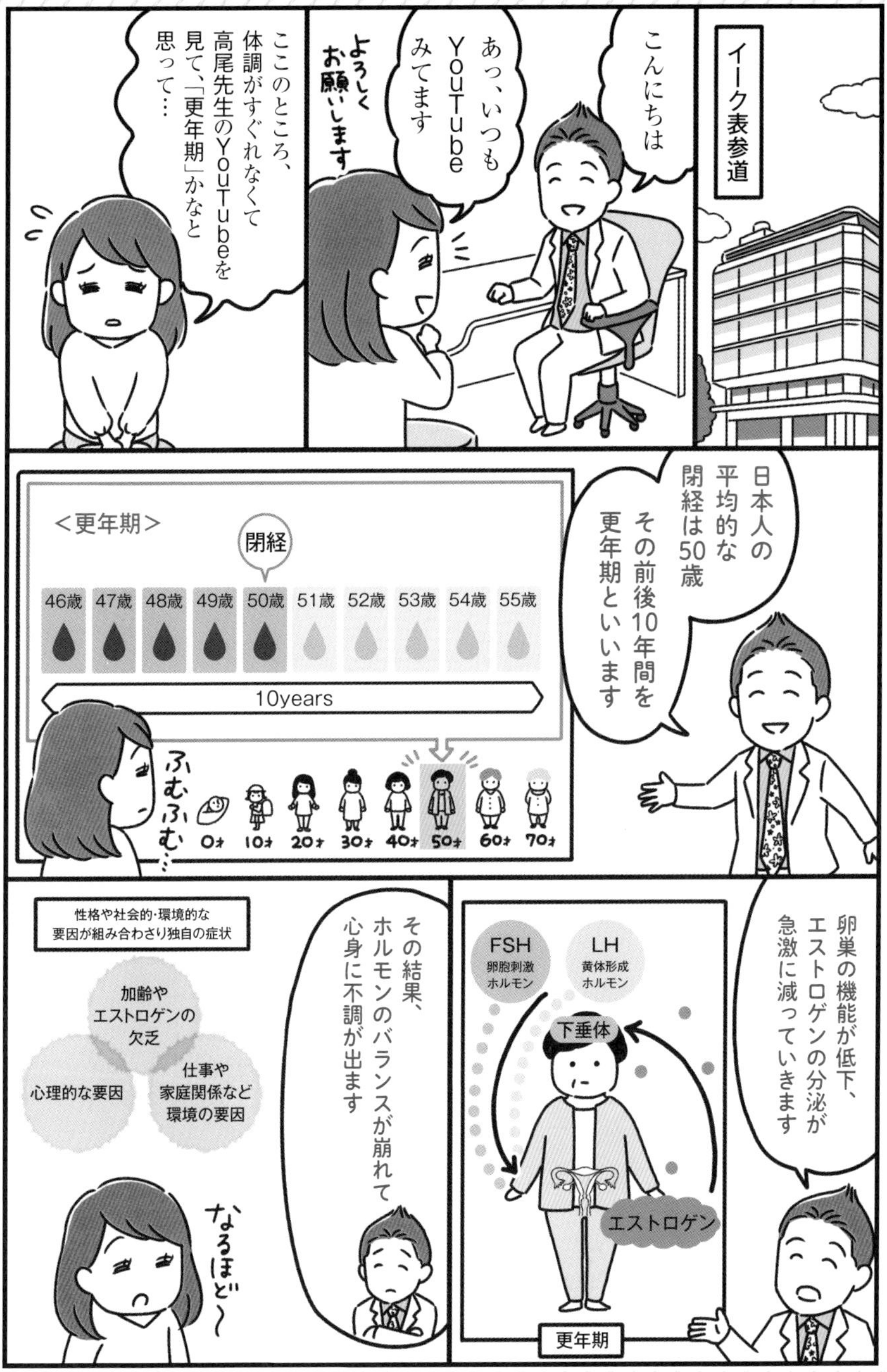
イーク表参道
こんにちは
あっ、いつも
YouTube
みてます
よろしくお願いします
ここのところ、
体調がすぐれなくて
高尾先生のYouTubeを
見て、「更年期」かなと
思って…
日本人の
平均的な
閉経は50歳
その前後10年間を
更年期といいます
<更年期>
閉経
46歳
47歳
48歳
49歳
50歳
51歳
52歳
53歳
54歳
55歳
10years
ふむふむ…
0才
10才
20才
30才
40才
50才
60才
70才
卵巣の機能が低下、
エストロゲンの分泌が
急激に減っていきます
FSH
卵胞刺激
ホルモン
LH
黄体形成
ホルモン
下垂体
エストロゲン
更年期
その結果、
ホルモンのバランスが崩れて
心身に不調が出ます
性格や社会的・環境的な
要因が組み合わさり独自の症状
加齢や
エストロゲンの
欠乏
心理的な要因
仕事や
家庭関係など
環境の要因
なるほど〜

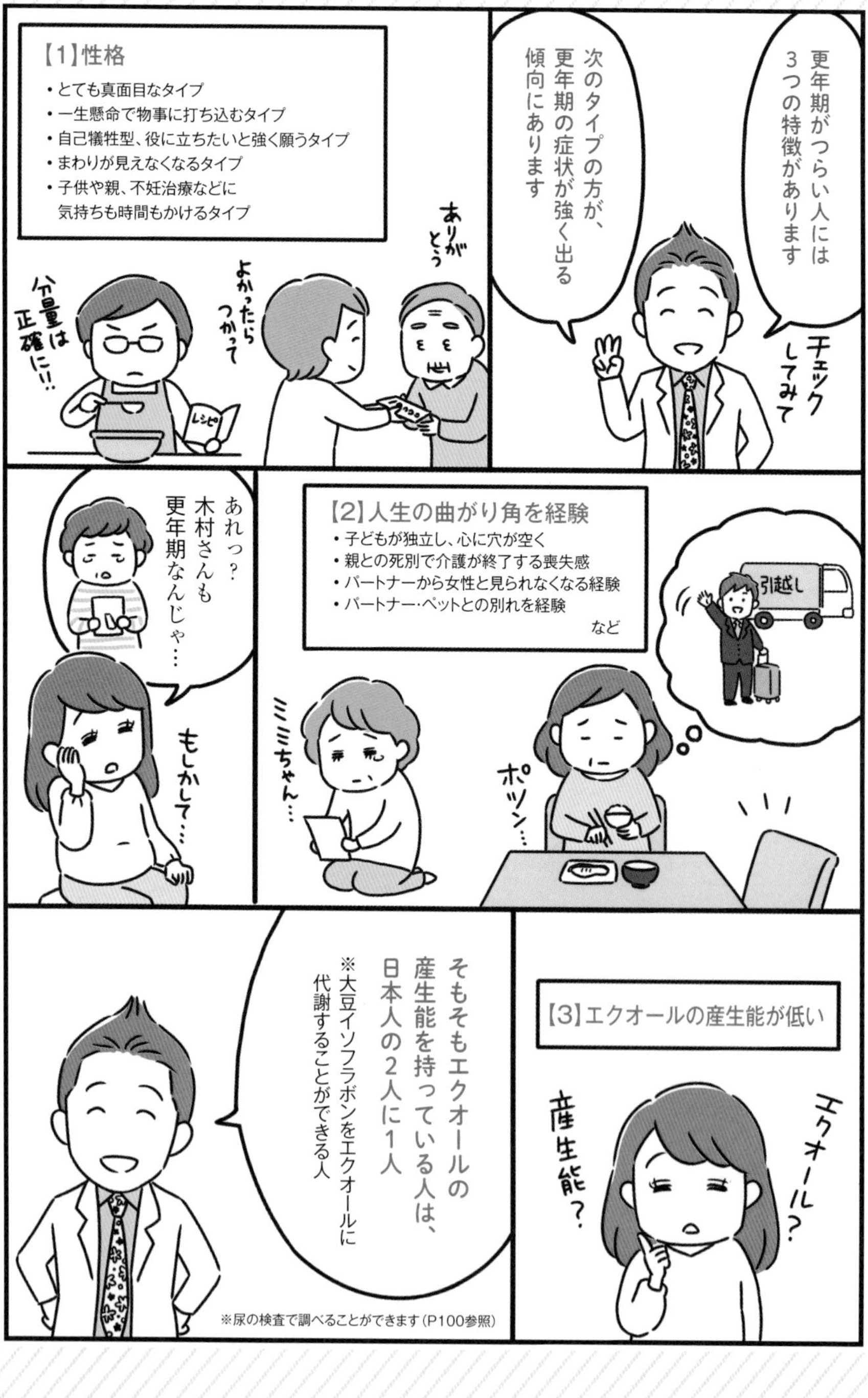

更年期がつらい人には3つの特徴があります
次のタイプの方が、更年期の症状が強く出る傾向にあります
チェックしてみて
【1】性格
・とても真面目なタイプ
・一生懸命で物事に打ち込むタイプ
・自己犠牲型、役に立ちたいと強く願うタイプ
・まわりが見えなくなるタイプ
・子供や親、不妊治療などに気持ちも時間もかけるタイプ
ありがとう
よかったらつかって
分量は正確に!!
レシピ
【2】人生の曲がり角を経験
・子どもが独立し、心に穴が空く
・親との死別で介護が終了する喪失感
・パートナーから女性と見られなくなる経験
・パートナー・ペットとの別れを経験
など
引越し
ポツン…
ミミちゃん…
あれっ?木村さんも更年期なんじゃ…
もしかして…
【3】エクオールの産生能が低い
エクオール?
産生能?
そもそもエクオールの産生能を持っている人は、日本人の2人に1人
※大豆イソフラボンをエクオールに代謝することができる人
※尿の検査で調べることができます（P100参照）

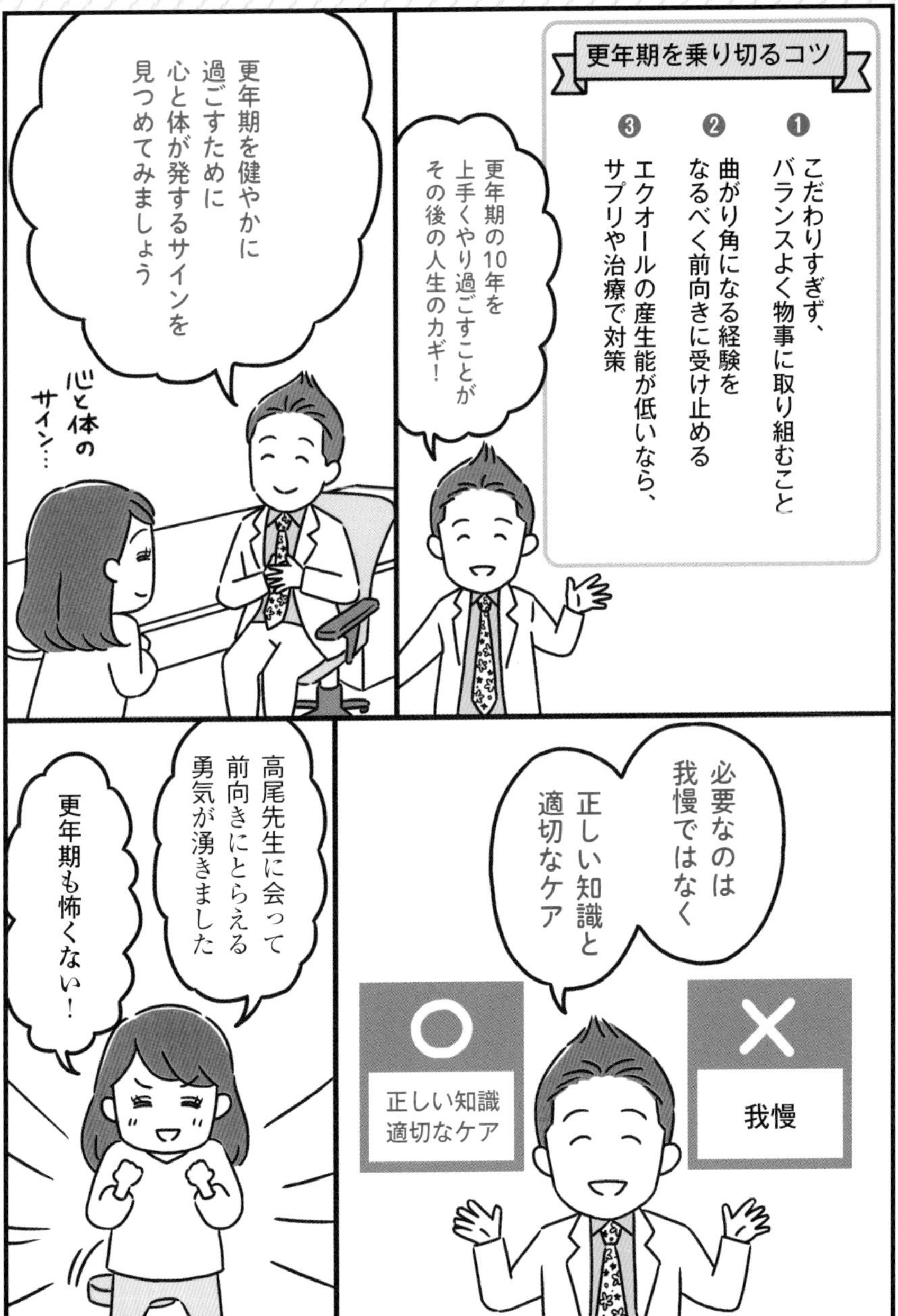
更年期を乗り切るコツ
❶こだわりすぎず、バランスよく物事に取り組むこと
❷曲がり角になる経験をなるべく前向きに受け止める
❸エクオールの産生能が低いなら、サプリや治療で対策
更年期の10年を上手くやり過ごすことがその後の人生のカギ！
更年期を健やかに過ごすために心と体が発するサインを見つめてみましょう
心と体のサイン…
必要なのは我慢ではなく正しい知識と適切なケア
我慢
正しい知識
適切なケア
高尾先生に会って前向きにとらえる勇気が湧きました
更年期も怖くない！

女性ホルモンの変化と人生

40代は女性にとって大転換期 様々な不調に悩まされることも

女性は、10代後半から30代後半においてホルモンバランスが安定し、生物学的には妊娠に適した成熟期と呼ばれる時期を迎えます。

その後、30代後半から徐々に卵巣の働きが低下し、45歳頃になると女性ホルモンの分泌が急激に減って、様々な不調を感じる人が増えます。そして、50歳前後に多くの人が閉経を迎えます。つまり、40代は女性の体にとって大転換期なのです。

人生１００年時代といわれる現代、閉経後の人生はまだ半分もあります。これからの人生も自分らしく生きていくために、女性ホルモンと自分の体との関係を知っておくことはとても大切です。

月経回数の多い現代女性は 女性ホルモンに振り回されやすい

昔の女性は、初経を迎えるのが遅く、妊娠・出産回数が多かったため、生涯の月経回数が50～１００回だったといわれています。しかし、ライフスタイルが変わった現代では、昔に比べて排卵と月経の回数が格段に増え、生涯の月経の回数が４５０回を超えるとされています。

そのため、現代女性は月経周期による女性ホルモンの変動に心身が振り回されたり、子宮や卵巣などの病気にかかるリスクも高くなりました。

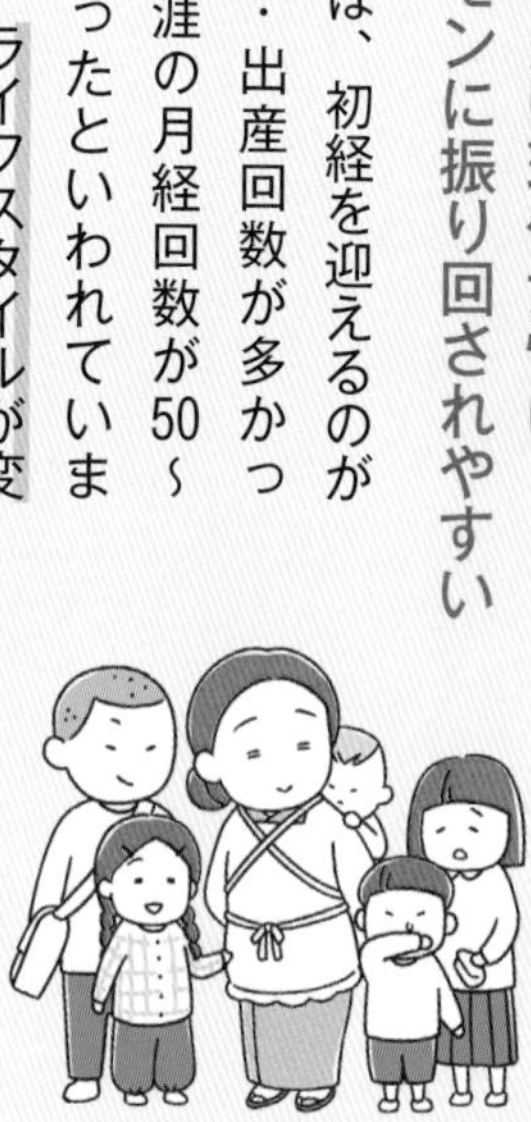

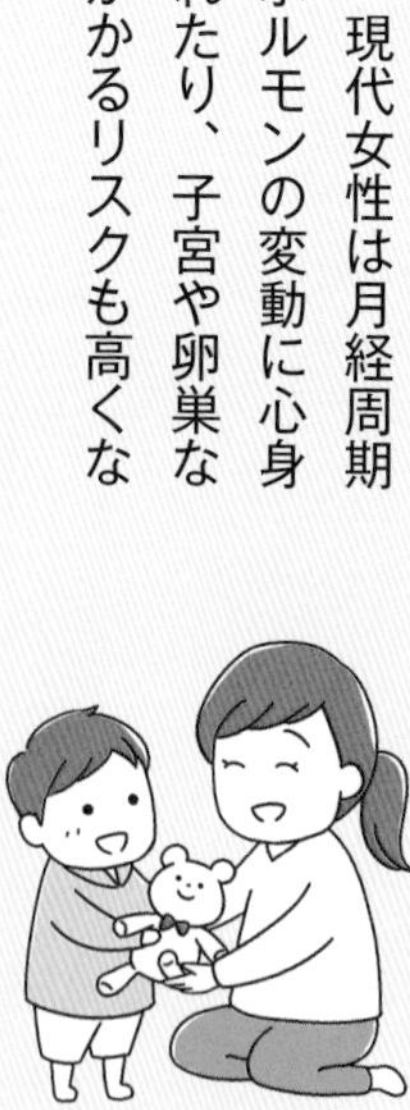

閉経前後の女性に起こる変化

40代からは女性ホルモンの分泌量が乱高下し、多くの人が不調に悩まされます。自分の体にどのような変化があるのか知っておきましょう。

38～44歳

卵巣の働きが少しずつ低下。更年期のような不調が起こる人も。

50歳前後

多くの人が閉経を迎える。閉経の前後3～4年間が、不調のピーク。

45歳～

女性ホルモンの分泌量が乱高下することで様々な不調が起こります。

55歳～

女性ホルモンの分泌がほぼ0に近づき、ゆらぎによる不調からは解放されます。

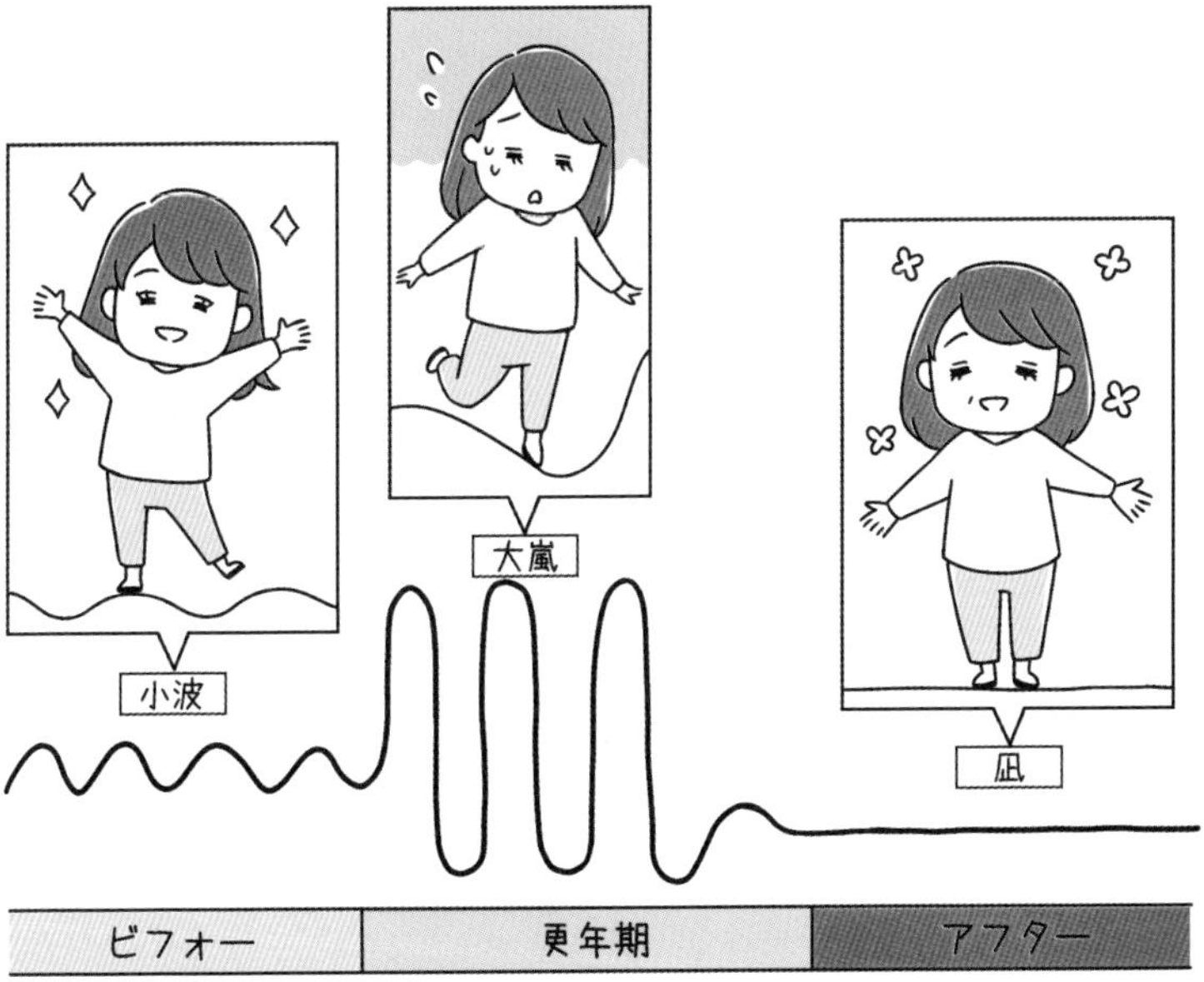

「更年期」はみんなが経験する時期のこと

閉経の前後5年 合計10年間＝「更年期」

閉経とは、卵巣が働かなくなった状態のこと。実際には12ヶ月間月経がこなかったとき、最後の月経を経験した年齢を閉経年齢としています。例えば昨年1月に月経があり、今年の1月まで月経がなければ、「昨年1月で閉経した」ということになります（40歳未満で閉経した場合、早発閉経といいますが、40代前半の場合はこれに該当せず閉経とみなします）。

閉経の前後5年、合計10年間のことを更年期といいます。例えば50歳で閉経した場合は45～55歳ごろが更年期となりますが、正確に自分がいつ更年期に差し掛かったのかは、閉経して初めて逆算できます。

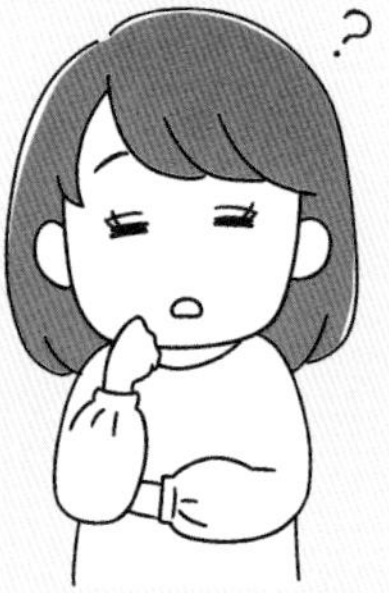

閉経年齢には個人差があり、40代前半から更年期に入ることも

更年期は女性が誰でも通るライフステージ

更年期の女性ホルモンの乱れによる様々な不調を「更年期症状」、またその症状が重く、治療が必要な場合を「更年期障害」といいます。

時々、「私には更年期がなかった」と言う人がいますが、更年期は誰もが経験します。きっと、更年期の不調を経験しなかった、という意味でしょう。更年期症状を経験する人は全体の6割で、4割の人は月経周期のばらつきなどの変化だけで、とくに不調を感じずに過ごします。

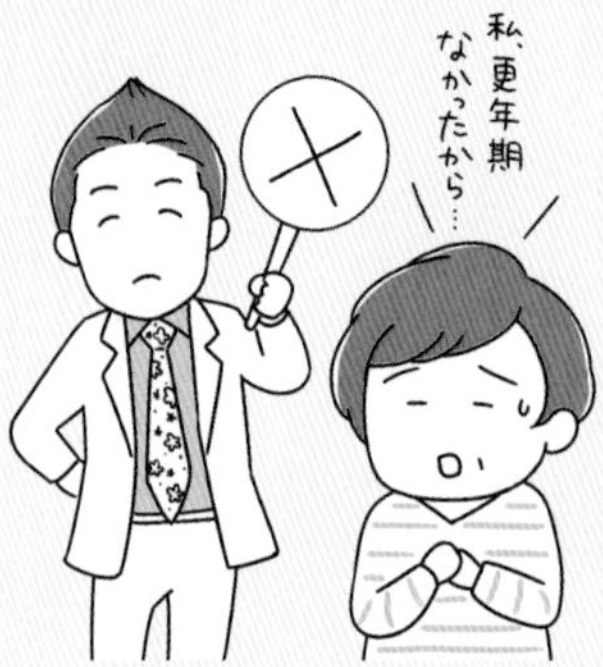

「更年期」と「更年期症状」は違います

女性ホルモンの分泌量は年齢によって変化する

女性ホルモン（エストロゲン）の分泌量のピークは 20 ～ 30 代の半ば。30 代後半からは徐々に分泌が減っていきます。

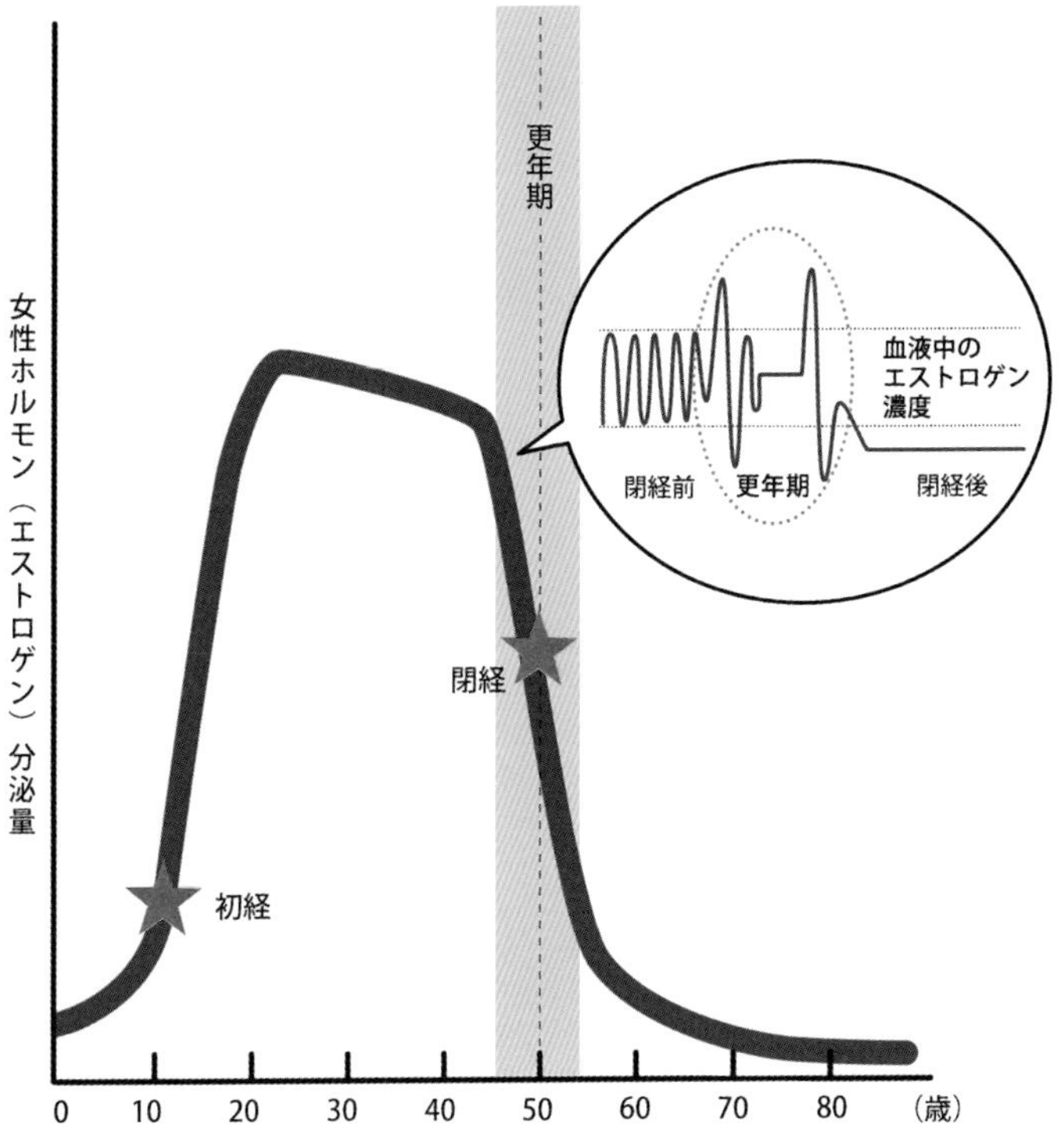

40 代後半から女性ホルモン量は激減

閉経前後のホルモン値は乱高下するのが特徴です。更年期はエストロゲンがある状態から、ない状態に慣れていくための期間ととらえて。

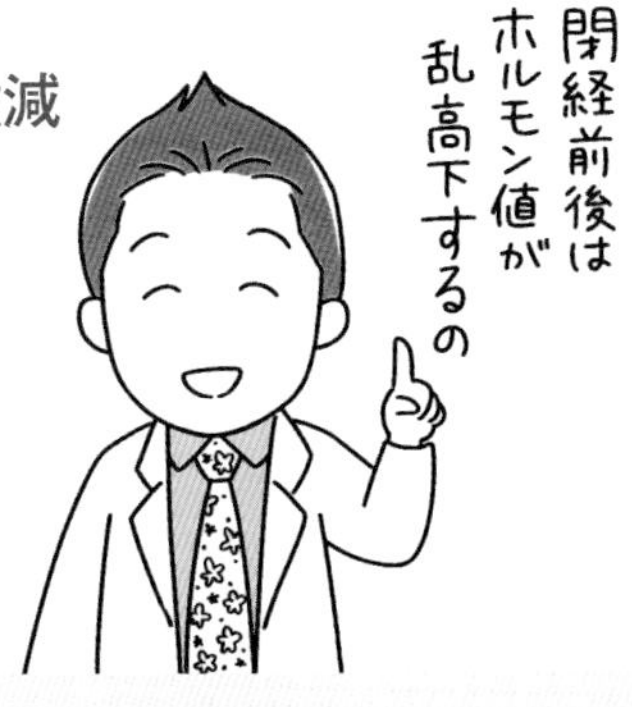

更年期ロス

更年期症状で仕事に影響が「更年期ロス」は深刻な問題に

更年期に起こる様々な不調は、働く女性にとって深刻な問題。これまでできていたことが急にできなくなったり、気持ちの落ち込みによって、会社に行けなくなったりということもあるでしょう。

最近になり、更年期症状によって、仕事にマイナスの影響を受けた状態を「更年期ロス」とよび、様々な調査が行われ始めています。

それらの調査によると、更年期症状によって仕事へのマイナスの影響を受けている40～50代女性は推計75・3万人にものぼることがわかりました。

更年期ロスで離職する人も今後は社会もサポートする時代へ

「更年期ロス」の内訳を見ると、最も多いのが「仕事を辞めることを検討」、「仕事を辞めた」で、次に「労働時間や業務量が減った」、「転職」や「休職」が続いています。そしてこの結果をもとに試算すると、今の40～50代の女性およそ46万人が「更年期離職」を経験していることになります。

働く女性3000万人のうち、45～54歳の更年期世代はおよそ4分の1。これからは社会の仕組みとして更年期世代の女性をサポートしていくことが必要な時代となるでしょう。イギリスでは2021年から「更年期を社会全体で支えていこう」という動きが始まっています。

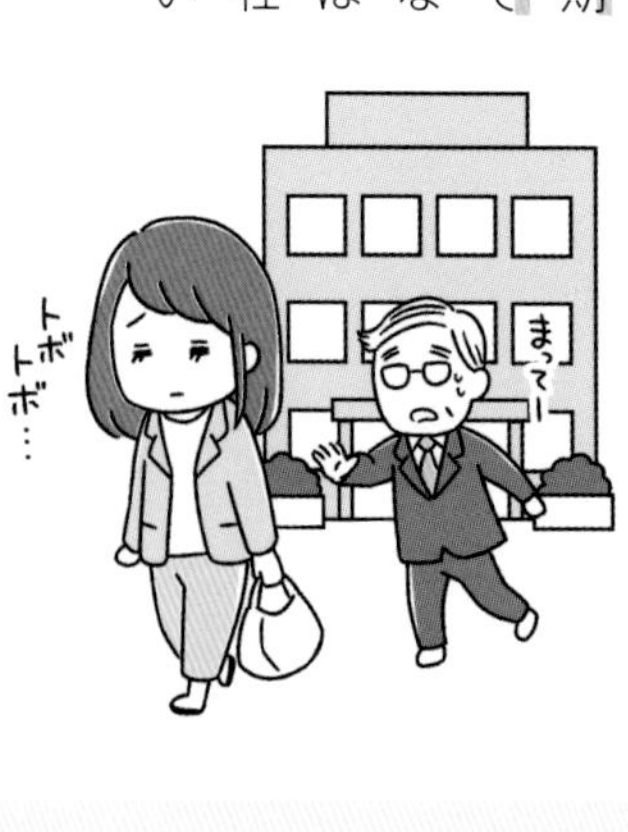

「更年期ロス」を防ぐためにどうすればよい？

更年期は誰もが必ず通るもの。自分のせいだと思わず、正しい知識をつけることが大切です。

「自分のせい」と考えない

更年期離職をする人の多くは、「仕事を続ける自信がない」、「職場に迷惑がかかる」と考えていることがわかっています。更年期は誰にでも訪れるもの。自分のせいにする必要はありません。

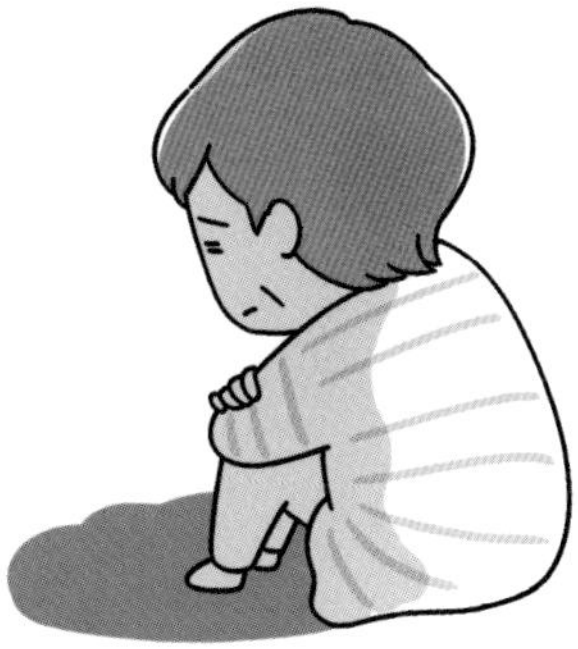

正しい知識をつける

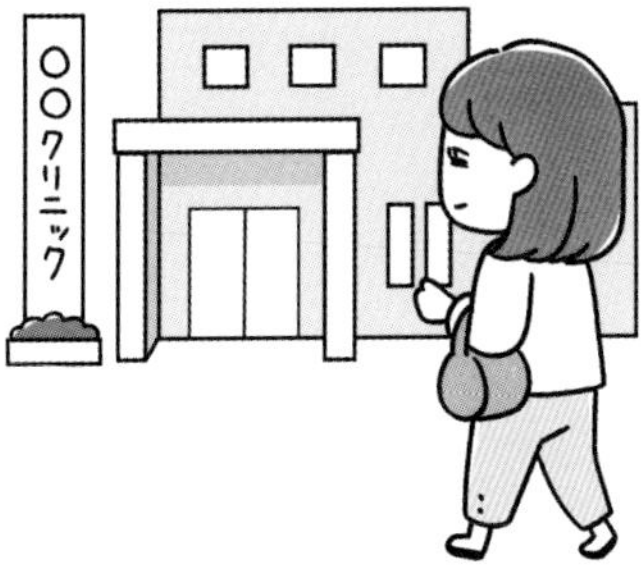

更年期や更年期症状についての知識がないことが、「我慢」へとつながり、更年期ロスの一因に。更年期の10年間に自分の体に起こる変化について正しく知り、気になる症状は婦人科医に相談を。知識があれば閉経後の不調にも対応しやすくなります。

産業医にも相談を！

更年期症状で仕事の悩みを抱えても、誰にも相談しないという女性は6割にものぼります。自分の判断で仕事を辞めてしまう前に、産業医に相談を。会社に産業医がいない場合は、自治体の「地域産業保健センター」を利用できます。

女性ホルモンとは

女性の人生に大きく関わる2つの女性ホルモン

女性ホルモンの主役といえば「エストロゲン」。エストロゲンは女性らしい体や、みずみずしい肌、つやのある髪などを作り出し、美と若さを保つホルモンです。それだけでなく、骨を丈夫にし、血管をしなやかに保つなど健康面でも様々な役割があります。

そしてもう1つの女性ホルモンは、「プロゲステロン」（黄体ホルモン）。プロゲステロンは排卵以降に分泌され、妊娠の維持を担うホルモンです。

これらの2つのホルモンは脳の中にある視床下部からの指示のもと、卵巣から分泌されています。

40代になると卵巣の機能は低下閉経とともに役割を終える

成熟期の女性の卵巣の中には、数十万個の卵胞（卵子のもと）があり、月に一度、成熟した卵胞から卵子が排出される「排卵」が起こります。卵胞は毎月の排卵や加齢によって減少しますが、とくに30代後半から急速に減少し、50歳ではほぼ消滅、エストロゲンやプロゲステロンの分泌量も減少します。閉経とは卵巣の機能の終了を意味します。働きを終えた卵巣は、徐々に小さくなっていきます。卵巣は、初潮を迎える頃から閉経までの約40年間だけ働く臓器なのです。

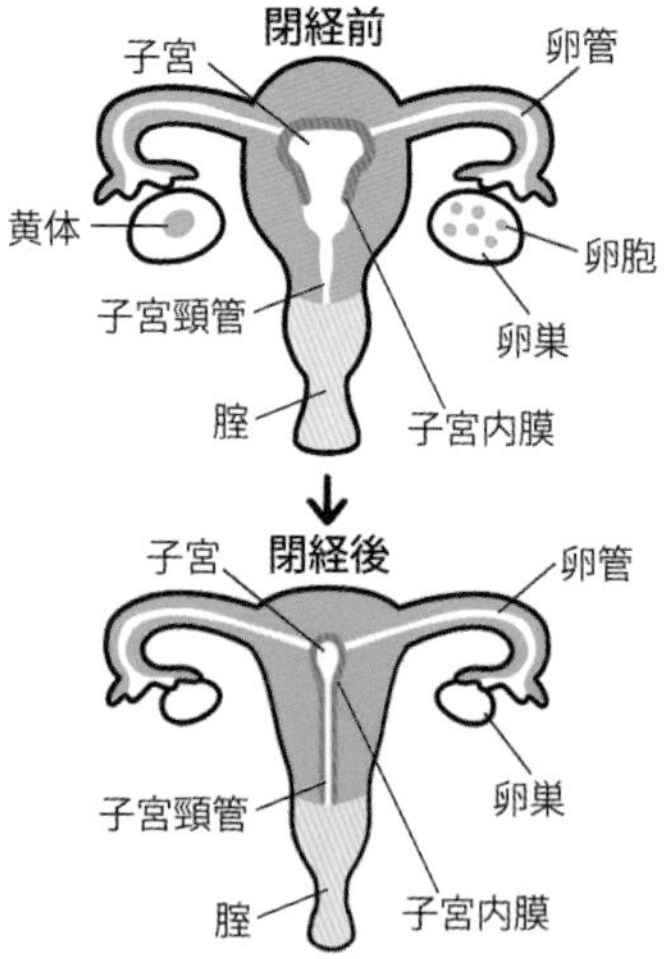

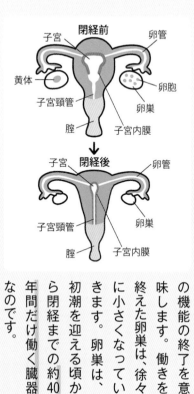

女性ホルモンが分泌される仕組み

女性ホルモンを分泌させるよう指示するのは脳の視床下部。その後、下垂体へ、卵巣へと指令が伝えられ分泌されます。

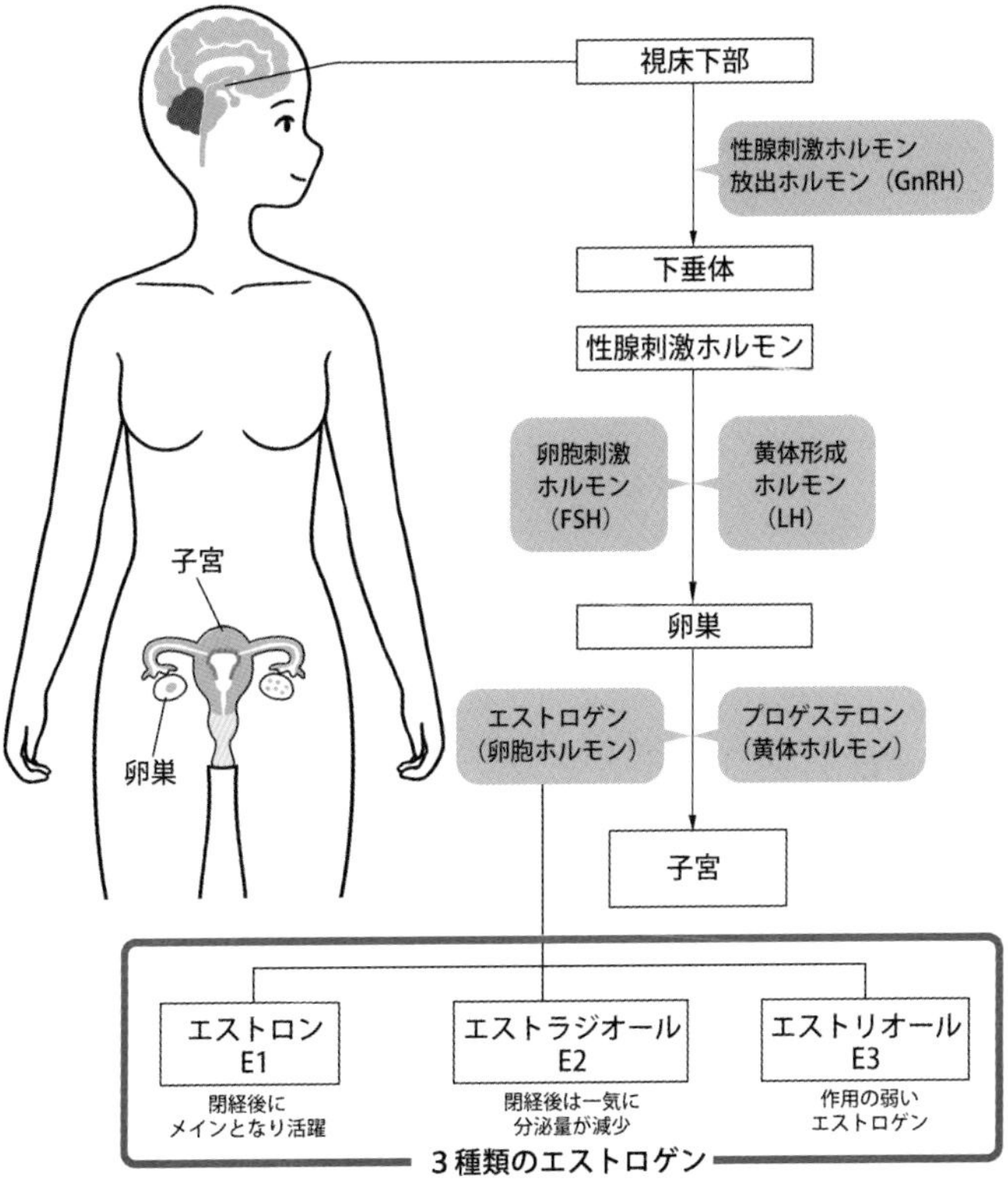

エストロゲンは3種類ある

エストロゲンには、卵巣だけでなく副腎や脂肪組織でも作られるエストロン（E1）、閉経前までの主要エストロゲンであるエストラジオール（E2）、そして、E1とE2から変換されるエストロゲンであるエストリオール（E3）の3つがあります。

女性ホルモンの数値と閉経

閉経が近づくサインは 2つのホルモンの値でわかる

閉経の時期に特徴的な動きをするホルモンが、E2（エストラジオール）とFSH（卵胞刺激ホルモン）の2種類。

性腺刺激ホルモンであるFSHは女性ホルモンを出させる引き金のようなもの。性成熟期には小さな力で引き金を引いてもたくさんの女性ホルモンが分泌されますが、更年期以降では大きな力で引き金を引いてもあまり女性ホルモンが分泌されなくなります。

つまり、性成熟期には低かったFSHの値が上がり、E2の値が低くなると閉経が近づくサイン。これらの値は婦人科を受診し、血液検査によって調べることができます。

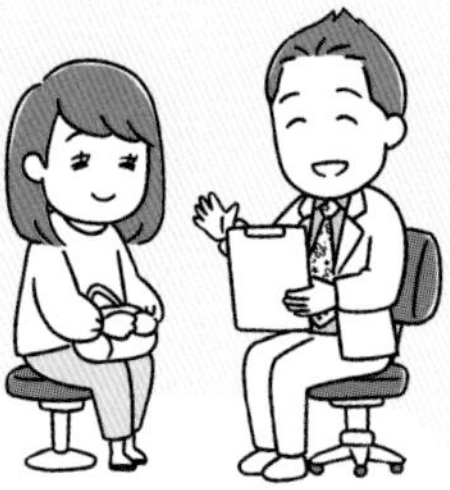

閉経すると 基礎体温も変化する

正常な月経がある場合、女性の基礎体温は「低温期」と「高温期」にわかれます。低温期から高温期へ移行していれば、排卵が起こったことがわかります。一方、更年期に入ると低温期と高温期の区別がつきにくくなります。閉経すると高温期がなくなり、低温期のままフラットなグラフになります。

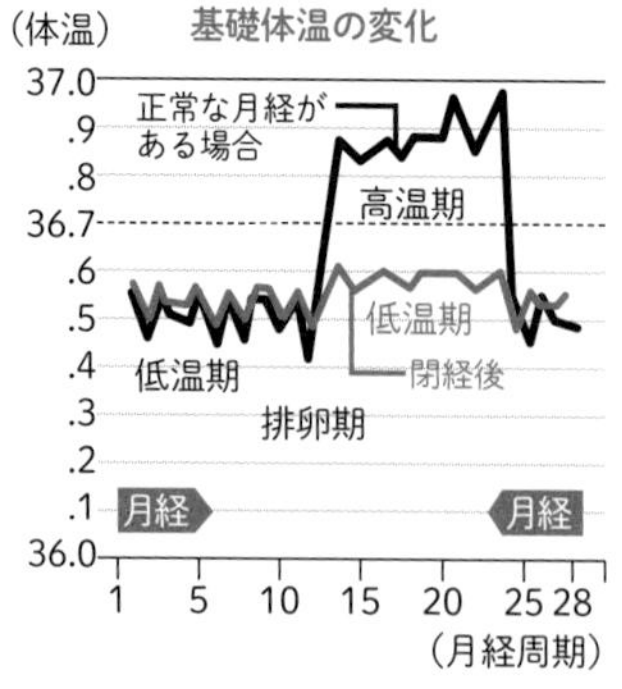

E2とFSHの分泌量は年代によって変化する

下垂体から分泌されるFSHと、卵巣から分泌されるE2の値は更年期に入ると変化します。E2は大幅なアップダウンがあるのも特徴。

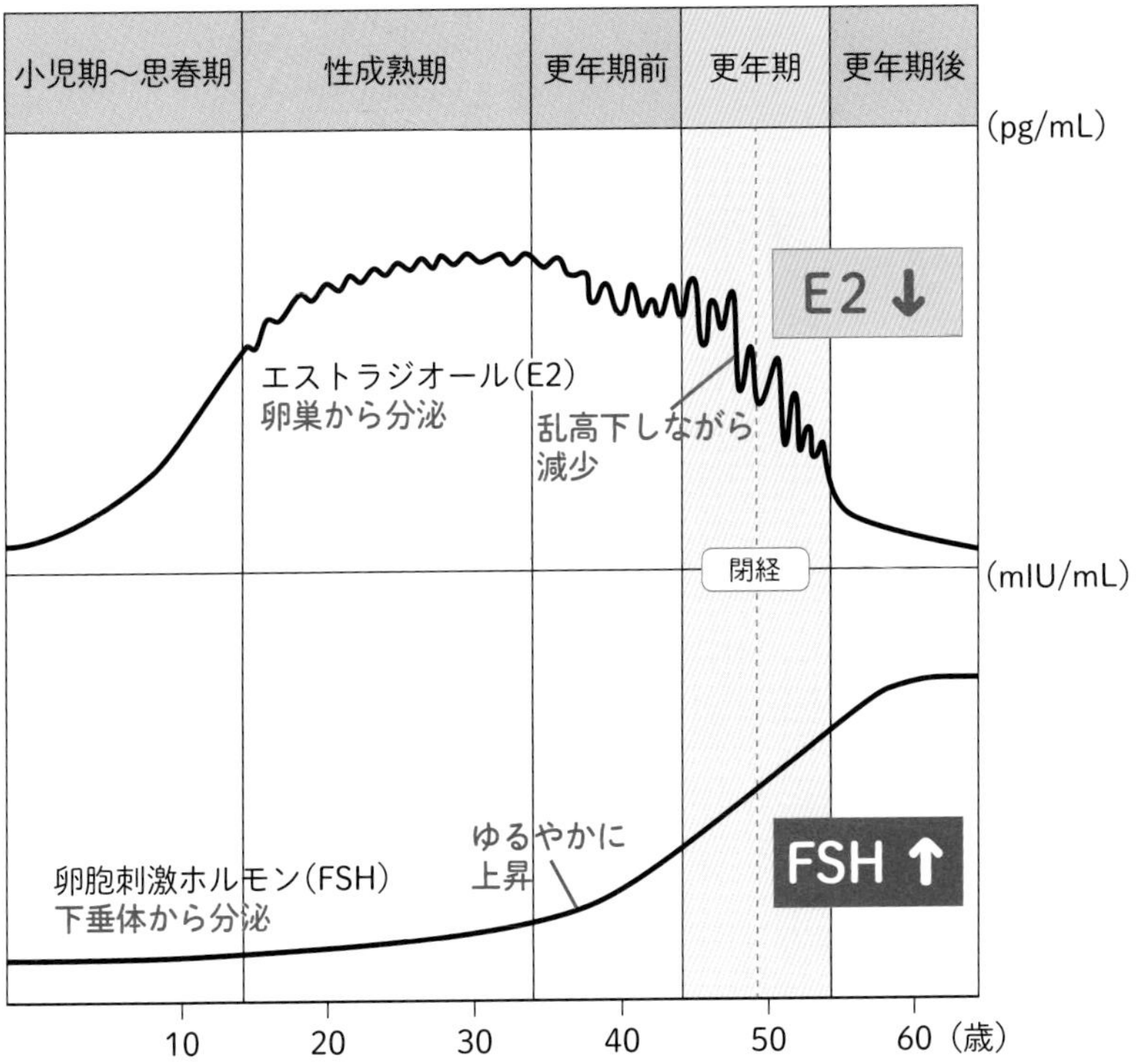

女性ホルモンの分泌量の急激な変化が不調をもたらす

成熟期はE2が高く、FSHが低いのが特徴。更年期に入るとE2が乱高下する一方、FSHは高くなります。ホルモンの分泌量が体に影響を及ぼすのではなく、分泌量の急激な変化が不調をもたらすと考えられています。

自律神経の乱れと更年期

自律神経の乱れが更年期の不調を引き起こす

更年期に起こる様々な不調は、自律神経の乱れが大きな原因となっています。

自律神経は、呼吸や体温調整、心拍、消化などのように、自分の意思とは関係なく体の機能を維持するために働くシステムです。自律神経には交感神経と副交感神経があり、それぞれがアクセルとブレーキのような働きをします。日中は交感神経優位、夕方から夜にかけては副交感神経優位というように、どちらも高いレベルでバランスよく保たれるのが理想ですが、この2つのバランスが崩れると、様々な不調が起こります。

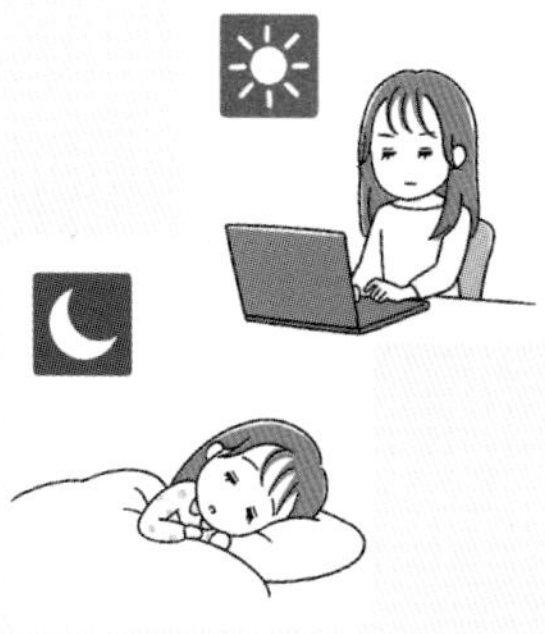

女性ホルモンの分泌減少が自律神経にも影響を及ぼす

自律神経をコントロールしているのは、脳にある視床下部。女性ホルモン分泌の指令を出しているのと同じ場所です。視床下部には他に、感染に抵抗するための免疫の機能もあり、これらを調整しながら体内の状態を一定に保っています。

しかし、更年期になると卵巣の機能が低下し、視床下部からの「女性ホルモンを分泌しなさい」という指令に応えられなくなります。すると視床下部は混乱し、視床下部のコントロール下にある自律神経にまで影響が及んでしまうのです。

更年期症状に多いホットフラッシュや汗、冷え、動悸、倦怠感などは自律神経の乱れから引き起こされるものです。

視床下部はホルモン分泌や自律神経をコントロールする

更年期になると、これまでのように視床下部から指令が出されても、卵巣は女性ホルモンを分泌することができません。すると、視床下部の働きが調整不良になり、全身の自律神経の働きがイマイチになることで、体の不調を招きます。

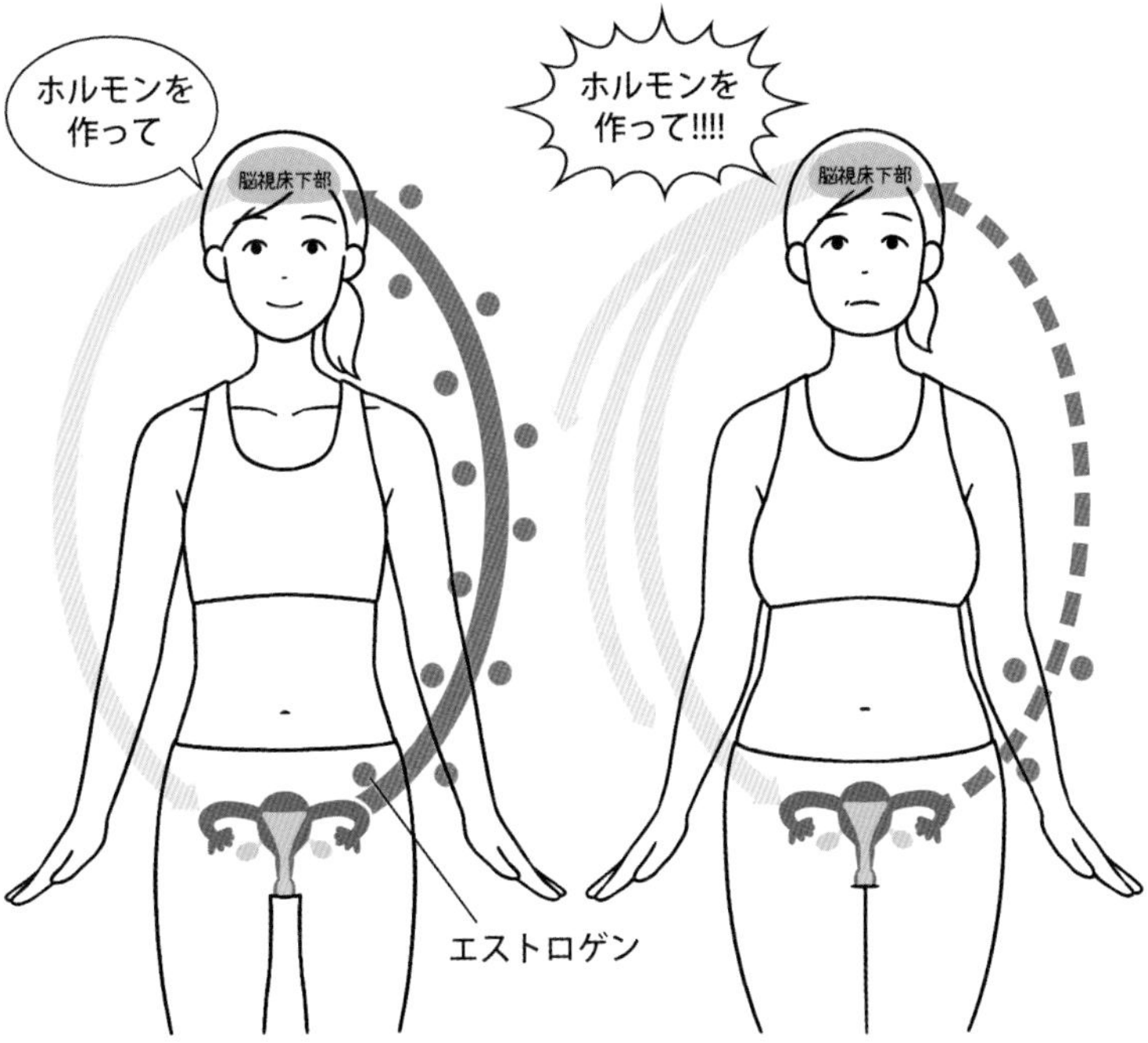

「汗がひどい」「ほてる、のぼせる」「頭痛やめまいがする」
「眠れない」「動悸」などの症状が日常的に起こる場合、
自律神経の働きが不安定な可能性大

更年期のサイン

月経周期の乱れは閉経が近づくサイン

閉経が近づくもっともわかりやすいサインは、月経周期の乱れです。正常な月経周期は、25～38日ですが、更年期に入ると周期が短くなったり、反対に2～3ヵ月に1回になったりと、次の月経がいつくるのかわからなくなることが増えてきます。また、卵巣機能の低下でホルモン分泌が不安定になると、子宮内膜がうまく剥がれず厚くなりすぎるために大量出血や不正出血が起こることも。

ただし、閉経までのプロセスには個人差があり、さまざまなケースがありえます。

閉経前後には多種多様な症状が押し寄せる

閉経前後に心身に現れる不調は200種類以上ともいわれるほど多種多様です。

- **運動系症状**…肩こり、腰痛、関節痛など
- **血管運動神経系症状**…ホットフラッシュ、動悸、冷えなど
- **精神神経系症状**…不眠、うつ状態、イライラなど
- **消化器系症状**…食欲不振、胃もたれ、便秘など
- **泌尿器・生殖器系症状**…月経異常、尿もれ、頻尿など
- **皮膚・分泌系症状**…皮膚・粘膜の乾燥、口の渇きなど

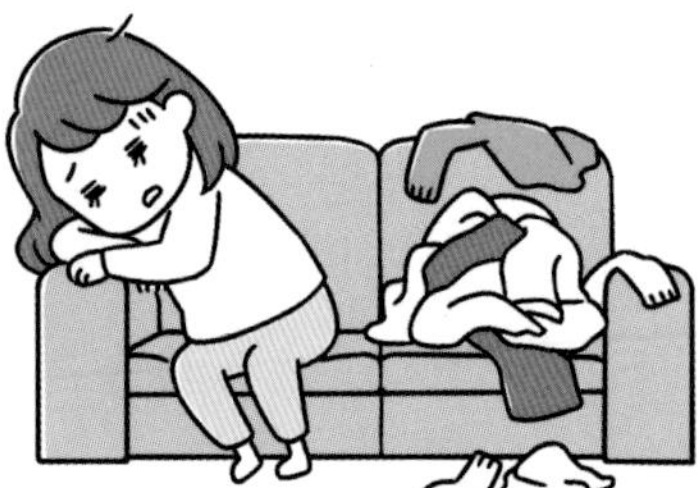

最も多くの女性が感じるのが疲れやすさ。明確な症状ではないため、更年期症状だと自覚しにくいことも

女性ホルモンの分泌量の変化と、体に起こる不調

エストロゲンの分泌量が減り始めると、体には様々な症状が現れ始めます。不調を感じたときは婦人科に相談しましょう。

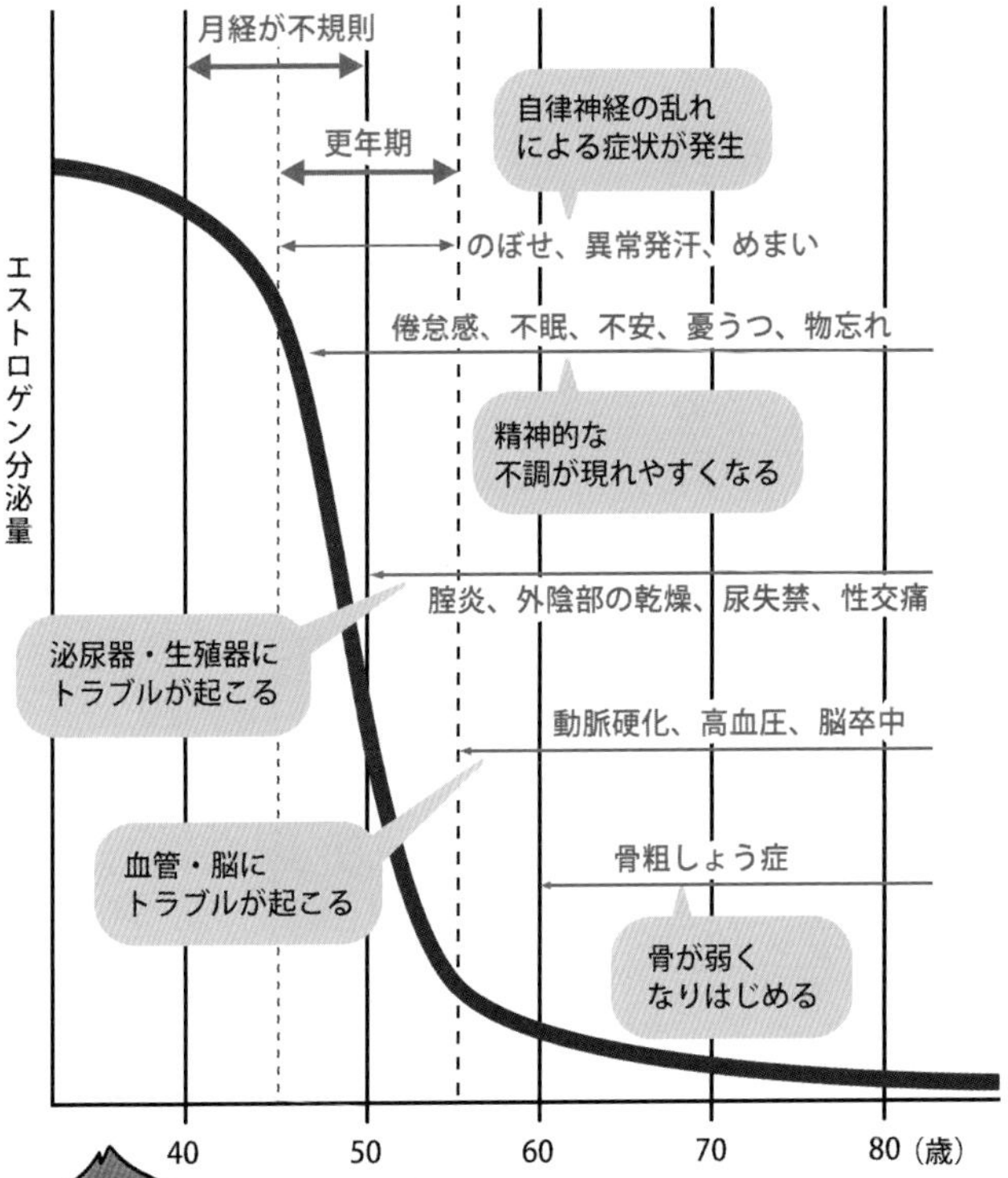

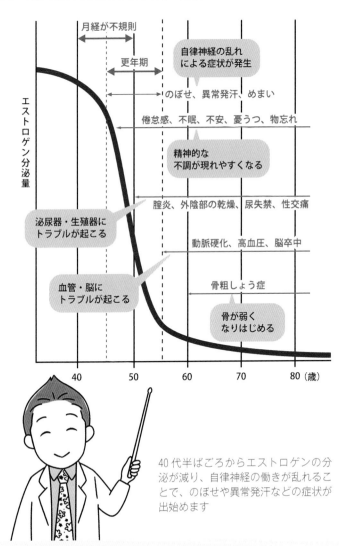

40代半ばごろからエストロゲンの分泌が減り、自律神経の働きが乱れることで、のぼせや異常発汗などの症状が出始めます

人それぞれの更年期症状

更年期症状は人それぞれ　不調が出ない人もいる

「更年期」は全ての女性に訪れるものですが、「更年期症状」には個人差があります。「更年期障害」と診断されるほどつらい症状に悩まされる人もいれば、何事もなく更年期を終える人もいます。

　この違いには体質だけでなくその人の置かれた環境や性格など様々な要因があると考えられています。

　ＰＭＳや月経痛、つわりなどと同様、更年期症状も人それぞれです。「なぜ自分ばかり」と悲観せず、個性だと考えてみましょう。

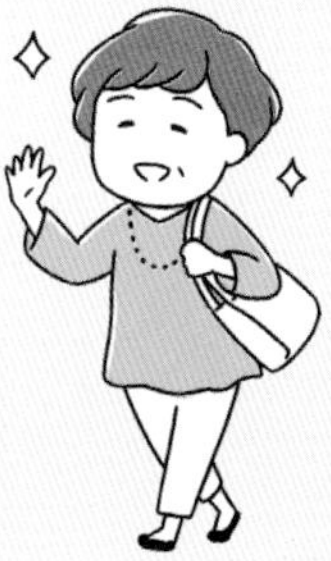

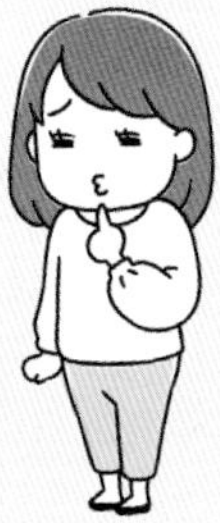

ＰＭＳが重い人は　更年期症状が出やすい傾向に

　月経が始まる3～10日前から起こる不調をＰＭＳ（月経前症候群）といいます。イライラや気分の落ち込み、乳房や下腹部のはり、倦怠感など様々な症状があり、排卵後の女性ホルモン分泌の変化が原因の1つとして考えられています。

　そしてＰＭＳが強かった人は、更年期症状も重くなりやすいというデータがあります。ある調査では、ＰＭＳがなかった人を1とすると、ＰＭＳがあった人はホットフラッシュが2・1倍、抑うつが2・3倍リスクが高いという結果が出ています。

更年期症状が現れる様々な要因

更年期症状がどのように出るかは、
その人の置かれた環境や性格にも
大きく影響されます。

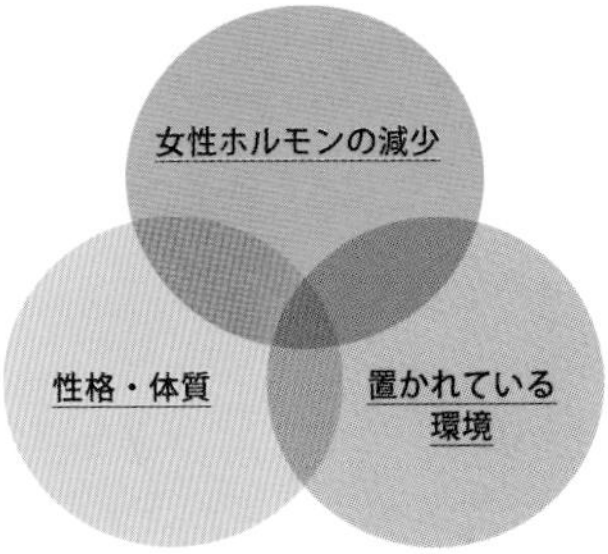

性格

真面目で、何でも完璧にやろうとする人、自分を犠牲にしてでも誰かのために役に立とうとする人、几帳面で神経質な人。

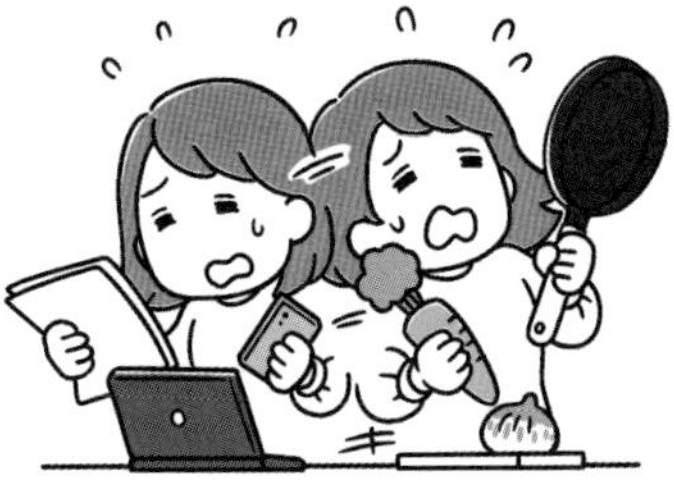

できないことがあっても自分を責めすぎないことが大切。また、何でも自分でやろうとせず、まわりの人に任せてみましょう

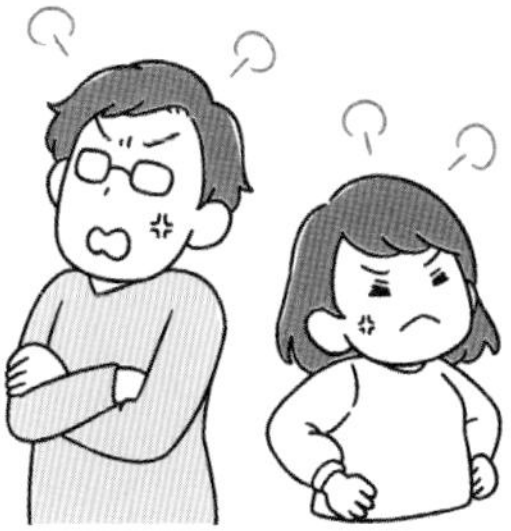

環境

職場での人間関係や、パートナーとの関係。また、子どもの巣立ちや、介護をしていた親が亡くなるなど、心が空っぽになるような経験。

家庭や人間関係の深刻な悩みは一人で抱え込まずカウンセラーなどに相談を

更年期症状の遺伝はある？

女性ホルモンの変動に対する感受性が遺伝したり、親子で体質が似ていて同じような症状が出ることはあります。ただ、更年期症状には、性格や環境も大きく関係するため、親子で同じ症状が出るとは限りません。また、出産経験の有無は更年期症状への影響はありません。

更年期と間違えやすい病気

女性に多い甲状腺の病気
更年期症状と間違えることも

更年期症状だと思っていたら、別の病気だったということがあります。代表例が甲状腺の病気。甲状腺は喉仏のすぐ下にあり、蝶が羽を広げたような形をしています。甲状腺から分泌される「甲状腺ホルモン」には、筋肉の維持や新陳代謝の促進、体温調節など、体の代謝を調整する様々な役割があります。

そしてこの甲状腺ホルモンが過剰になる病気のひとつが「バセドウ病」、不足するのが「橋本病」です。甲状腺疾患は加齢に伴って増加し、更年期世代の女性には一般的な疾患です。更年期障害と診断するためには、甲状腺疾患の除外が必須です。

病気の素人判断は危険
毎年健康診断の受診を

バセドウ病のように甲状腺ホルモンが過剰分泌されると、息切れや動悸、異常発汗、ほてりなどの症状が現れます。反対に甲状腺機能が低下する橋本病では、無気力や気分の落ち込み、疲れやすさや肌のかさつきなどの症状が見られます。甲状腺全体が腫れて大きくなるとされていますが、自覚できることはまれです。

ですから、更年期の女性はとくに毎年の健康診断を受けることがおすすめです。婦人科でも甲状腺ホルモンの検査は受けられます。検査の結果、甲状腺の病気だった場合も、更年期症状だった場合もどちらもすみやかに治療を始めることができるでしょう。

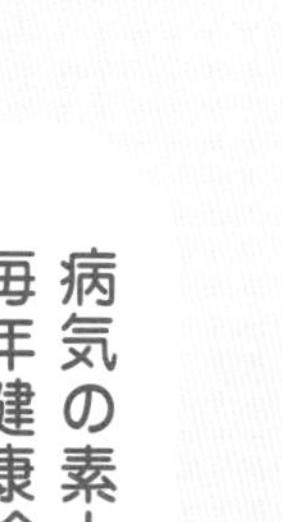

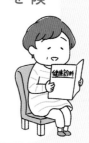

更年期症状と間違えやすい病気

更年期に起こる不調は身体的なものから精神的なものまで多種多様。そのため病気のサインを見逃してしまうことも。気になる症状があれば婦人科受診を。

甲状腺の病気

- 機能亢進…異常発汗、動悸、のぼせ、やせる
- 機能低下…冷え、無気力、倦怠感、太る

関節リウマチ

関節の痛みや腫れ。とくに朝起きた時の関節のこわばりは関節リウマチの典型的な症状。

メニエール病

回転性のめまいが 10 分間～数時間続き、何度も繰り返す。難聴・耳鳴り・耳閉感（耳が詰まった感じ）を伴う。

うつ病

気分の落ち込み、イライラ、食欲低下。

子宮内膜がん

不正出血・閉経後の出血、おりものの変化（茶褐色など色がついている、チョコレート状など）。

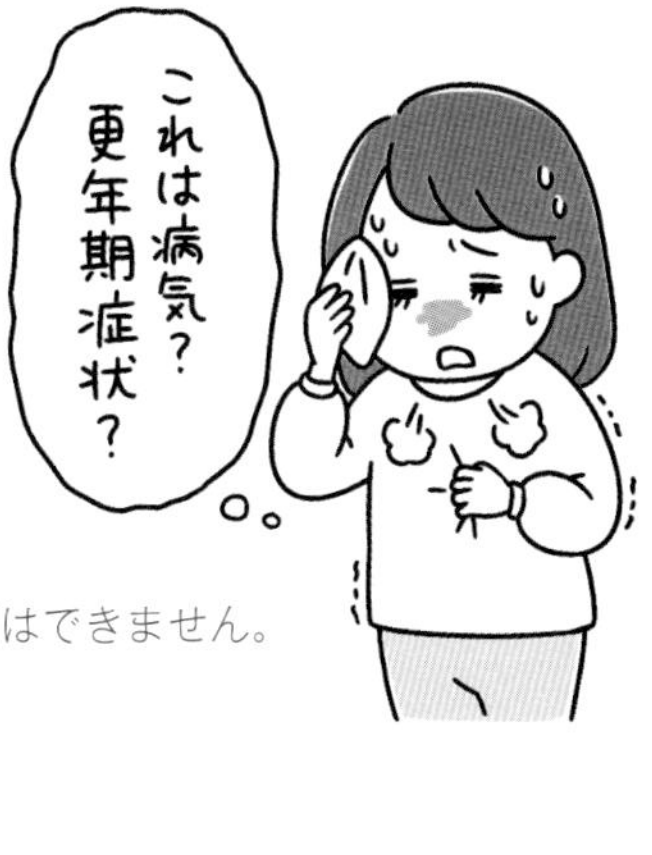

自分では更年期症状か、病気かの区別はできません。
まずは婦人科に相談しましょう

更年期指数をチェック

①～⑩の症状についてあてはまる程度を選び、合計点数から今の状態をチェックしましょう。自分では大丈夫と思っていても、点数にしてみると、カウンセリングが必要な状態なのだと認識できることもあります。年に１～２回チェックしてみると、変化に気づきやすいでしょう。

症状	強	中	弱	無	点数
① 顔がほてる	10	6	3	0	
② 汗をかきやすい	10	6	3	0	
③ 腰や手足が冷えやすい	14	9	5	0	
④ 息切れや動悸がする	12	8	4	0	
⑤ 寝つきが悪い、または眠りが浅い	14	9	5	0	
⑥ 怒りやすい、すぐにイライラする	12	8	4	0	
⑦ くよくよしたり、憂うつになることがある	7	5	3	0	
⑧ 頭痛、めまい、吐き気がよくある	7	5	3	0	
⑨ 疲れやすい	7	4	2	0	
⑩ 肩こり、腰痛、手足の痛みがある	7	5	3	0	
	合計点				

50点以上の方は婦人科、その他医療機関の受診をおすすめします

chapter

2

更年期の不調を整える

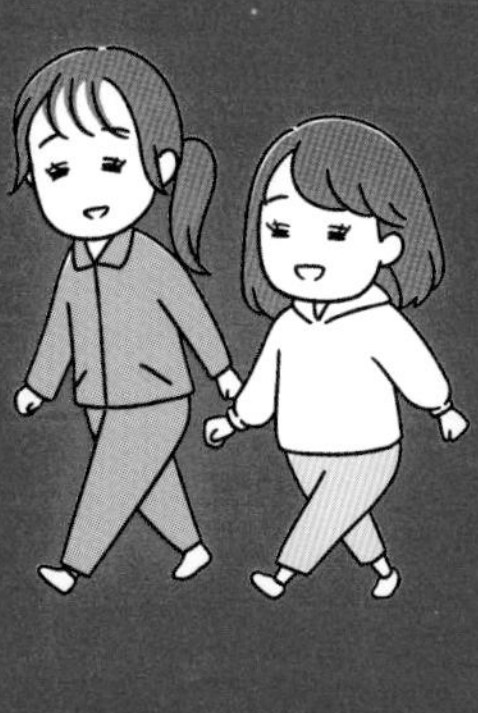

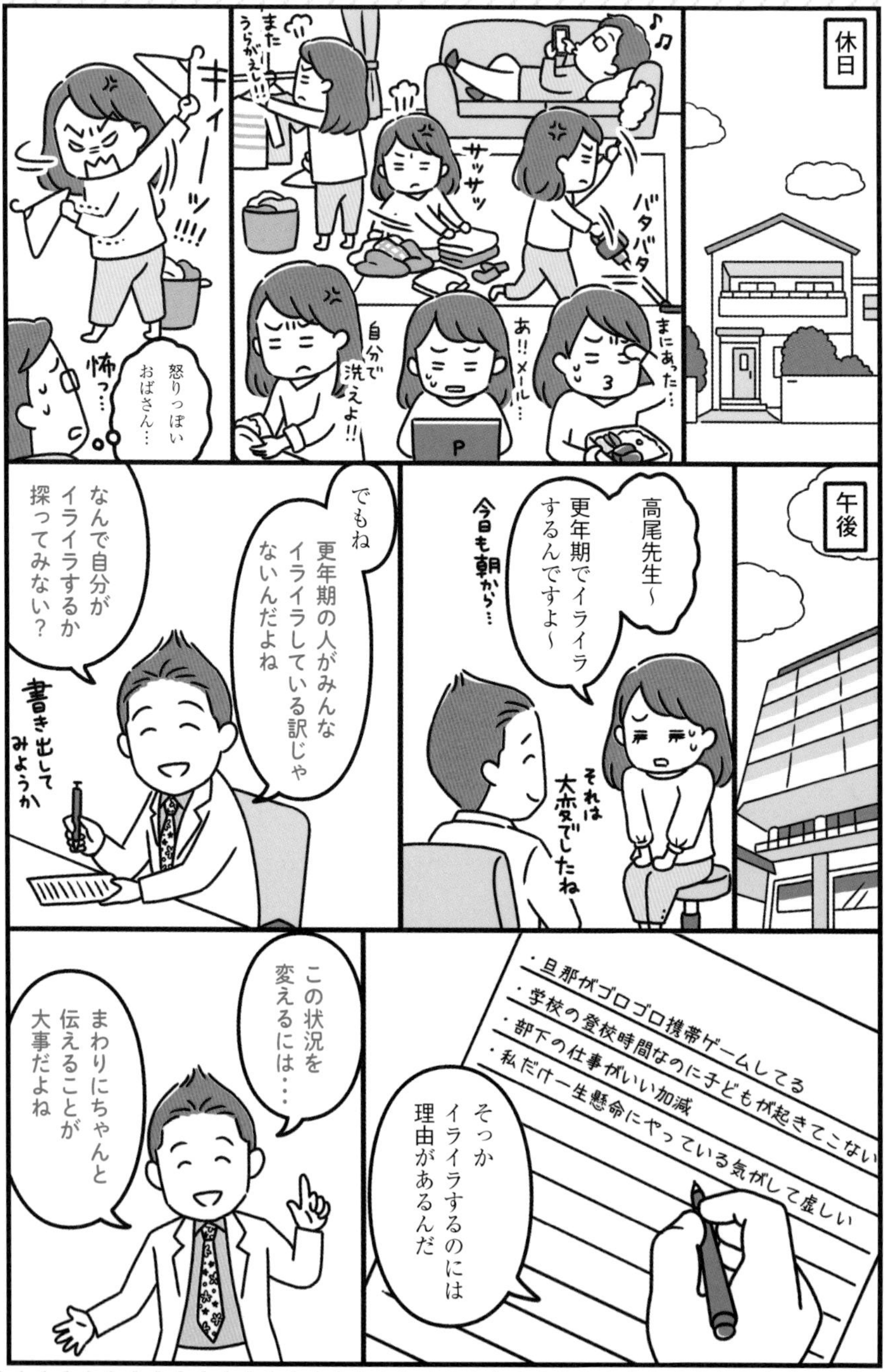
休日
♪♪
バタバタ
サッサッ
またー
うらがえし!!
まにあった…
あ!! メール…
自分で洗えよ!!
キィーーッ!!!!
怒りっぽいおばさん…
怖っ…
午後
高尾先生〜
更年期でイライラするんですよ〜
今日も朝から…
それは大変でしたね
でもね
更年期の人がみんなイライラしている訳じゃないんだよね
なんで自分がイライラするか探ってみない?
書き出してみようか
・旦那がゴロゴロ携帯ゲームしてる
・学校の登校時間なのに子どもが起きてこない
・部下の仕事がいい加減
・私だけ一生懸命にやっている気がして虚しい
そっか
イライラするのには理由があるんだ
この状況を変えるには…
まわりにちゃんと伝えることが大事だよね

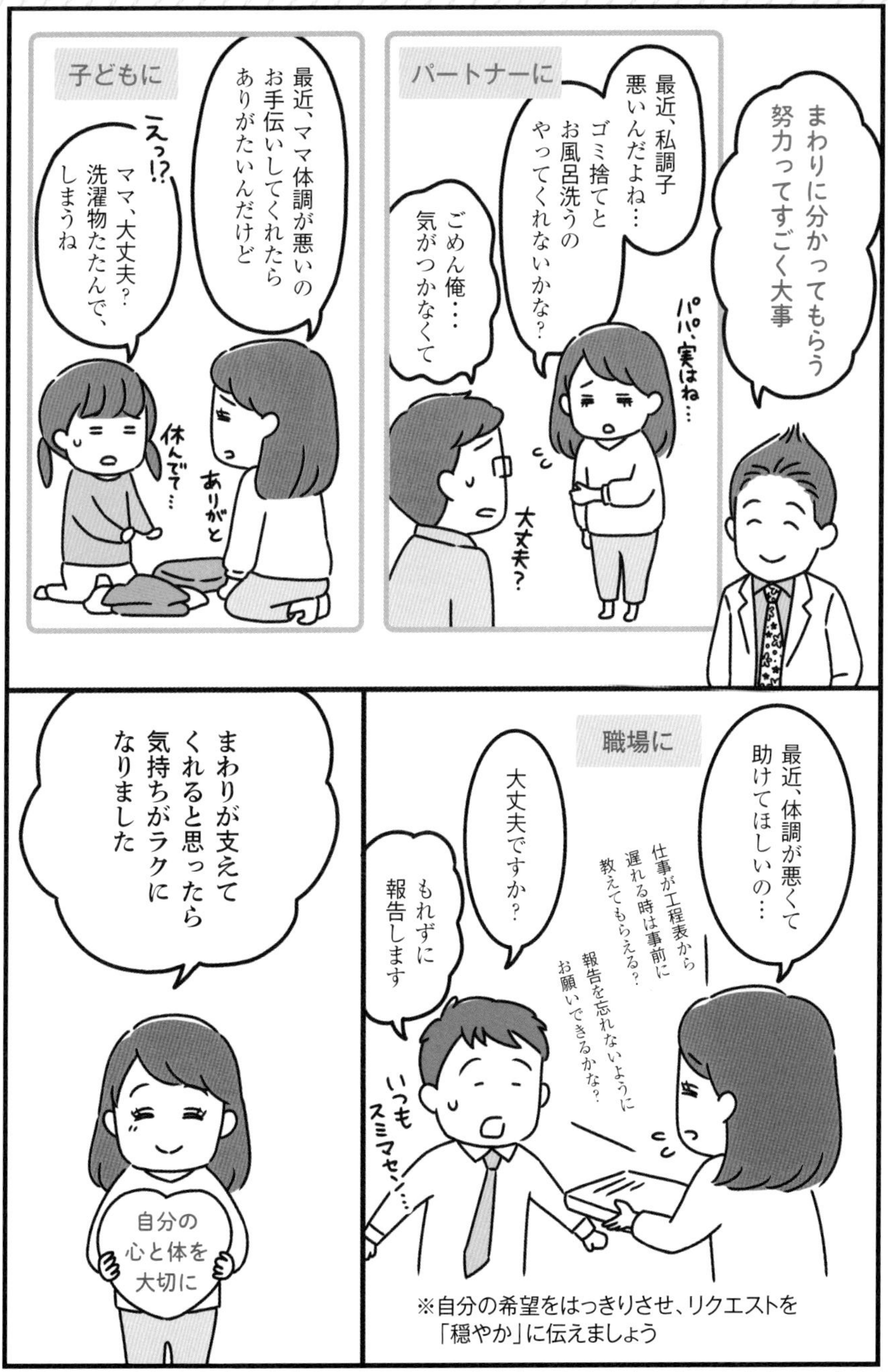
まわりに分かってもらう努力ってすごく大事
パートナーに
パパ、実はね…
最近、私調子悪いんだよね…ゴミ捨てとお風呂洗うのやってくれないかな？
大丈夫？
ごめん俺…気がつかなくて
子どもに
最近、ママ体調が悪いのお手伝いしてくれたらありがたいんだけど
えっ!?
ママ、大丈夫？洗濯物たたんで、しまうね
休んでて…
ありがと
職場に
最近、体調が悪くて助けてほしいの…
仕事が工程表から遅れる時は事前に教えてもらえる？
報告を忘れないようにお願いできるかな？
大丈夫ですか？
もれずに報告します
いつもスミマセン…
※自分の希望をはっきりさせ、リクエストを「穏やか」に伝えましょう
まわりが支えてくれると思ったら気持ちがラクになりました
自分の心と体を大切に

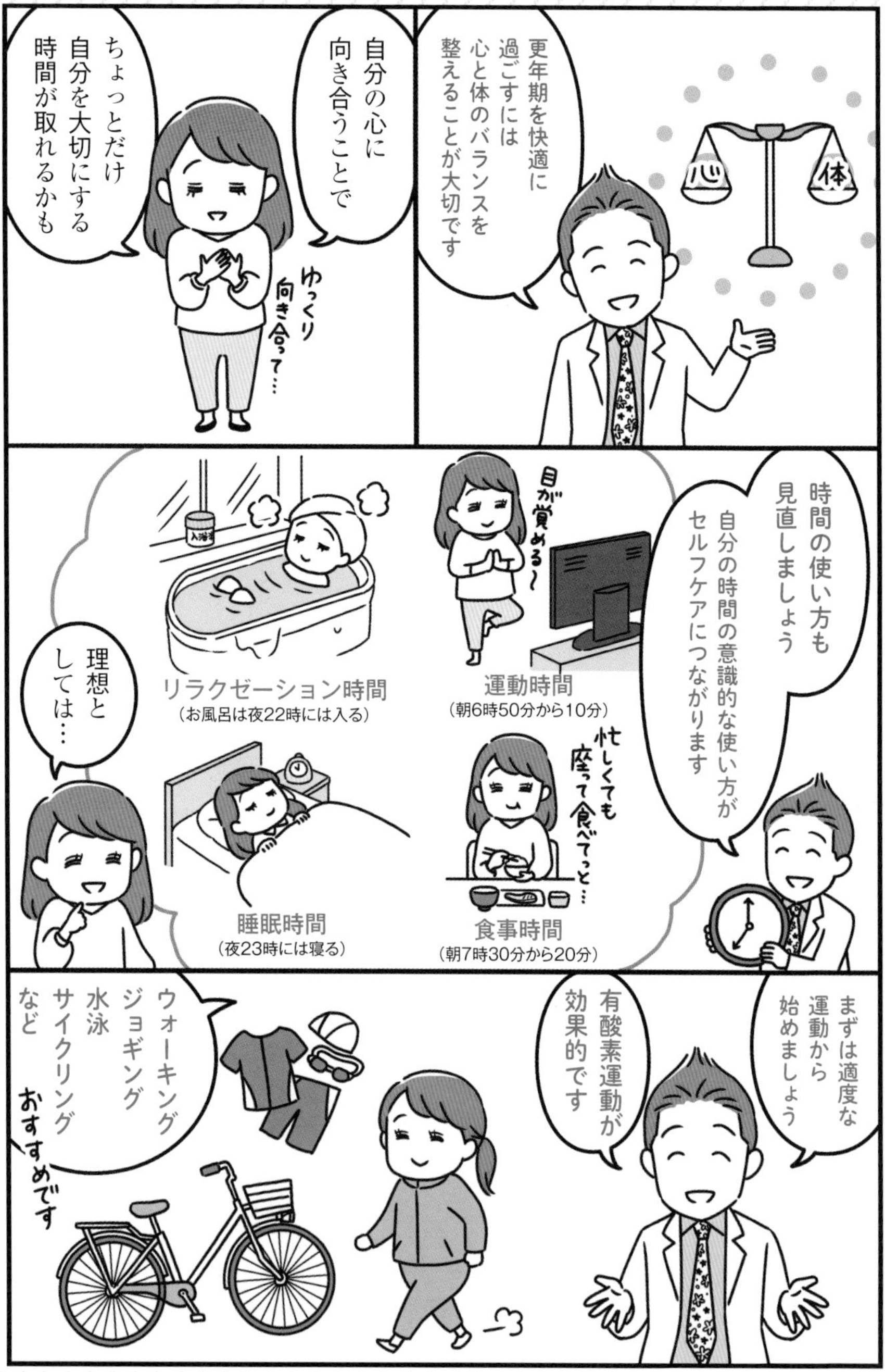
更年期を快適に過ごすには心と体のバランスを整えることが大切です
心
体
自分の心に向き合うことで
ちょっとだけ自分を大切にする時間が取れるかも
ゆっくり向き合って…
時間の使い方も見直しましょう
自分の時間の意識的な使い方がセルフケアにつながります
目が覚める〜
運動時間
（朝6時50分から10分）
リラクゼーション時間
（お風呂は夜22時には入る）
理想としては…
忙しくても座って食べてっと…
食事時間
（朝7時30分から20分）
睡眠時間
（夜23時には寝る）
まずは適度な運動から始めましょう
有酸素運動が効果的です
ウォーキング
ジョギング
水泳
サイクリング
など
おすすめです

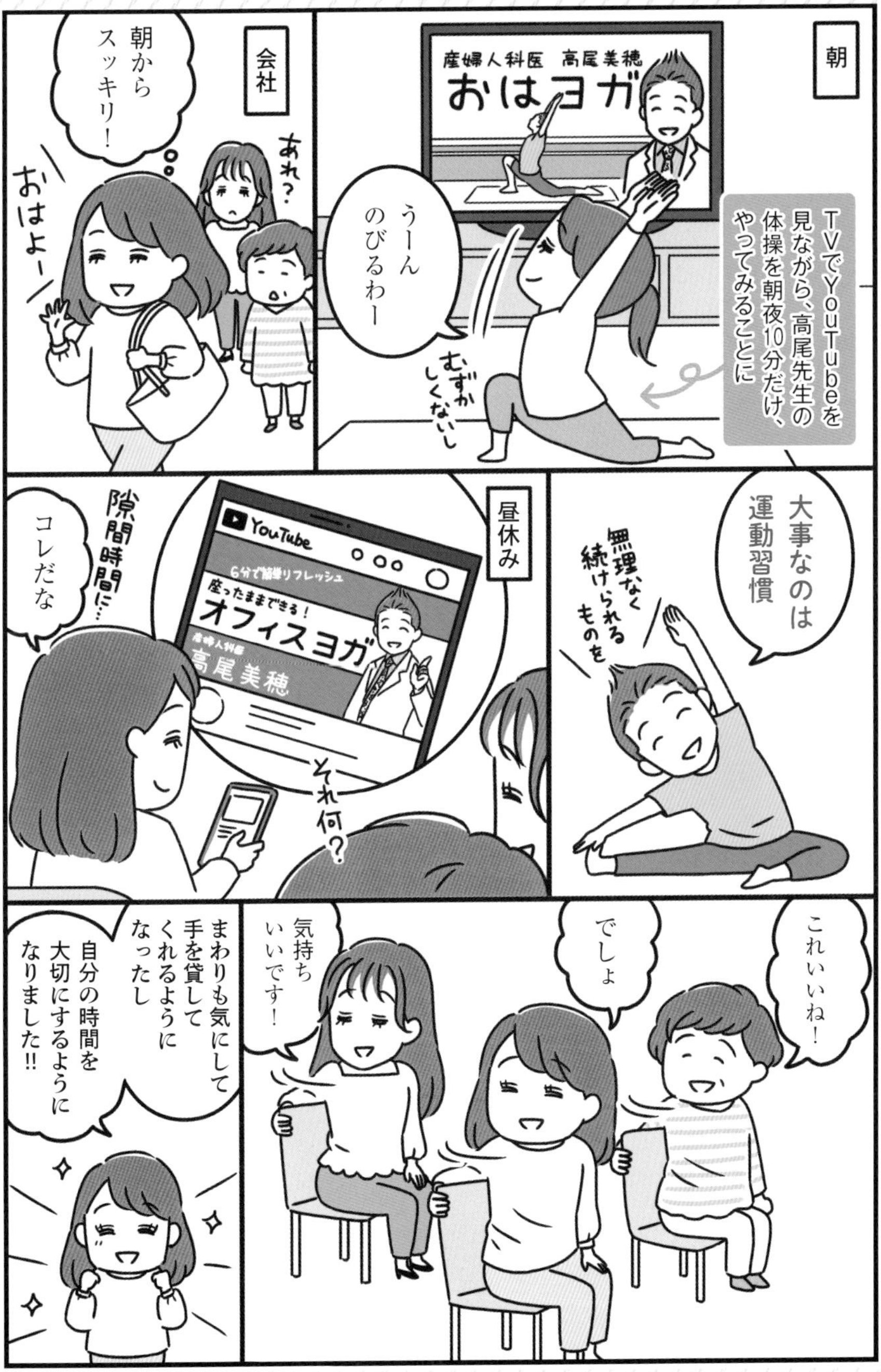
朝
TVでYouTubeを見ながら、高尾先生の体操を朝夜10分だけ、やってみることに
産婦人科医　高尾美穂
おはヨガ
うーん のびるわー
むずかしくないし
会社
朝からスッキリ！
あれ？
おはよー
大事なのは運動習慣
無理なく続けられるものを
昼休み
YouTube
座ったままできる！
オフィスヨガ
高尾美穂
隙間時間に…
コレだな
それ何？
これいいね！
でしょ
気持ちいいです！
まわりも気にして手を貸してくれるようになったし
自分の時間を大切にするようになりました!!

更年期に起こる不調

更年期症状が起こる仕組みを知り、適切な対応を

1章で紹介したように、更年期に起こる様々な不調は、女性ホルモンの減少と、それによる自律神経の乱れが大きな原因となっています。

更年期症状には、ホットフラッシュや多汗、ほてりやのぼせなどのようにわかりやすいものもあれば、「仕事上のミスが増えた」「今までできていたことができない」「集中できない」などといった日常生活でのちょっとした変化もあります。それらすべてが、更年期だからこそ起こっているものなのです。

更年期の自分の体がどのように変化しているのか、なぜ症状が出るのか、その仕組みを知っているだけでも、漠然とした不安が取り除かれます。そして、症状に応じて専門家を頼ったり、治療につなげたりすることができるでしょう。

更年期をネガティブにとらえすぎず、自分の体と向き合う時間をつくる

更年期は人生において「曲がり角」といえる時期。これまで100%の力で頑張ってきた人も、ここで一度スピードを落とすことで、この先の人生も健康に、明るく過ごすことができるはずです。仕事や生活などのボリュームを抑え、自分の体と向き合う時間を作りましょう。知らず知らずのうちに溜まるストレスは、更年期症状をこじらせることも。更年期や閉経に対してネガティブなイメージを持ちすぎず、ありのままの自分を受け入れてみてください。

更年期の前半5年間は月経があるため、更年期症状と月経との両方でつらいと感じる人もいますが、閉経後の5年は月経がなくなり、体調も少しずつ楽になっていくでしょう。

更年期に起こる代表的な不調

更年期には心身に様々な不調が現れます。複数の症状が重なったり、日によって症状が異なったりすることも。気になる症状はがまんせず、婦人科を受診しましょう。

のぼせ、多汗、ホットフラッシュ

身体が突然カーッと熱くなる、冬でも顔が熱くなったり、汗が止まらなかったりする。

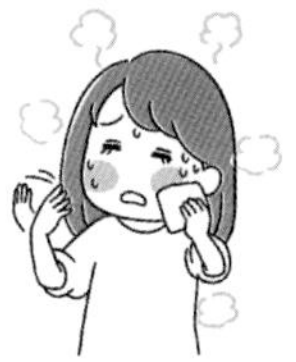

だるい、疲れやすい

やる気が起こらなかったり、すぐに疲れてしまう、集中力がなくなる。

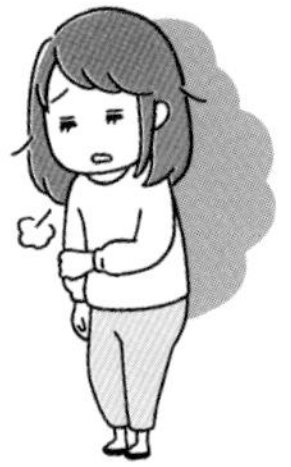

めまい、ふらつき

「天井や景色がぐるぐる回る」、「体がふわふわして足が地につかないような感じがする」、「目の前が暗くなり、気が遠くなるように感じる」などのめまいがある。

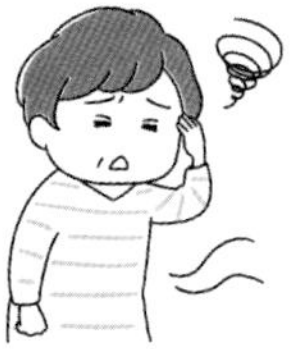

イライラ、おちこみ、抑うつ

ちょっとしたことで不安になったり、怒りっぽくなったりと感情の起伏が激しくなる。

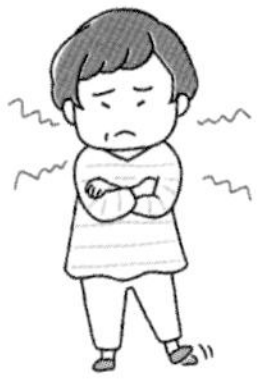

頭痛

片頭痛、頭全体が重い、うなじが痛いなど、症状は様々。吐き気を伴うほどひどくなることも。

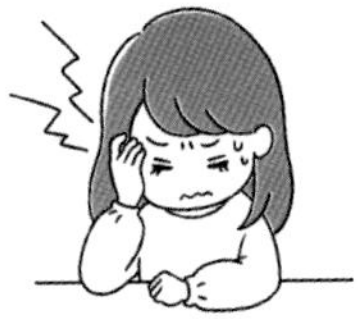

動悸・息切れ

激しい運動をしたわけでもないのに、急に心臓がドキドキしたり、息が苦しくなったりする。

肩こり、首こり、腰痛

更年期になり肩こりがひどくなったり、手指の関節に痛みが出たりすることも。腰痛はヘルニアや腰椎すべり症などの病気の可能性も。

倦怠感・疲れやすさ

更年期の疲労は誰にでも起こるもの　無理せず、まわりを頼って

更年期症状で多くの人が感じるものの1つが「疲れやすさ」や「倦怠感」、「やる気の喪失」です。これは女性ホルモンの分泌低下による、自律神経の乱れが主な原因。一時的な疲れであれば休息をとれば回復しますが、更年期の疲れはなかなか回復せず、回復したと思ってもまたすぐに疲労感がやってくるのが特徴です。

「この時期は疲れやすくて当たり前」「普段よりできなくても大丈夫」と割り切り、無理をしないようにするのが大切です。何でも自分でやろうとせず、家族やまわりの人を頼りましょう。

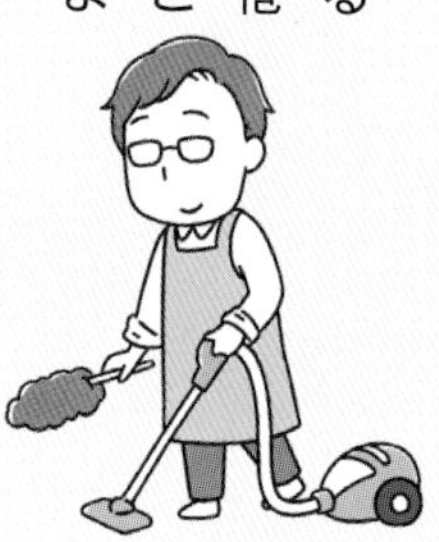

家族の理解とサポートは、精神的な安定につながります

自分を認めることで　気持ちが前向きになる

更年期の女性は「今まで普通にできていたことができなくなった」「やるべきことができなかった」などと、自分を責めてしまいがちです。しかし、そのストレスはかえって疲労を増幅させてしまうことも。

やる気の起こらない時期だからこそ、些細なことでも自分が達成したことに目を向け、自分を認めることで、気持ちも前向きになってきます。例えば「料理を一品作れた」「ちゃんとメイクをして仕事に行けた」「友達と楽しく時間を過ごせた」などでOKです。手帳などに書き留めて眺めてみると、より達成感を感じやすくなるでしょう。自分だけのための時間を持つこともリフレッシュにつながります。

疲れを和らげる生活のコツ

更年期に無理は禁物。睡眠や食事、運動など規則正しい生活を心がけましょう。

しっかり睡眠をとる

寝ても疲れが取れない場合は、睡眠時間を延ばしてみるだけでも効果があります。また寝ても途中で目が覚めてしまう場合もスマホを見たり部屋を明るくしたりせず、そのまま眠るようにしましょう。

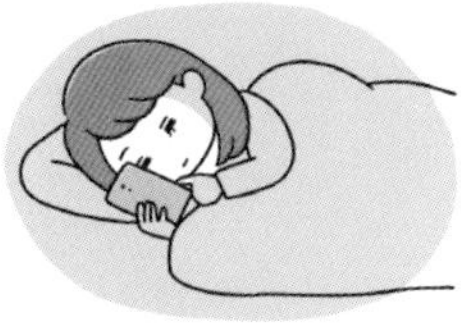

寝る前のスマホもNG。強い光により脳が日中であると錯覚を起こし、眠りの質が下がってしまいます

ビタミンB群をとる

ビタミンB群をしっかりとることでエネルギー代謝が高まり、疲労感が解消されます。ビタミンB_1を含む豚肉や玄米、ビタミンB_2を含むレバーや納豆、卵、ビタミンB_6を含むカツオやマグロなどバランスよく食べましょう。

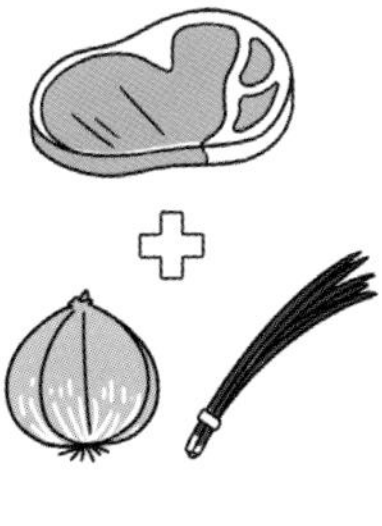

豚肉は玉ねぎやニラと一緒に食べると栄養の吸収率アップ

軽い運動をする

軽く体を動かすことで血流を改善させ、疲労物質を排出することができます。ウォーキングやヨガ、体操などできる範囲でやってみましょう。心地よい疲れは、快眠につながります。

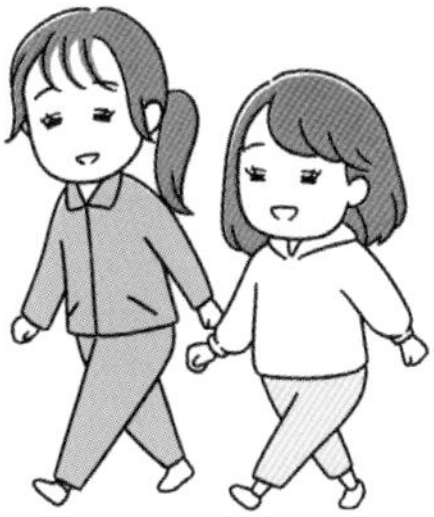

ミネラル不足に注意する

亜鉛、鉄、カルシウム、マグネシウムなどミネラルが不足すると疲れやすくなります。海藻類や緑黄色野菜、乳製品などをとるとともに、サプリメントも活用しましょう。

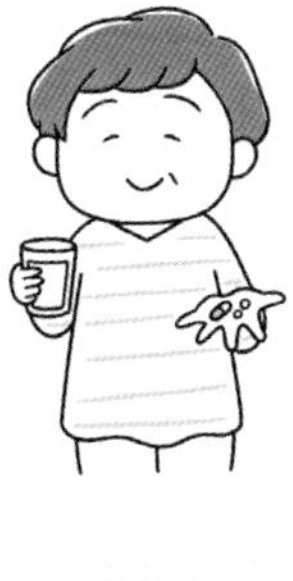

動悸・息切れ・手の震え

動悸や息切れ、手の震えも更年期の自律神経の乱れが原因

自律神経には心拍や呼吸をコントロールする働きがあります。そのため、更年期になり自律神経が乱れると、「急に胸が苦しくなる」、「運動していないのに息切れがする」、「息が苦しくて深呼吸ができない」、「喉に何かがつまっている感じがする」、「手が小刻みに震える」などの症状も起こりやすくなります。

これらの症状が起こった時に、不安やストレスを感じるとさらに症状を悪化させてしまうこともあるため、なるべくリラックスし、深い呼吸を心がけましょう。

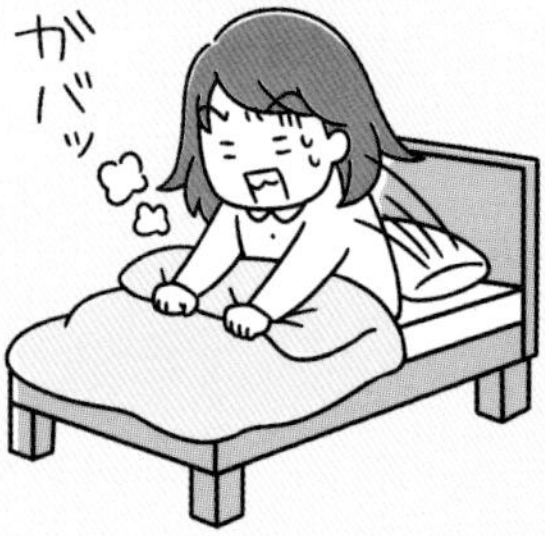

就寝時、突然の動悸で目が覚めることも

自律神経のバランスを整えて気になる症状を改善

動悸や息切れを防ぐには、自律神経のバランスを整えることが大切です。緊張状態が続く状況やストレス、睡眠不足は交感神経活動を高め、バランスを崩してしまいます。P44～47のような習慣を心がけ、なるべくリラックスできる時間を持ちましょう。

次のページで紹介しているように、横隔膜をしっかり動かす腹式呼吸は、副交感神経を高める効果があります。デスクワークが多いと呼吸が浅くなりがちなので、意識的に腹式呼吸を取り入れましょう。

また、ヨガはゆったりした動きと自然な腹式呼吸で自律神経を整えます。5分でもよいので就寝前に行うのがおすすめです。

動悸をやわらげる腹式呼吸

動悸や息切れが気になる人は腹式呼吸を取り入れてみましょう。仕事の合間や寝る前などに行うとリラックスすることができます。

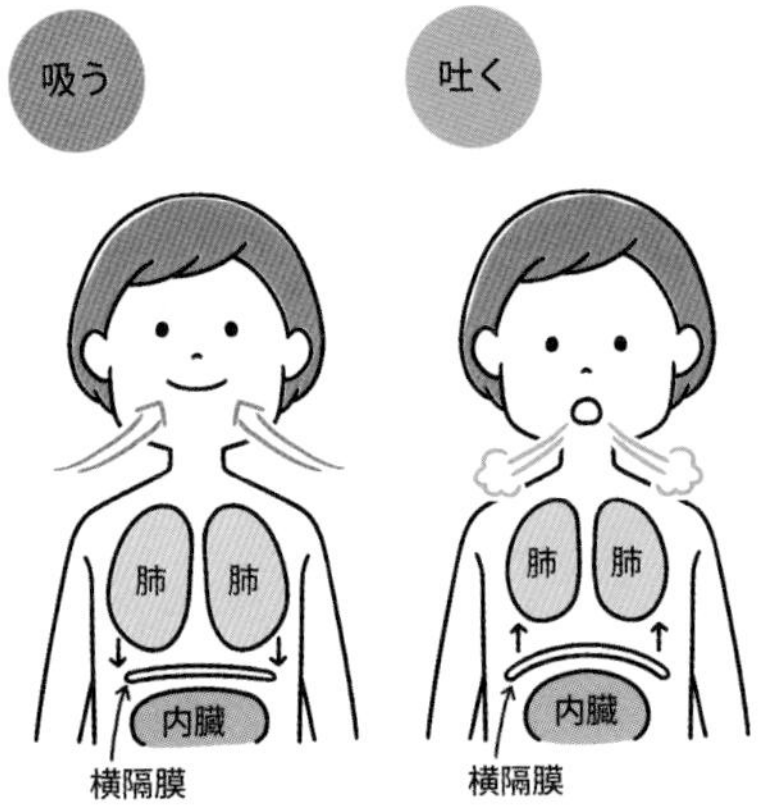

横隔膜を動かすことで自律神経を刺激する

肺の下にある横隔膜には自律神経が集まっています。そのため、ゆっくり腹式呼吸をくり返すと自律神経が刺激され、副交感神経が優位になります。

①お腹が膨らみ、横隔膜が下がるのを感じながら、4つ数えて鼻から息を吸い込みます。

②お腹がへこみ、横隔膜が上がるのを感じながら、口をすぼめてゆっくりと6つ数えて息を吐ききります。

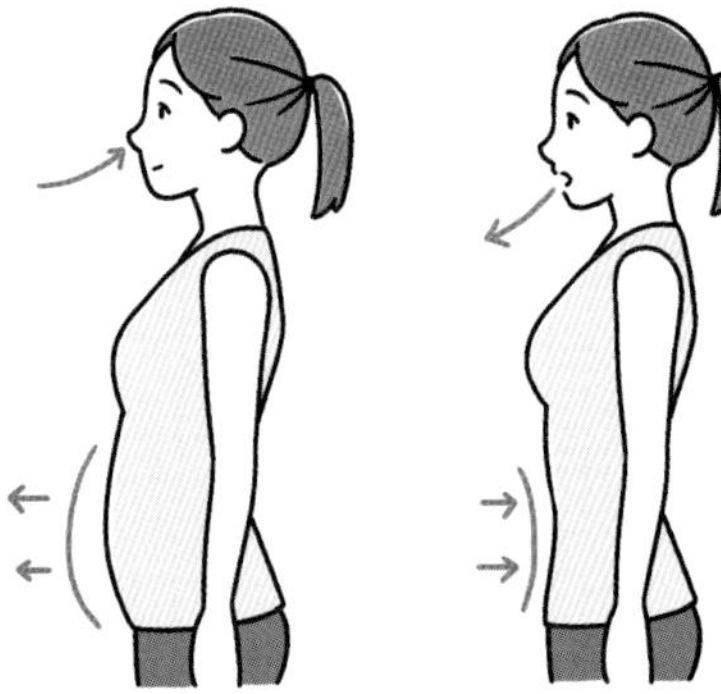

ポイント

- 座って行ってもOK
- お腹に手を当てると動きがよくわかります
- 肩の力を抜き、上下させないように行いましょう。

自律神経を整える　朝〜昼のルーティン

朝は余裕を持って過ごし スイッチの切り替えを

Ｐ24でも紹介していますが、自律神経にはアクセルのように働く「交感神経」と、ブレーキ役の「副交感神経」とがあります。朝から昼にかけて元気に活動するためには交感神経優位に、夕方から夜はリラックスするために副交感神経優位になるのが理想です。

朝は副交感神経から交感神経へとゆるやかに切り替わる大切な時間帯。起きる時間が遅く、バタバタと過ごすと副交感神経が一気に低下し、緊張状態を1日引きずることになってしまいます。

起床時間は余裕を持ち、ベッドの中でストレッチをするなどして体をゆっくり目覚めさせるとよいでしょう。

日光のパワーと朝食で 交感神経のスイッチを入れる

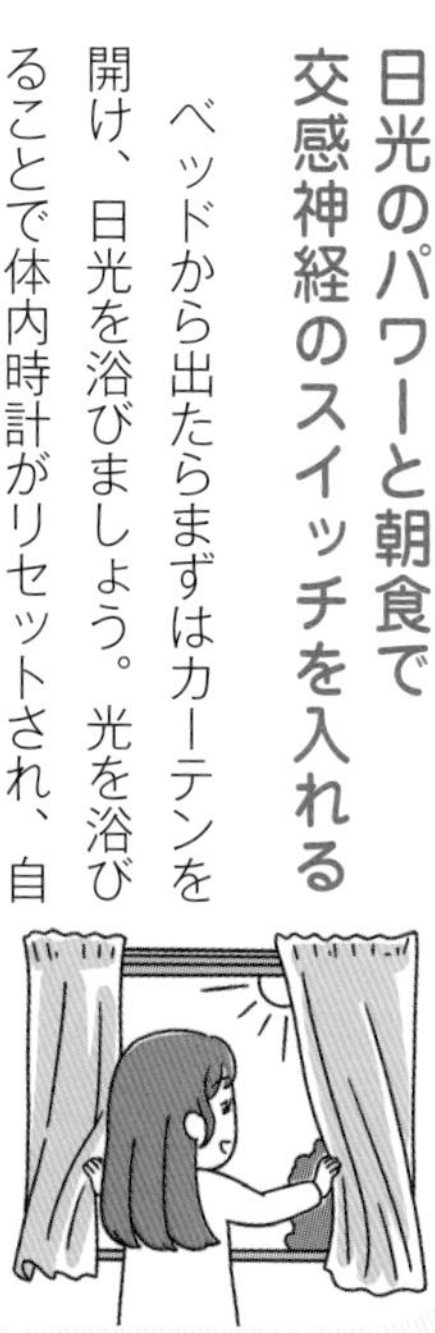

ベッドから出たらまずはカーテンを開け、日光を浴びましょう。光を浴びることで体内時計がリセットされ、自律神経のリズムを整えます。また、幸せホルモンとよばれる「セロトニン」が分泌され、やる気アップにもつながります。曇りや雨の日でも十分な明るさがあるので、ぜひ習慣にしてください。

そして交感神経のスイッチを入れるために、朝食は欠かせません。できるだけ毎日同じ時間に、よく噛んで食べるようにしましょう。準備するのが大変であれば、バナナやヨーグルト、トースト、インスタント味噌汁などを組み合わせればＯＫ。飲み物でもよいでしょう。

自律神経を整えるコツ

朝から午前中にかけては徐々に交感神経が上昇します。頭を使う仕事は午前中に済ませるのがおすすめです。

朝　白湯を飲む

朝食の前に1杯の白湯を飲むと、胃腸が適度に刺激され交感神経への切り替えを促します。内臓温度も上がり、基礎代謝アップにも。沸騰させてから冷ますのがおすすめです。

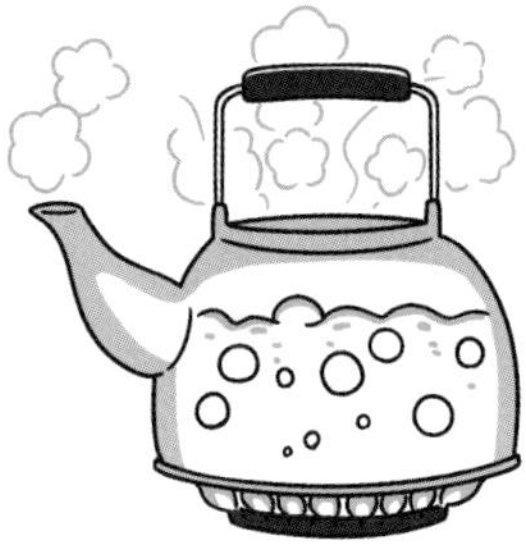

昼　なるべく体を動かす

座りっぱなしの姿勢は体の歪みを招くほか、自律神経がうまく働かない原因に。1時間に1度程度は体を動かしましょう。また、階段の上り下りは、血流をアップさせ、自律神経を整えます。

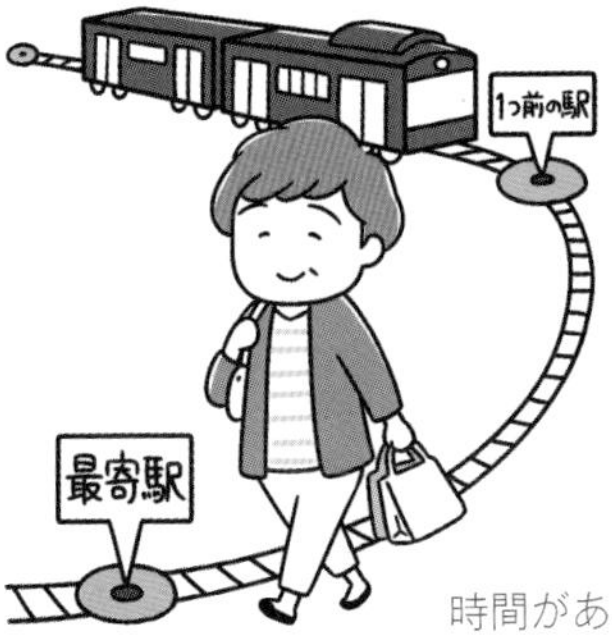

時間があるときは、1駅分歩くなど楽しみながら体を動かして

休日　何も予定のない日をつくる

あえて何も予定をいれない日を作り、自分のペースでのんびり過ごす時間も大切。ただし、夜更かしや寝だめは体内時計を乱すので避けましょう。

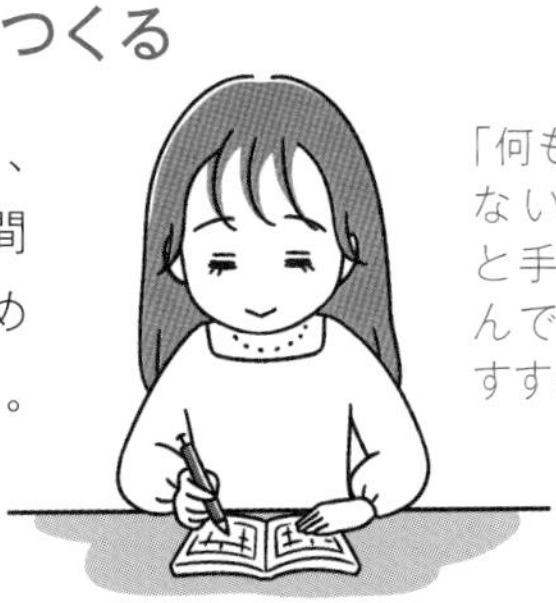

「何も予定を入れない日」「OFF」と手帳に書き込んでおくのもおすすめ

自律神経を整える　夜のルーティン

夜の習慣や環境づくりが質のよい睡眠へと誘う

自律神経を整えるためには、質のよい睡眠が欠かせません。交感神経優位から副交感神経優位へと、スムーズに切り替えるような習慣をつけましょう。

夕食は、できるだけ20時までに済ませるのが理想。夕食が遅くなる場合は、胃に負担の少ないものを選びましょう。

明るい照明は安眠の妨げになるため、夜は間接照明などを使い光量を落とすとリラックスできます。だらだらとスマホやテレビを見るのもNG。とくに就寝直前までスマホを見ていると、交感神経が働いてしまいます。就寝30分～1時間前にはスマホを手放し、ベッドとは離れた場所に置きましょう。

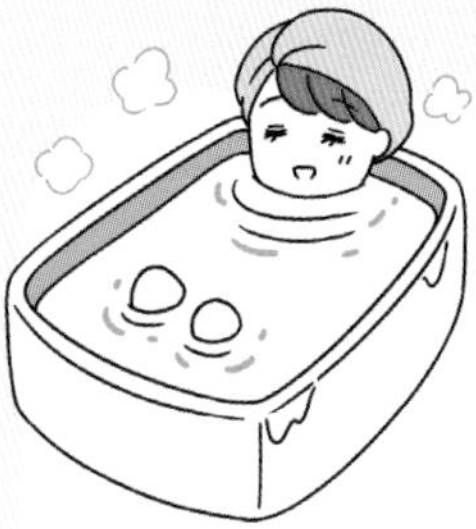

首まで浸かるなら15分、半身浴なら30分が目安

ぬるめのお湯にゆっくり浸かり入眠への準備を

体温を一時的に上げるため、できればシャワーではなく湯船に浸かることを習慣にしましょう。42℃以上の熱いお湯は交感神経を刺激し、眠りの質を下げてしまうだけでなく、血圧を上昇させ、病気を招くことも。38℃から40℃くらいのぬるめのお湯に、15分ほど首までゆっくり浸かると深部体温が上がります。そして、入浴から約1時間半の深部体温が下がるタイミングで、眠気を感じて入眠しやすくなります。

入浴中は体内の水分がたくさん排出されるため、入浴前後にはのどが渇いていなくてもコップ1杯の水を飲むようにしましょう。

リラックスできる背中ほぐしストレッチ

ゆっくりとした呼吸で背中を伸ばすことで、体のゆがみを取り、副交感神経のスイッチを入れましょう。

背中をほぐすストレッチ

①四つばいになり、息を吐きながら背中をゆっくりと丸めていく。

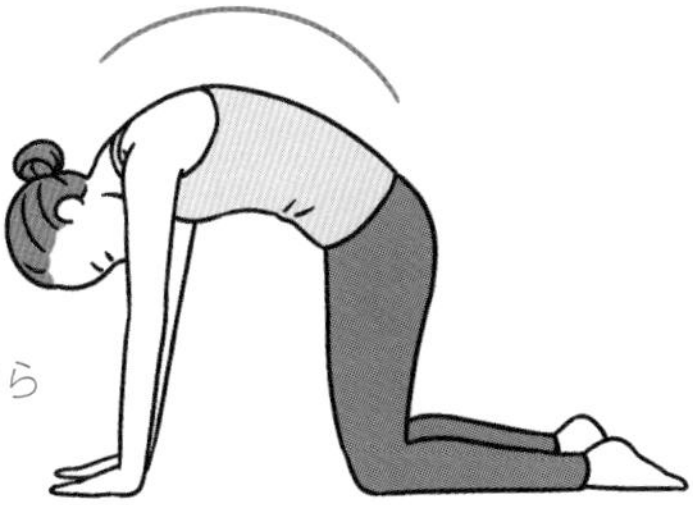
目線は太ももの間から
おへそを見るように

②息を吸いながら背骨を少しずつ反らせて胸を開く。①～②を何回か繰り返す

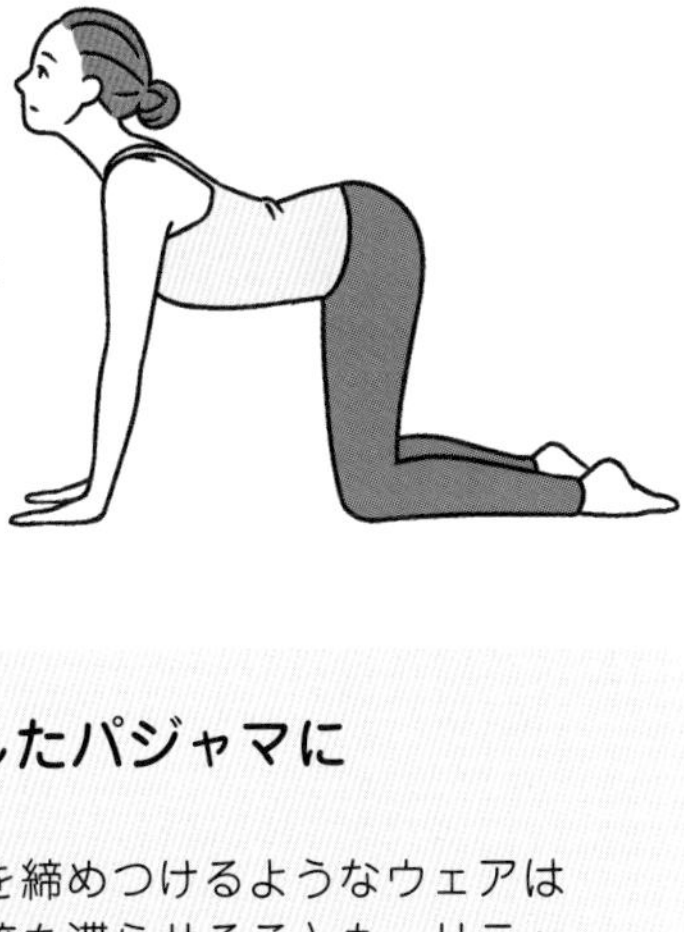
目線を斜め上に

就寝時はゆったりしたパジャマに

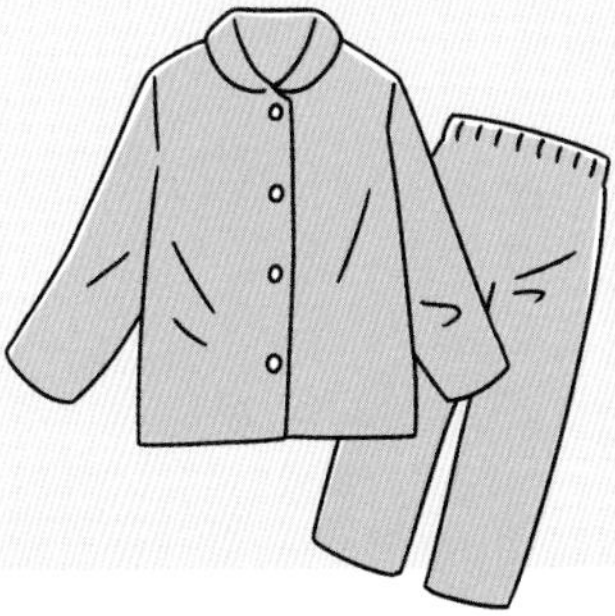

体を締めつけるようなウェアは血流を滞らせることも。リラックスし、質のよい睡眠をとるには、ゆったりとしたパジャマを身につけるのがおすすめ。

ホットフラッシュ（ほてり・のぼせ）

突然起こるホットフラッシュ周囲に伝えることで気持ちが楽に

「突然、顔や首、上半身がカーッと熱くなる」「大量の汗が出て止まらない」「のぼせた後に寒気がする」などの症状も自律神経の乱れが原因。

自律神経には血管を収縮・拡張させて体温を調節する働きもあるため、そのバランスが乱れると、快適な気温なのに汗が吹き出すことがあるのです。また、手足など末端は冷えているのに、顔や上半身が熱くなる「冷えのぼせ」という症状が出ることも。

「仕事中や外出先で汗が出ると恥ずかしい」、「まわりの人に知られたくない」という不安は、ますます症状を強くすることも。可能ならば周囲の人に「更年期だから汗が出やすい」と伝えておいた方が気持ちも楽になります。

ホットフラッシュが出る状況をメモし、再発を予防する

ホットフラッシュは自律神経の乱れに加え、何かのきっかけで起こることも多いもの。

睡眠不足、運動不足などといった身体の状態が引き金になることもあれば、暖かい場所でドライヤーの熱を浴びたとき、空気のよどんだ部屋に入ったとき、人前で緊張したとき、というような状況によっても症状が引き起こされることがあります。

ホットフラッシュが出た日時やシチュエーションを手帳やスマホに記録しておくと、自分はどういうときに症状が出るのかがわかり、そのような状況を避けることができます。

ホットフラッシュとうまく付き合うコツ

ホットフラッシュの対策には自律神経を整えるとともに、突然の汗やほてりにも対応できるようなアイテムを用意しておくと安心です。

脱ぎ着しやすい服を着る

ホットフラッシュが起きたときに服の中で熱がこもると､汗が引かなくなります。カーディガンなどのように脱ぎ着しやすい服や、通気性のよい服を選びましょう。

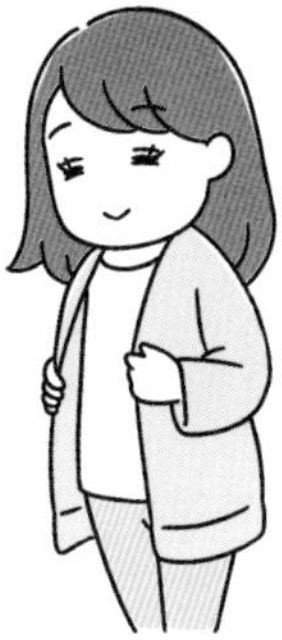

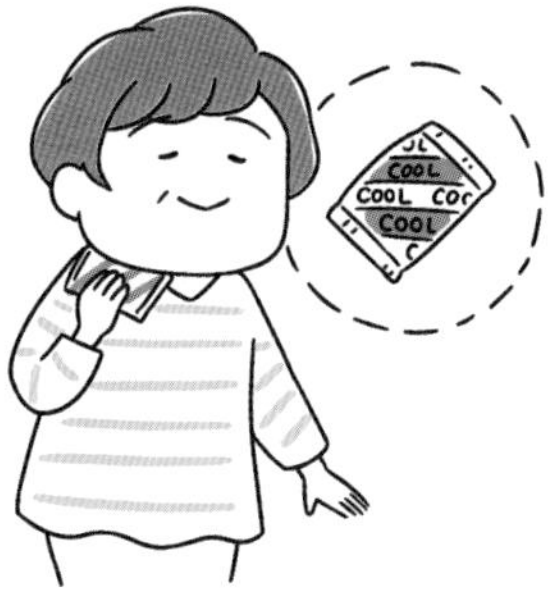

保冷剤やミニ扇風機を使う

ハンカチに包んだ保冷剤や冷却シートなどで首筋を冷やすと楽になります。携帯用の扇風機を持ち歩き、顔に風を当てるのもおすすめ。

ミントやハッカでリフレッシュ

ミントやハッカのさわやかな香りは、ほてりやイライラ緩和に。マスクやハンカチにハッカ油のスプレーを吹きかけると気持ちも落ち着きます。

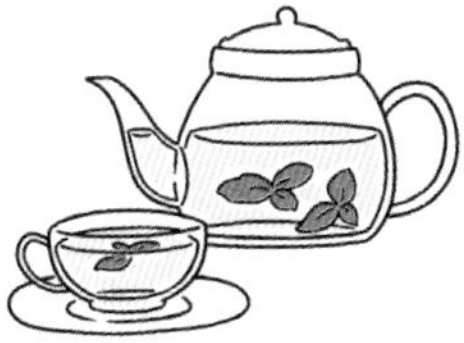

ミントティーで香りを楽しむとリフレッシュできます

ホットフラッシュ改善には運動習慣を

運動をすることでホットフラッシュの改善効果が期待できることがわかっています。ウォーキングのような有酸素運動に加え、筋トレなどの無酸素運動も無理のない範囲で取り入れてみましょう。

肩こり・首こり・頭痛

肩こりの原因は血流の悪化 スマホの使いすぎにも気をつけて

女性ホルモンの減少によって代謝が悪くなると、血流が滞り、肩こりや首こりの原因に。頭痛を伴ったり、背中までもが張って痛くなることもあります。普段の姿勢が猫背やそり腰になっている人は血流が悪化しやすいので、正しい姿勢に戻すように習慣付けましょう。

肩こり改善には、肩への血流を増やすことが大切。肩まわりの筋肉を色々な方向へぐるぐると回すだけでも効果があります。また、目の疲れが原因となって肩こりが生じているケースもあります。とくにスマホのように至近距離で強い光を見ることは、目にとって大ダメージ。適度に休憩をとるようにしましょう。

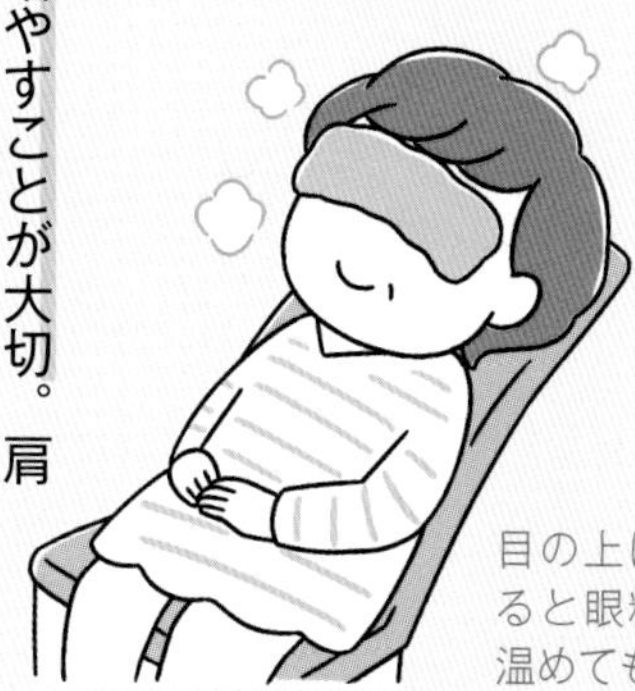

目の上にホットタオルをあてると眼精疲労の改善に。首を温めても気持ち良いです

女性ホルモンの変動で起こる頭痛 薬を活用して症状緩和を

頭痛のうち、頭が締め付けられているように痛む「緊張型頭痛」と、こめかみから目にかけて脈打つように起こる「片頭痛」が多く見られます。

緊張型頭痛は頭や首、肩の血流悪化やストレスが原因となって起こりますが、片頭痛の原因は女性ホルモンの変化や天候や気圧の変化、睡眠不足など様々。女性ホルモンの変動が多い閉経前に起こりやすいのも特徴です。

どちらの頭痛も、痛みを我慢しようとするとますます悪化したり、ストレスとなったりすることも。頭痛薬を活用して症状を長引かせないことも大切です。片頭痛は市販の頭痛薬の成分では効かないことも多いので、早めに頭痛外来を受診しましょう。

片頭痛が起こったときのセルフケア

片頭痛は脈打つような痛みが特徴。刺激を控え、安静にすることを心がけましょう。

暗くて静かな場所で横になる

片頭痛は、光や音の刺激によって痛みが増すことがあります。また、動くと痛みが増すので、できるだけ静かな場所で横になりましょう。睡眠をとると改善されることも多いです。

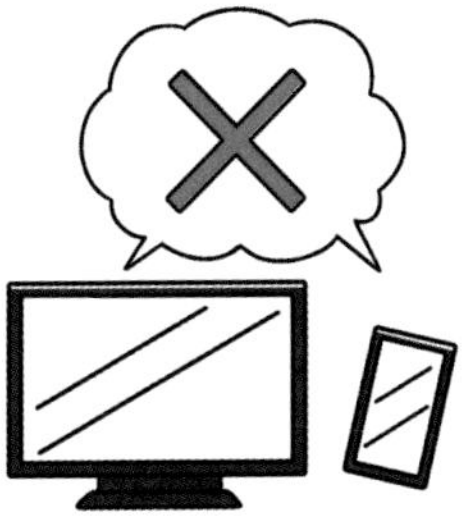

光や音の刺激になるため、スマホやテレビもNG

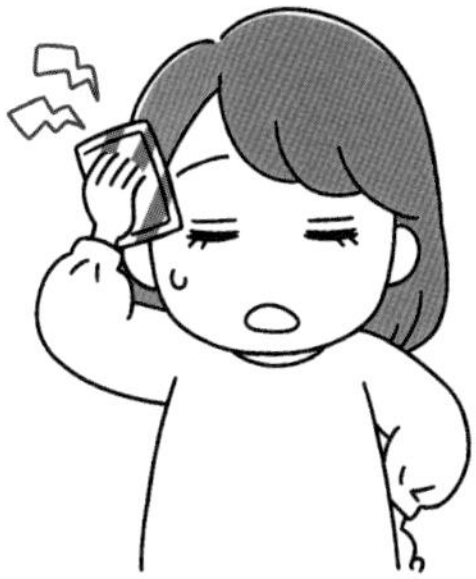

痛むところを冷やす・押さえる

脈打つ部分を冷却シートなどで冷やしたり、手で押さえたりすると周辺の血管が収縮し、痛みがやわらぎます。

少量のカフェインをとる

カフェインには血管を収縮させる働きがあるため、痛み始めたときにコーヒーや緑茶などを少量飲むと痛みがやわらぐことも。ただし飲みすぎは逆効果になるので注意。

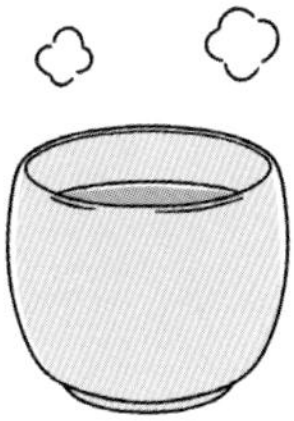

入浴や運動はNG

片頭痛が起こっているときに運動や入浴、マッサージをするのはNG。症状が重い場合は専門外来の受診をおすすめします。

手の不調

更年期に起こる「手の不調」早めの対応で変形を予防

エストロゲンには、関節や腱のまわりにある「滑膜《かつまく》」を維持する役割があります。そのためエストロゲンが減少すると、こわばり、痛みや腫れなどの症状を感じるようになり、それらの症状が7～10年続くと関節の変形を招くことに。

最近になって、エクオールの産生能が低い人（→P98）は手指の変形性の関節症を引き起こしやすい、という報告が出てきています。症状が進行しないうちにエクオールのサプリメントを飲み始めるとよいでしょう。実母に手の関節の変形があった場合、ない場合と比べ、何十倍も変形が起こりやすいことがわかっているため、当てはまる人は早めの対策が必要です。

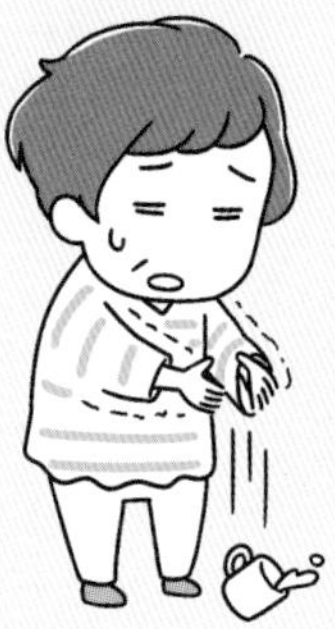

朝、手がこわばり物を落としてしまうことも

関節の変形は諦めず「手の外科」専門医を受診して

60歳以上の人で指のどこか一つに変形が見られる人は90%。さらに全体の40%に「明らかに指の関節が太い」、「指の先が曲がっている」などの重傷例が見られています。

指が変形してしまうと日常の動作や趣味、運動などが思うようにできなくなり、QOL（生活の質）の低下につながります。「加齢による症状だから仕方ない」と諦めず、気づいた時点で早めに治療しましょう。

すでに手の変形が見られる場合には、「手の外科」専門医を受診することをおすすめします。一般社団法人日本手外科学会（http://www.jssh.or.jp/）で検索してみてください。

更年期に起こる手のトラブル

更年期世代に起こる手指の病気は６つあります。気になる不調は早めに専門医に相談を。

① ばね指

曲げた指を伸ばそうとするときにカクンとはねる。指を曲げる腱の動きが悪くなり、スムーズに曲げ伸ばしができなくなることも。

② ドケルバン病

腱鞘炎の一種で、親指を動かしたときに手首に痛みが走る。パソコンやスマホをよく使う人がなりやすい。

③ 母指 CM 関節症

親指の付け根にある CM 関節（指先から数えて３番目の関節）が腫れたり、痛んだりする。瓶のふたを開けたり、物をつまんだりする動作で痛みが出やすい。

④ 手根管《しゅこんかん》症候群

親指から薬指にかけてしびれや痛みが出る。早朝に症状が強くなりやすい。箸が使いにくくなったり、物がつかみにくくなったりすることも。

⑤ ブシャール結節

指の第２関節が腫れたり曲がったりする。進行すると、こぶのように腫れることも。

⑥ ヘバーデン結節

親指以外の指の第１関節に腫れや痛みが出る。症状が出る指は１本の場合もあれば、複数の場合も。痛みは経過とともに治まるものの、指の変形は進行することがある。

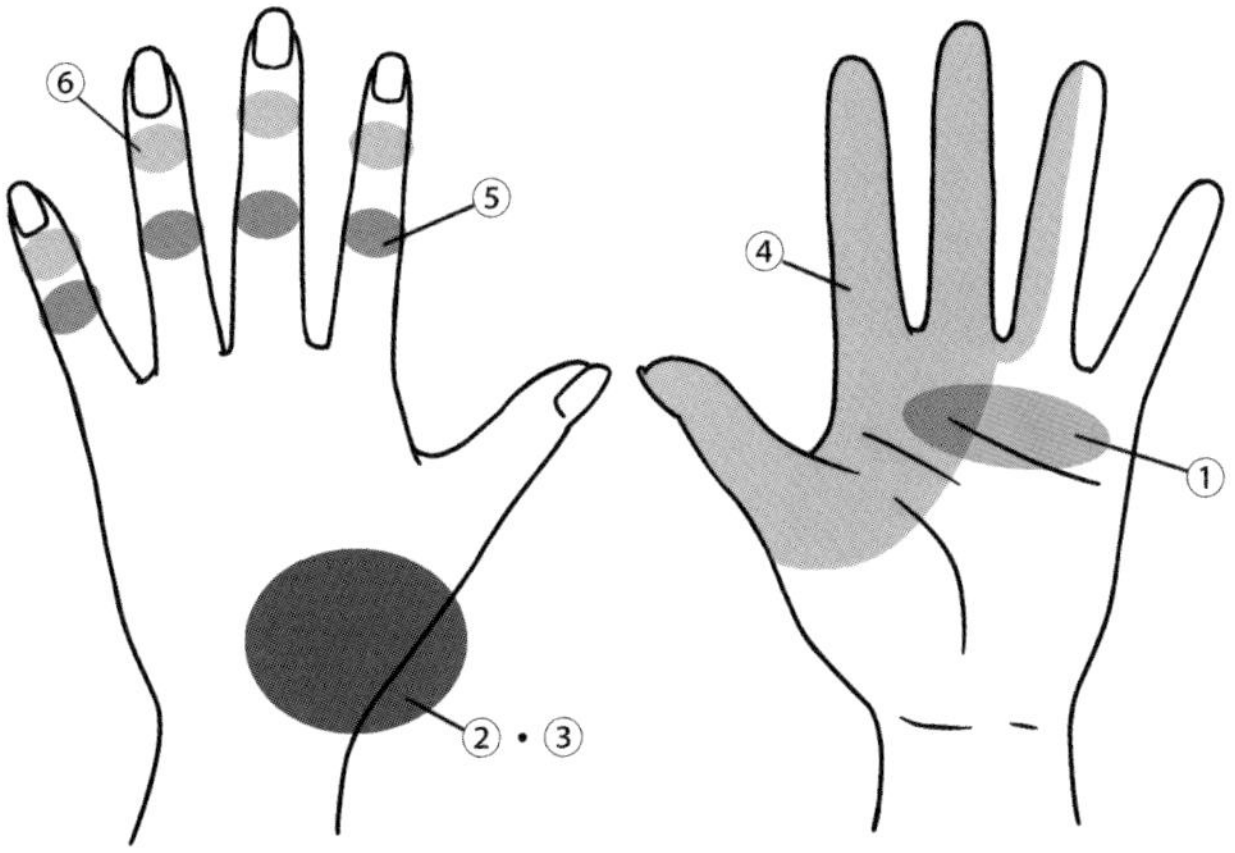

足の不調

突然起こる「足のつり」は筋肉量の低下が大きな原因

「足のつり」は、足の指や甲、ふくらはぎなど、本来自由に動かすことのできる筋肉が誤作動を起こし、ひたすら収縮し続けている状態です。つま先を伸ばしていると、すねの部分の筋肉が伸び、ふくらはぎの筋肉が収縮するため、つりやすくなります。

足がつる原因の一つが筋肉量の低下。ふくらはぎなどの筋肉の細胞にはエストロゲンの受容体があり、エストロゲンと結びついて筋肉の細胞を増殖させます。そのため、エストロゲンの分泌が低下する更年期には、筋肉が痩せ、足がつりやすくなるのです。

筋肉量をなるべく減らさないよう、無理のない範囲で運動をすることが大切です。ただし、運動不足の人が急に激しい運動をすると筋肉を傷めるので、まずはストレッチなどから始めましょう。

つらい就寝中の「こむら返り」は冷えと脱水を防ぐ工夫を

「就寝中に足がつって目が覚めてしまった」という経験のある人も多いでしょう。何度も繰り返すと睡眠障害にもつながりかねません。

汗をかくと血液中の電解質（ミネラル）のバランスが乱れ、足のつりを引き起こしやすくなります。また、末端への血流が悪化して足先が冷えると、筋肉が緊張して足がつりやすい状態になります。

寝る前にコップ1杯の水を飲んでおくと、脱水症状で電解質不足になるのを防ぐことができます。足先が冷えやすい人は就寝時にレッグウォーマーを使うのがおすすめ。ふくらはぎの血流を妨げないよう、ゆったりしたものを選んでください。

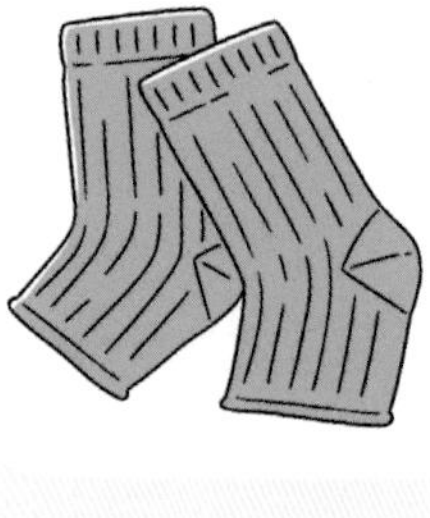

足がつったときの対処法

足がつったときは、筋肉がつっている部分を伸ばすのが基本です。強く引っ張るのではなく、ゆっくりと伸ばしましょう。

① ふくらはぎ、足の裏、足の指がつったとき

つった方の足を伸ばし、足の指をつかんで体の方向に引っ張り、ふくらはぎを伸ばす。手が届かない場合はタオルなどを使ってもOK。

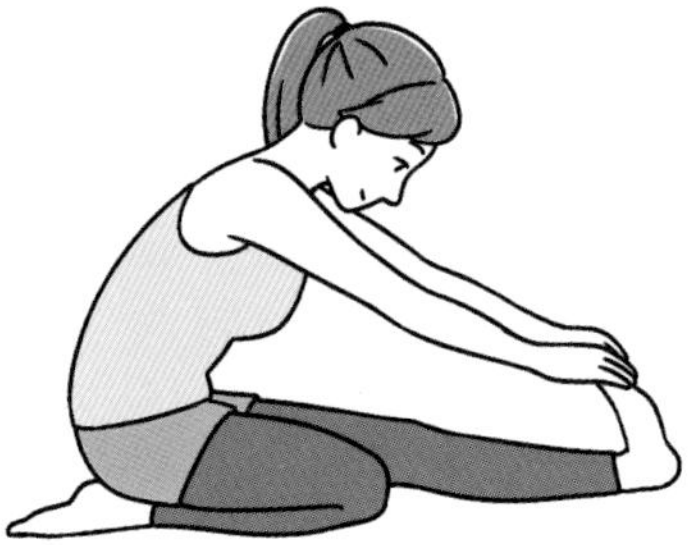

② 太ももの裏がつったとき

①と同様。かかとを少し床から持ち上げると、太ももの裏の筋肉を伸ばすことができる。反動はつけずにゆっくりと伸ばす。

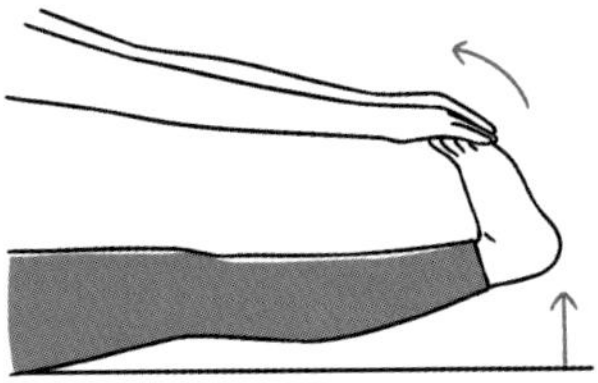

③ すねがつったとき

片手を壁について立ち、つっているほうの足首を持って折り曲げる。かかとがお尻につく程度に足首を持ち上げることで、すねの筋肉を伸ばすことができる。

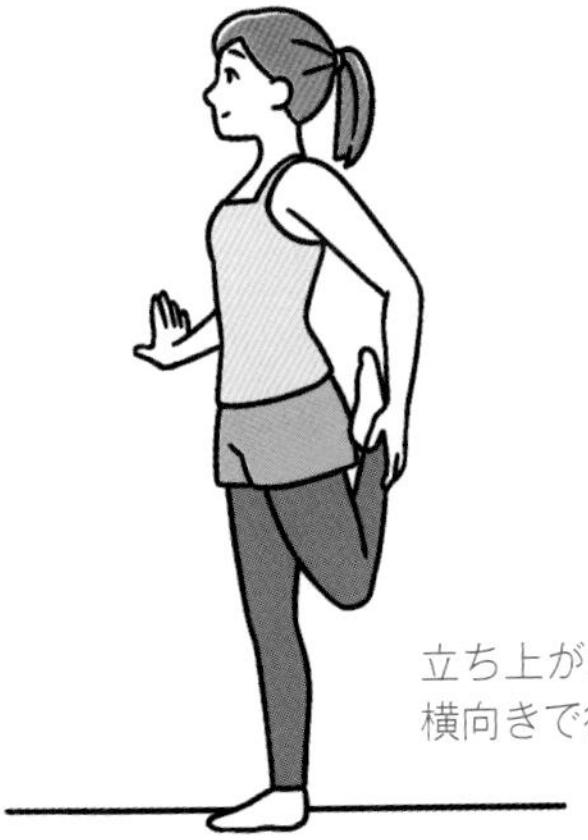

立ち上がれない場合は、寝たまま横向きで行って

肌と髪のトラブル

更年期は肌が乾燥しやすく ターンオーバーも乱れがちに

エストロゲンには、肌のコラーゲンやヒアルロン酸の生成を促進する働きがあります。そのため、更年期に入りエストロゲンの分泌量が減少すると、肌は乾燥しやすくなります。

また、肌は一定の周期で生まれ変わる仕組み（ターンオーバー）がありますが、加齢によってそのサイクルは遅れがちに。本来はターンオーバーによって剥がれ落ちるはずのメラニン色素を含む細胞も残ってしまうため、シミやくすみが目立つようになります。

健康な肌を保つためには、保湿などの外側からのケアと同時に、内側から肌を整えるたんぱく質をはじめとする栄養素をしっかり摂ることが大切です。

更年期は薄毛になりやすい 睡眠時間の確保で美髪をキープ

肌だけでなく、髪のターンオーバーも乱れやすくなり、抜け毛が増えたり、新しい髪の毛が生えてこなくなったりします。それにより、全体的に髪のボリュームがなくなり、薄くなっていきます。更年期に起こるこうした薄毛を「びまん性脱毛症」といいます。

髪のトラブルの予防には睡眠がとくに重要。髪は夜眠っている間に成長するためです。夜10時から深夜2時は髪が最も成長する時間なので、夜更かしせず、この時間は眠っているように調整しましょう。また、「エクエル」（大塚製薬・エクオールサプリメント）の活用によっても、髪トラブルの改善が見込めます。

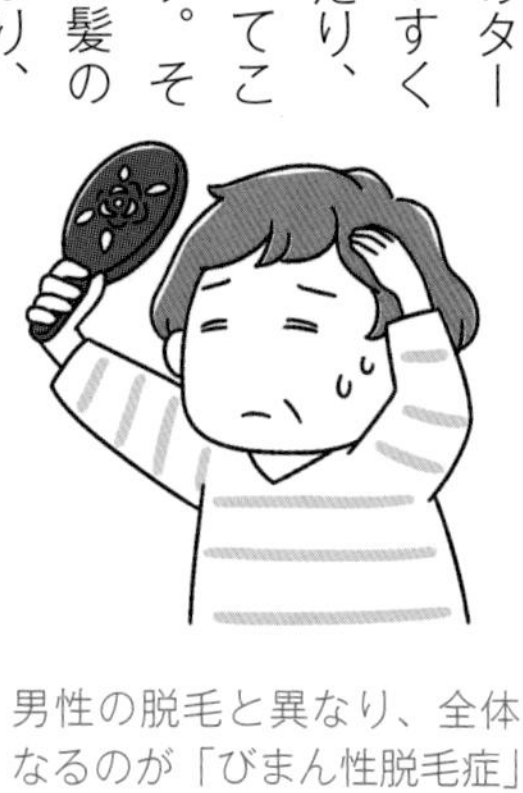

男性の脱毛と異なり、全体的に薄くなるのが「びまん性脱毛症」の特徴

髪を守るセルフケア

髪のコンディションが悪いと気分も下がりがちに。生活習慣や食習慣を見直し、健康な髪を保ちましょう。

たんぱく質を摂る

髪の毛の成分は99%がたんぱく質。頭皮に栄養を行き渡らせるためには意識してたんぱく質を摂る必要があります。大豆製品などの植物性たんぱく質は動物性よりも体内への吸収効率が高いので、積極的に食事に取り入れましょう。

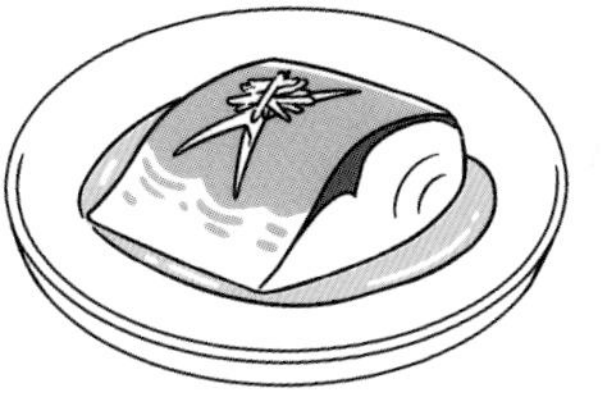

青魚に含まれるDHAやEPAは血流を促す働きがあり、毛根にまで栄養が届きやすくなるといわれています

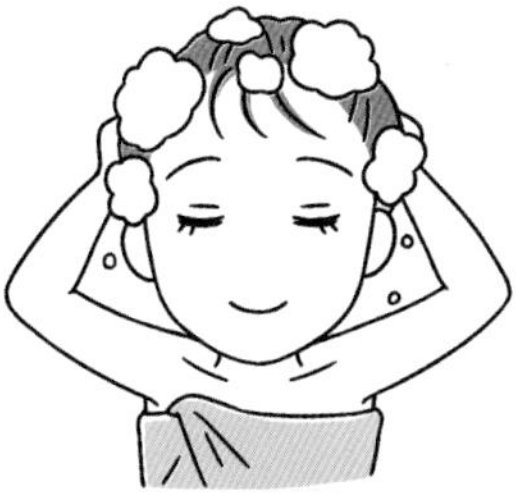

指の腹を使って、頭皮をマッサージするようにして洗うと◎

頭皮を清潔に

頭皮は皮脂の分泌がさかんなので清潔に保ちましょう。髪を乾かさずに放置すると菌が繁殖し、臭いの原因になり、フケやかゆみ、抜け毛も引き起こします。洗い過ぎにも注意。

分け目を変える

髪の分け目をいつも同じにしていると、頭皮の同じ部分に負担がかかり、薄毛が目立ちやすくなります。また、紫外線はメラニン色素にダメージを及ぼし白髪の原因に。定期的に分け目を変え、負担を分散させましょう。

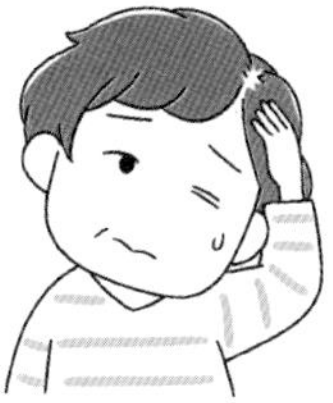

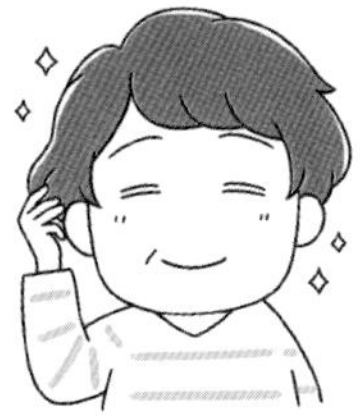

ジグザグの分け目にすると頭皮が目立ちにくく、髪がふんわり立ち上がりやすくなります

フェムゾーンのトラブル

女性ホルモンの分泌低下は
フェムゾーンのトラブルも招く

更年期になると膣、外陰部、泌尿器（＝フェムゾーン）も変化していきます。膣内部は粘膜組織なので、肌以上に乾燥しやすく、刺激に弱くなったり、かゆみやヒリヒリ感を感じやすくなります。また、閉経後は膣内の自浄作用が弱まり、においが気になったり、膣炎や膀胱炎を招くことも。

このような閉経前後の女性に起こる膣まわりのトラブルや尿のトラブル（尿もれ、頻尿など）、性交のトラブル（性交痛や出血など）を総称してＧＳＭ（閉経関連尿路生殖器症候群）といいます。

人生１００年時代といわれる今、フェムゾーンのトラブルを積極的に解決することは、閉経後のＱＯＬ向上にも大きく影響するでしょう。

年だからと諦めないで
ＧＳＭは治療できる時代に

かつては閉経後のフェムゾーンのトラブルはタブー視されたり、「年だから仕方ない」と放置されたりしていました。しかし、現在では日々のケアや治療によって改善できることがわかっています。

以下の項目がある場合、ＧＳＭが始まっている可能性大。症状が進行する前に婦人科で相談を。

- □ 膣まわりが乾燥したり、かゆみがある
- □ 膣や外陰部がヒリヒリする
- □ 性交痛がある
- □ 膣の潤いの不足
- □ トイレが近い
- □ 夜中の尿意で何度も起きる
- □ 尿もれ

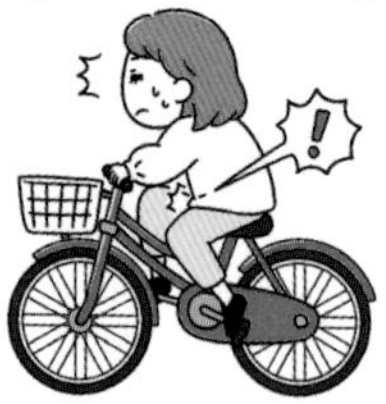

自転車のサドルに当たる部分がヒリヒリすることも

フェムゾーンの不快感をやわらげるセルフケア

フェムゾーンのケアはついつい後回しになりがちですが、自分の体の状態をきちんと把握することは、トラブルの早期発見にもつながります。

肌に優しい下着を選ぶ

エストロゲンが減少すると肌のバリア機能が弱まり、ちょっとした刺激にも敏感になります。縫い目のないものや綿、シルクなど天然素材のもの、締めつけの少ないものを選ぶようにしましょう。

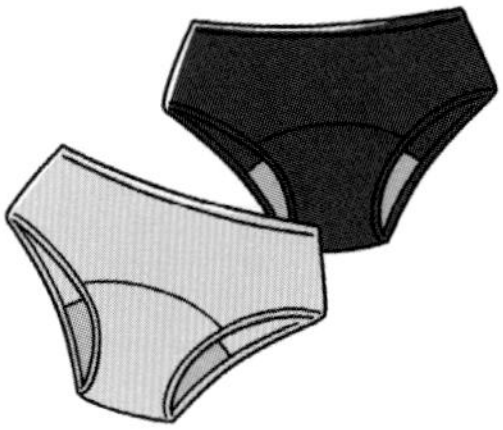

更年期で生理が安定しない人には吸水ショーツもおすすめ。天然素材で締めつけの少ないものも販売されています

フェムゾーンの状態を確認する

入浴後などに膣まわりの状態を自分で確認する習慣をつけましょう。また、専用のクリームやオイルで保湿することで乾燥やかゆみをある程度防ぐことができます。

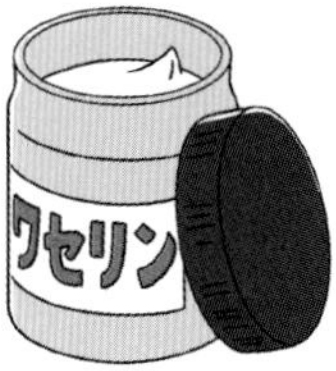

ワセリンでも OK。外部の刺激から肌を守ってくれます

骨盤底筋を鍛えて尿もれ対策を

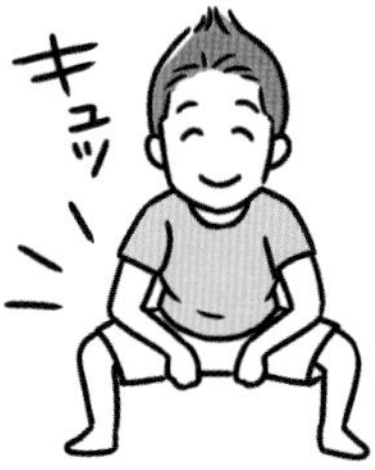

骨盤底筋のエクササイズで、尿もれの改善が期待できます。おすすめはワイドスクワット(P128 ~ 129)。通常のスクワットよりも、足を大きく広げて行います。

腰を落とした姿勢で９秒キープ。このとき、お尻の穴をキュッと締めることを意識します

臓器脱と尿トラブル

骨盤底筋のゆるみで起こる「臓器脱」放置すると日常生活に支障が出ることも

骨盤底筋がゆるみ、子宮や膀胱などが膣から体の外に出てきてしまうことを「骨盤臓器脱」といいます。命に関わるものではありませんが、放置すると膣口がさらにゆるみ、ちょっとした活動で臓器が出てくるなど日常生活に支障をきたすことも。初期であれば、専門家のトレーニングや生活習慣の見直しによって改善することもあるので、婦人科を受診しましょう。

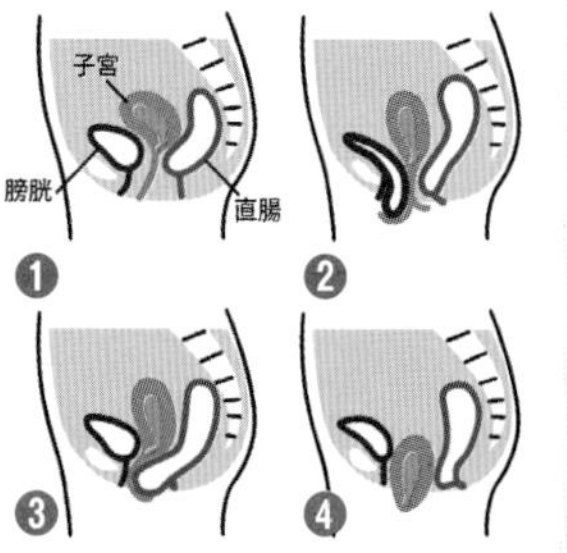

❶【正常な骨盤底】
膀胱、子宮、直腸が骨盤底筋に支えられている。

❷【膀胱脱】
前側の骨盤底筋がゆるみ、膀胱が膣壁から飛び出る。残尿感や膀胱炎の原因に。

❸【直腸脱】
直腸が肛門の外に突き出す。飛び出した部分に便がたまりやすい。

❹【子宮脱】
子宮の一部、または全部が膣から外に出る。膀胱や直腸も一緒に下がってくることも。

骨盤底筋のゆるみが尿もれを招く トレーニングで改善を

更年期の尿もれも多くの人が悩んでいる不調の一つです。その大きな原因となるのは「骨盤底筋」のゆるみ。骨盤底とは、私たちの胴体の一番底で臓器を下から支える部分の総称で、筋肉や靭帯、皮下組織、神経などで構成されています。骨盤の底に重なる筋肉群の総称を「骨盤底筋群」といいます。

女性の骨盤底筋には、尿道口、膣口、肛門がありますが、エストロゲンの分泌が少なくなると骨盤底筋の弾力が失われ、尿もれをしやすくなります。また、経膣分娩や体重の増加、慢性の便秘などでも骨盤底に大きな負担がかかります。骨盤底筋を鍛えるエクササイズなどをするとともに、生活習慣にも気をつけましょう。

骨盤底筋のながらエクササイズ

定期的にトレーニングを行い、ゆるみがちな骨盤底筋を引き締めましょう。体幹が安定し、姿勢もよくなります。

電車で立っているときにできるエクササイズ

①つり革を３本の指で軽く持ち、かかとをハの字につけて立つ。息を４つ吸いながら、かかとを持ち上げる。
②息を３つ吐きながら、かかとを下げる。①～②を繰り返す。

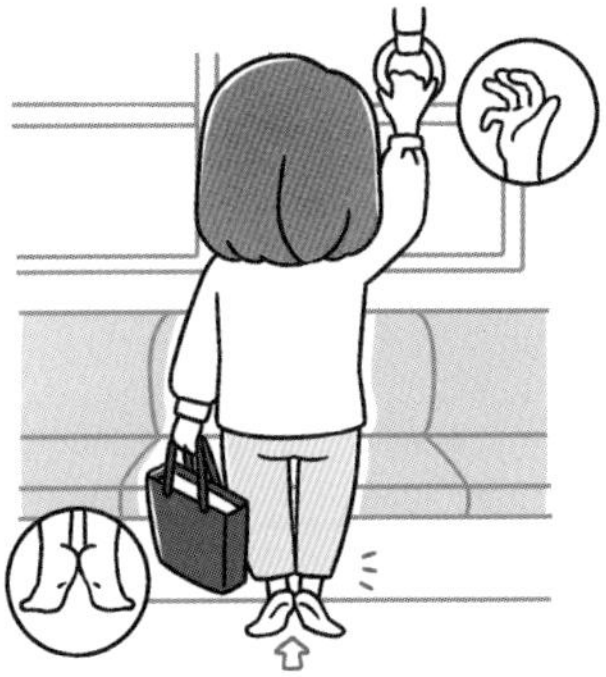

お腹にしっかり力を入れて

電車で座っているときにできるエクササイズ

①座面にお尻の半分くらいで座り、お腹に力を入れたまま体重を背もたれにかける。
②お腹に力を入れたまま、かかとを浮かせる。

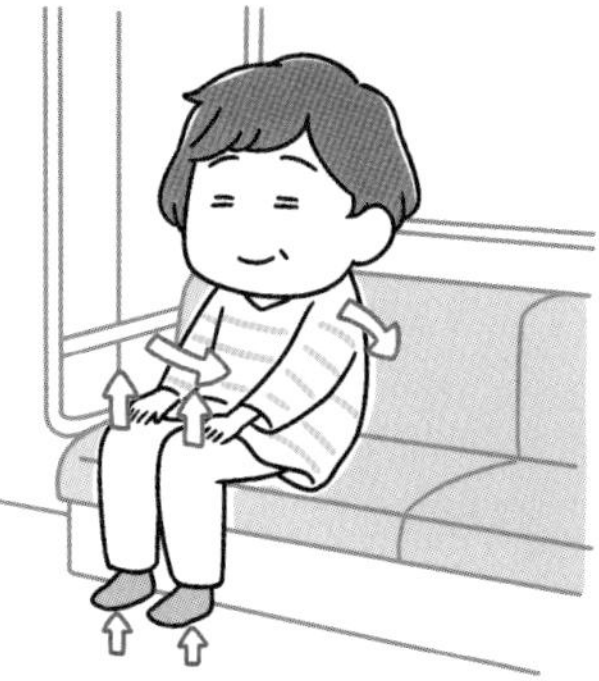

勢いをつけず、太ももから持ち上げるように

骨盤底筋を鍛える呼吸

背筋を伸ばして椅子に座り、口から息を吐きながら、膣を引き上げるように骨盤底筋を締めていきます。ゆっくりと鼻から息を吸いながら骨盤底筋をゆるめます。これを10回繰り返し、1日に５セットを目標に行いましょう。立って行う際は、肩幅くらいに足を開いてください。骨盤底筋を動かす感覚を身につけましょう。

更年期に訪れるドライシンドローム

髪や肌の乾燥をはじめとして、目や口、デリケートゾーンなど全身に現れる乾燥の症状をドライシンドローム（乾燥症候群）といいます。

ドライシンドロームの主な症状

- **ドライマウス（口の乾燥）**

  乾いた食べ物が食べにくい、口の中がヒリヒリ

- **ドライアイ（目の乾燥）**

  目が痒い、疲れやすい、かすむ

- **ドライノーズ（鼻の乾燥）**

  鼻の中に異物感、カサブタがよくできる

- **ドライバジャイナ（デリケートゾーンの乾燥）**

  かゆみ、ヒリヒリ、腫れた感じがある

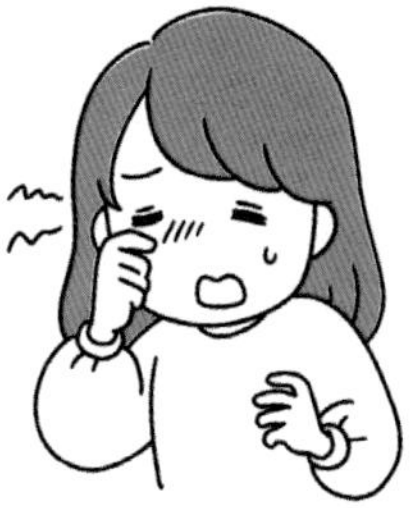

潤いを保つ！ 日常生活のポイント

- **１日を通してこまめな水分補給を**
- **下着は締め付けの少ないものを**
- **肌に触れるものは自然素材に**
- **かゆみを感じても掻かない**
- **信頼できる保湿アイテムを見つける**

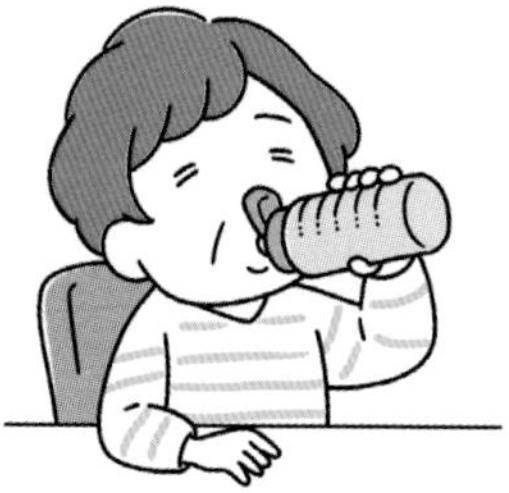

chapter

3

メンタルと睡眠のセルフケア

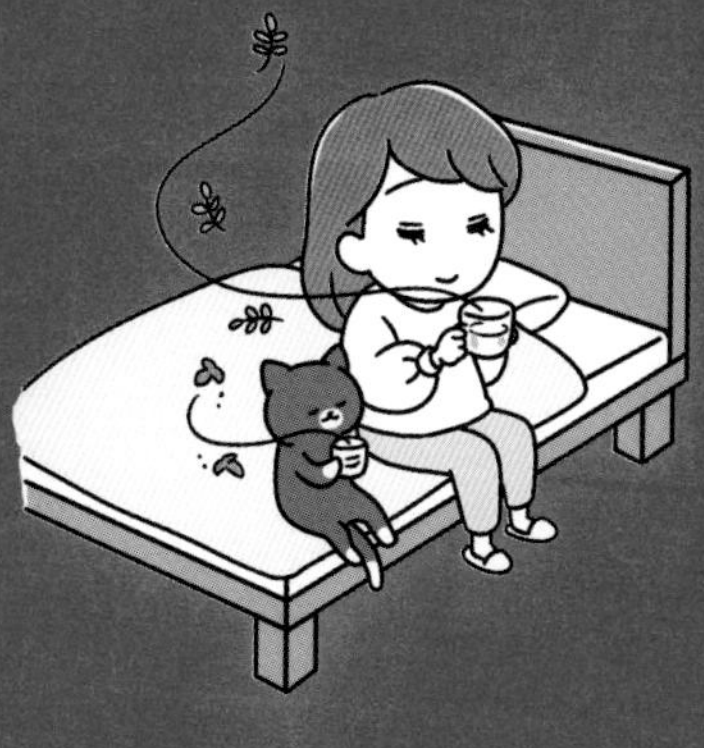

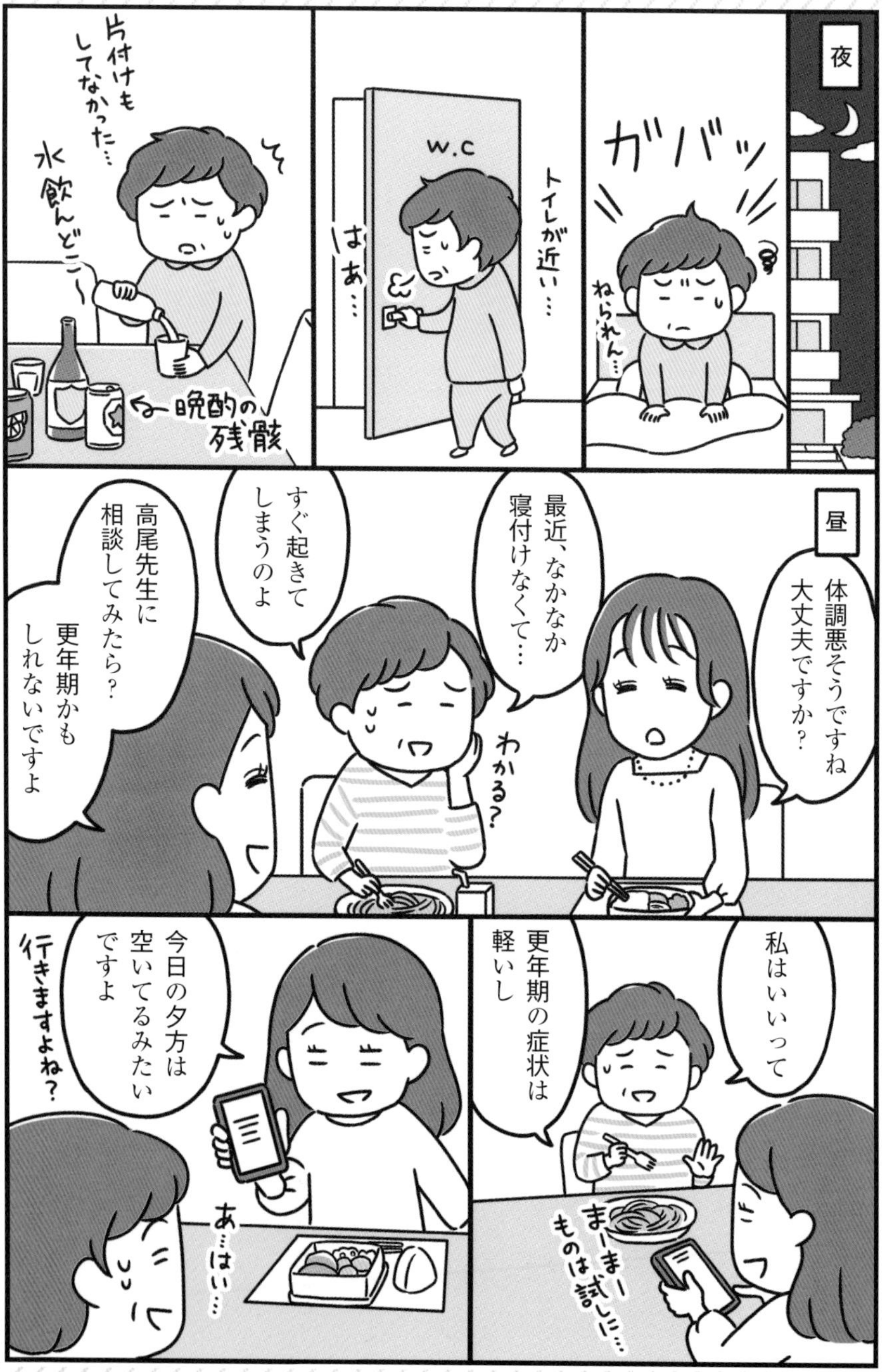
夜
ガバッ
ねられん…
トイレが近い…
はあ…
w.c
片付けもしてなかった…
水飲んどこ〜
晩酌の残骸
昼
体調悪そうですね大丈夫ですか？
最近、なかなか寝付けなくて…
すぐ起きてしまうのよ
わかる？
高尾先生に相談してみたら？
更年期かもしれないですよ
私はいいって
更年期の症状は軽いし
まーまーものは試しに…
今日の夕方は空いてるみたいですよ
行きますよね？
あ…はい…

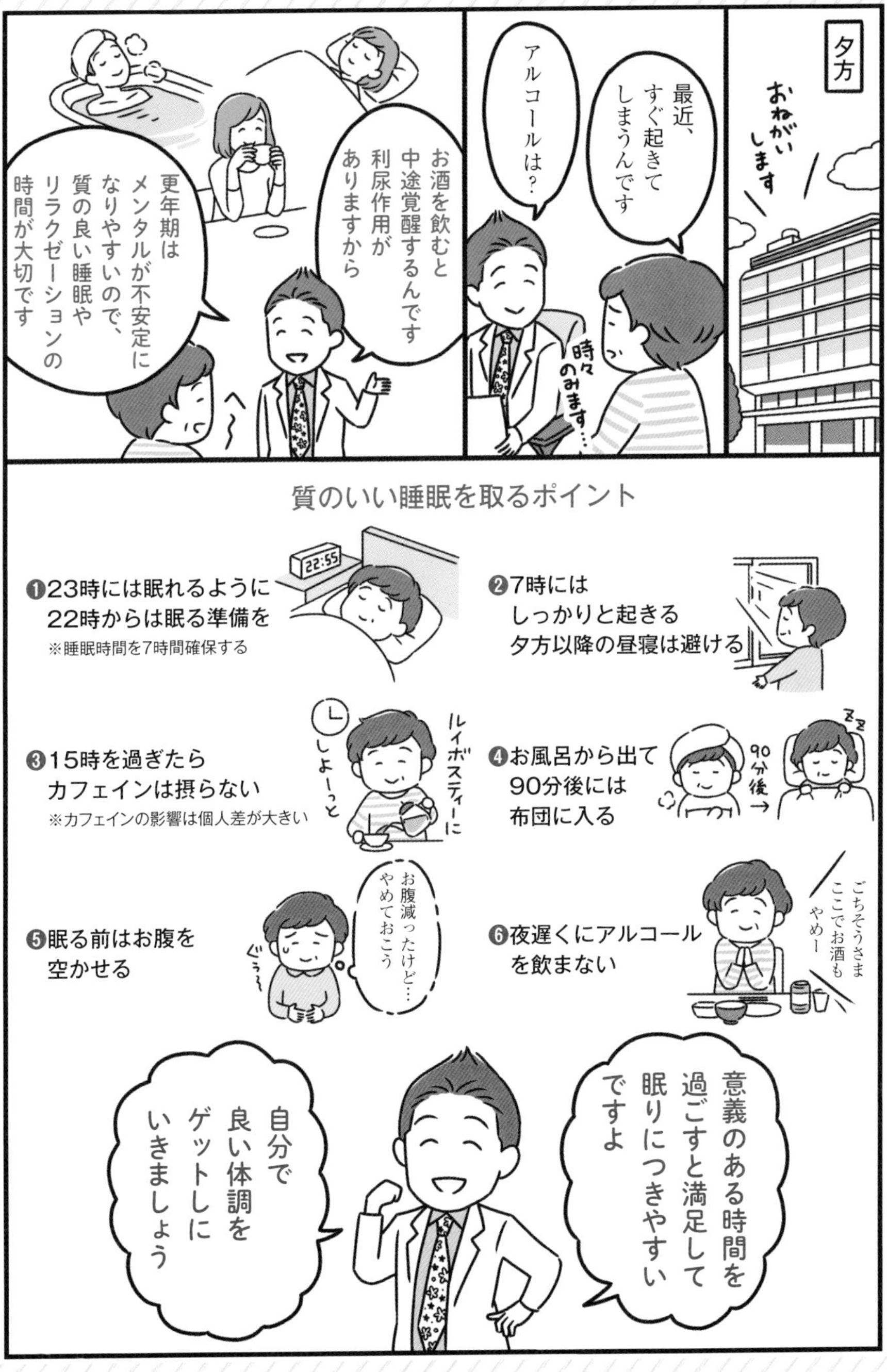
夕方
おねがいします
最近、すぐ起きてしまうんです
アルコールは？
時々のみます…
お酒を飲むと中途覚醒するんです利尿作用がありますから
更年期はメンタルが不安定になりやすいので、質の良い睡眠やリラクゼーションの時間が大切です
へ〜
質のいい睡眠を取るポイント
❶23時には眠れるように22時からは眠る準備を
※睡眠時間を7時間確保する
22:55
❷7時にはしっかりと起きる夕方以降の昼寝は避ける
❸15時を過ぎたらカフェインは摂らない
※カフェインの影響は個人差が大きい
ルイボスティーにしよーっと
❹お風呂から出て90分後には布団に入る
90分後→
❺眠る前はお腹を空かせる
お腹減ったけど…やめておこう
ぐう〜
❻夜遅くにアルコールを飲まない
ごちそうさまここでお酒もやめー
意義のある時間を過ごすと満足して眠りにつきやすいですよ
自分で良い体調をゲットしにいきましょう

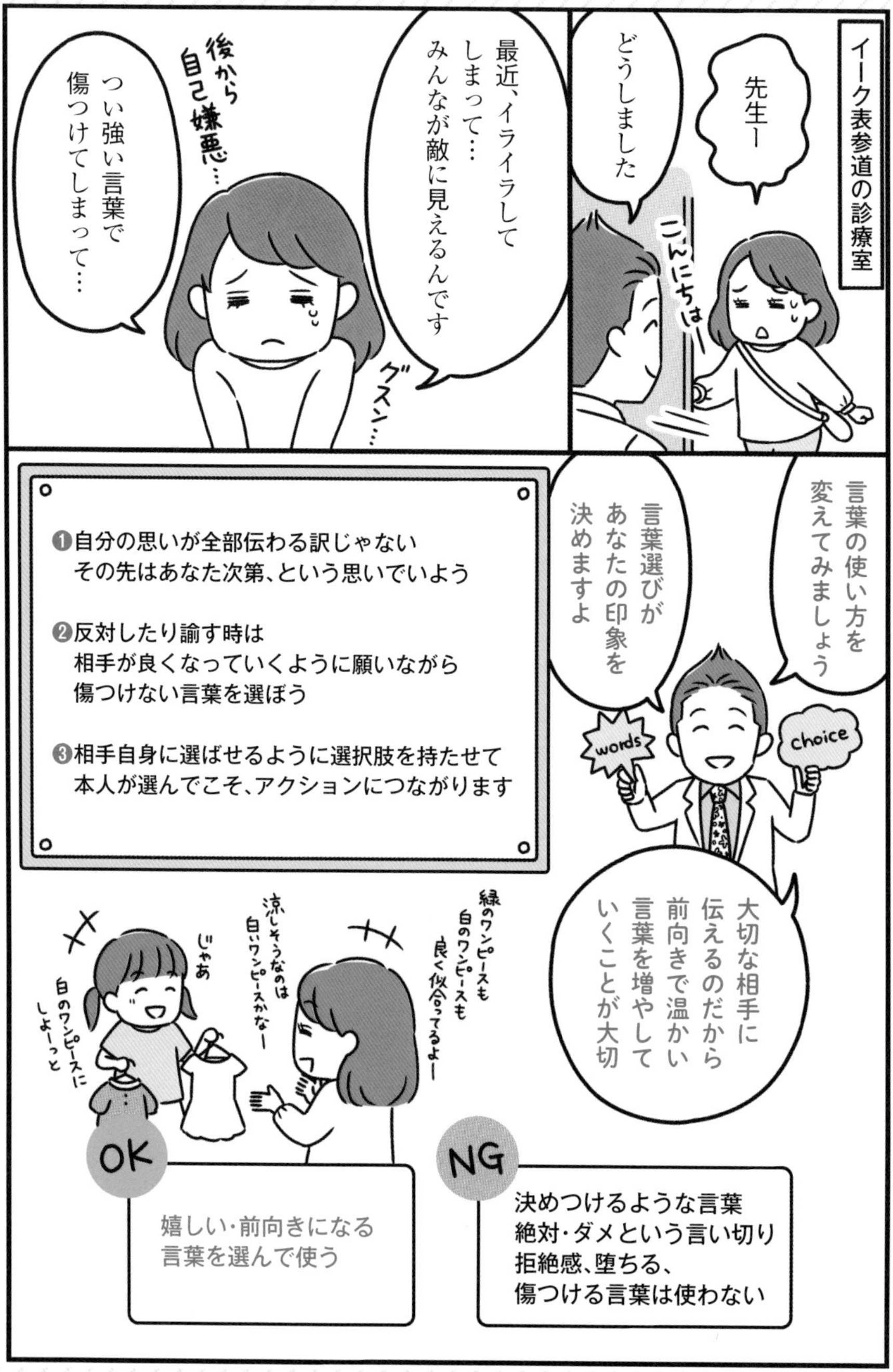
イーク表参道の診療室
先生ー
こんにちはー
どうしました
最近、イライラしてしまって…みんなが敵に見えるんです
グスン…
後から自己嫌悪…
つい強い言葉で傷つけてしまって…
言葉の使い方を変えてみましょう
言葉選びがあなたの印象を決めますよ
words
choice
❶自分の思いが全部伝わる訳じゃない
その先はあなた次第、という思いでいよう
❷反対したり諭す時は
相手が良くなっていくように願いながら
傷つけない言葉を選ぼう
❸相手自身に選ばせるように選択肢を持たせて
本人が選んでこそ、アクションにつながります
大切な相手に伝えるのだから前向きで温かい言葉を増やしていくことが大切
緑のワンピースも白のワンピースも良く似合ってるよー
涼しそうなのは白いワンピースかなー
じゃあ白のワンピースにしよーっと
OK
嬉しい・前向きになる
言葉を選んで使う
NG
決めつけるような言葉
絶対・ダメという言い切り
拒絶感、堕ちる、
傷つける言葉は使わない

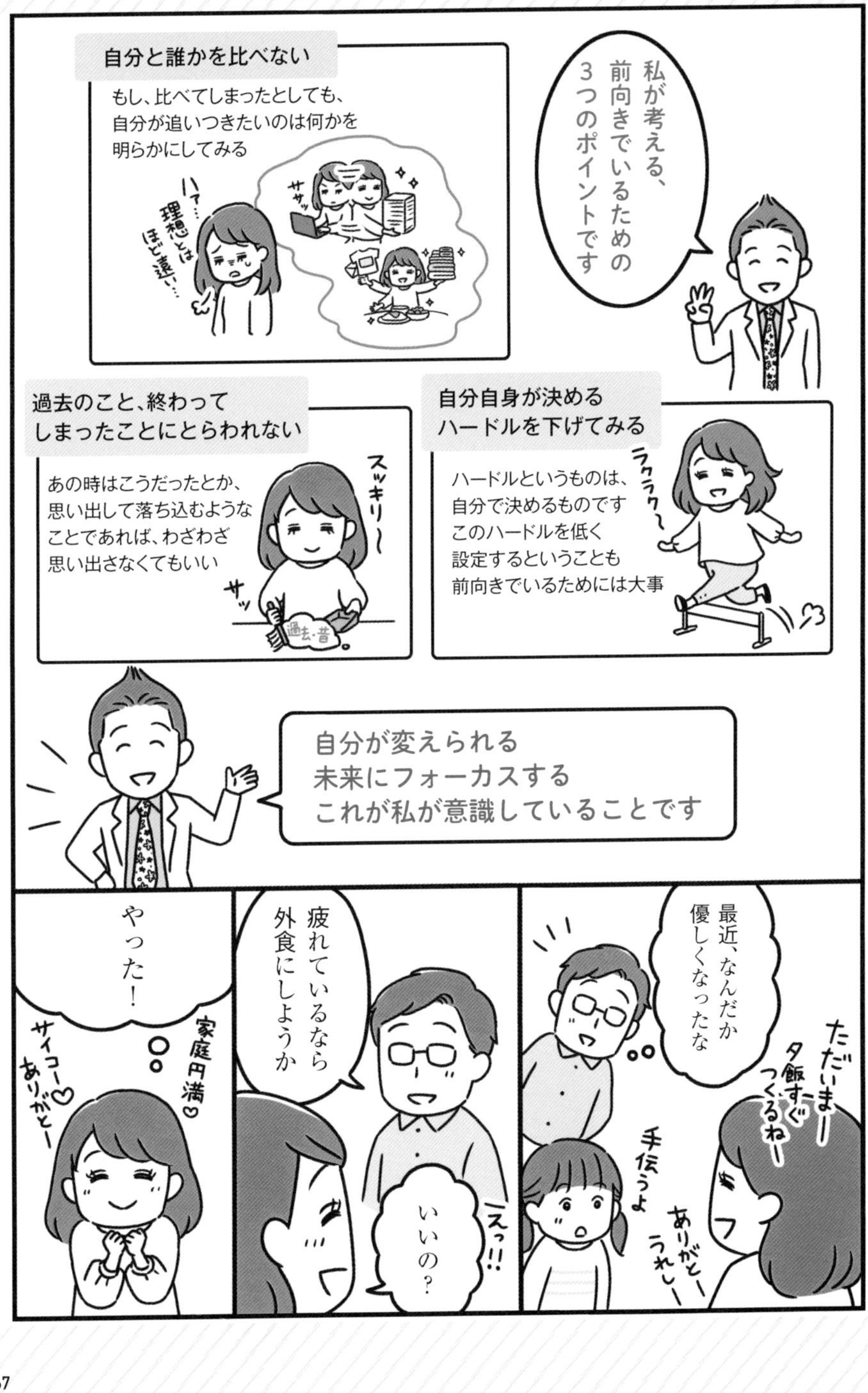
私が考える、前向きでいるための3つのポイントです
自分と誰かを比べない
もし、比べてしまったとしても、
自分が追いつきたいのは何かを
明らかにしてみる
ハァ…
理想とはほど遠い…
ササッ
過去のこと、終わって
しまったことにとらわれない
あの時はこうだったとか、
思い出して落ち込むような
ことであれば、わざわざ
思い出さなくてもいい
スッキリ〜
サッ
過去・昔
自分自身が決める
ハードルを下げてみる
ハードルというものは、
自分で決めるものです
このハードルを低く
設定するということも
前向きでいるためには大事
ラクラク〜
自分が変えられる
未来にフォーカスする
これが私が意識していることです
ただいまー
夕飯すぐつくるねー
手伝うよ
ありがとー
うれしー
最近、なんだか優しくなったな
疲れているなら外食にしようか
えっ!!
いいの？
やった！
家庭円満♡
サイコー♡
ありがとー

更年期のメンタルダウン

更年期の心の不調は女性ホルモンの減少が原因のひとつ

更年期に精神的不調を感じる人は少なくありません。その代表的なものがうつです。無気力、無感動、落ちこみ、イライラ、不安感など、さまざまな症状が現れます。

これは閉経前後にエストロゲンが減るのと連動して、幸福を感じさせる脳内物質セロトニンも減ってしまうのが大きな原因と考えられています。また、抗不安作用のあるもう一つの女性ホルモン、プロゲステロンも減ること、さらに、心身をリラックスさせてくれる副交感神経が優位になりにくいことも重なって、メンタルの不調を起こしやすくなるのです。

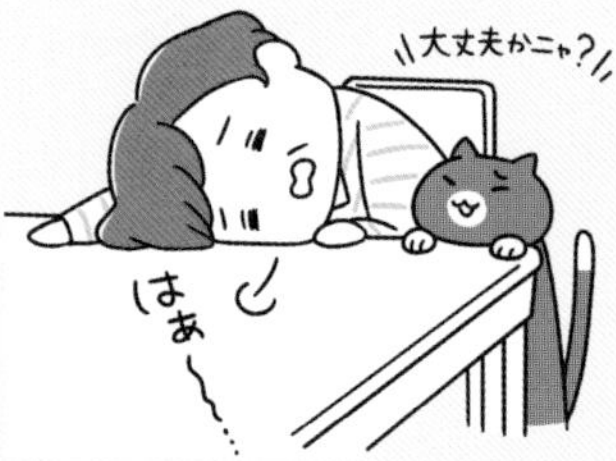

人生の大きな変化が心のトラブルにつながることも

更年期にあたる50歳前後は、体が変化するだけでなく、人生の曲がり角の1つでもあります。女性ホルモンの減少によるメンタルダウンに、親の介護や死、子どもの独立、キャリアの変化など、喪失感をもたらす出来事が重なり、精神的にバランスを崩しやすい状態になります。精神的不安定さに伴って、食欲不振、不眠、便秘・下痢などの消化器症状といった体の不調が起きることもあります。

更年期のうつは一時的なものであり、閉経後には徐々に落ち着いてくるのが一般的ですが、症状が重い場合は、まず婦人科を受診することをおすすめします。

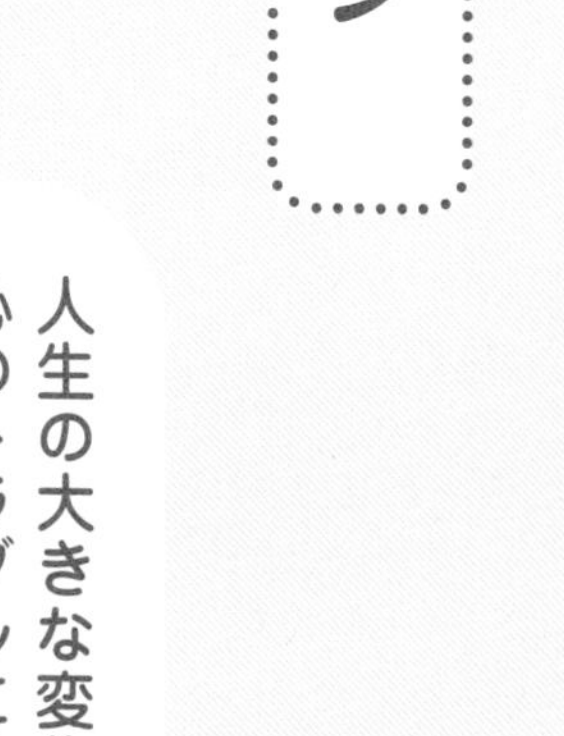

メンタルダウンをのりきる生活習慣のコツ

生活習慣のちょっとした工夫が、メンタルダウンの改善につながります。焦らず、できることから始めてみましょう。

バランスよく食事をとる

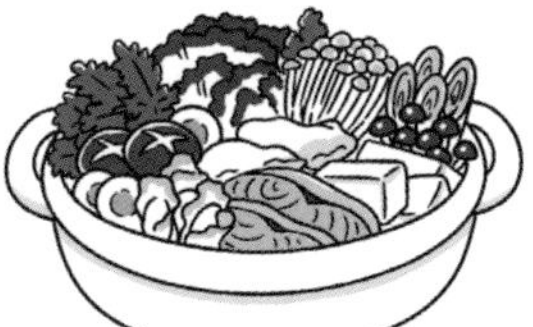

体の調子がよくなることで、心も元気になります。食事をとることで生活のリズムを意識してみましょう。ただ、毎日全部の栄養素を摂ろうとがんばりすぎると、ストレスがかかります。「今日はたんぱく質を、明日はビタミンを」というように、無理なく続けることが大事です。

太陽が出ている時間の運動を習慣に

毎日軽い運動をする習慣をつけると、自律神経の働きが整ってきます。また、日光を浴びると心身のリズムが整い、心もおだやかになります。太陽の出ているうちにウォーキングやストレッチで体を動かしましょう。

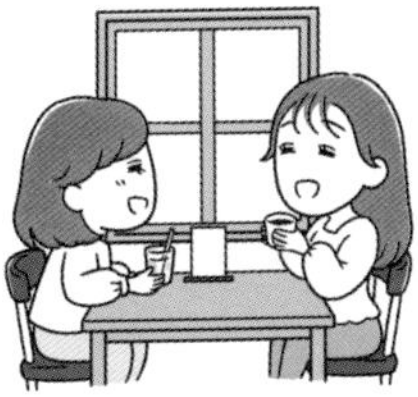

仲間とおしゃべりする

悩みや不安を一人で抱え込むと、ますますストレスがたまります。友だちや家族にただ話を聞いてもらうだけで気分が落ち着くはず。手を握ったりハグしたりなどスキンシップにも癒し効果があります。

まずは婦人科や内科で相談を

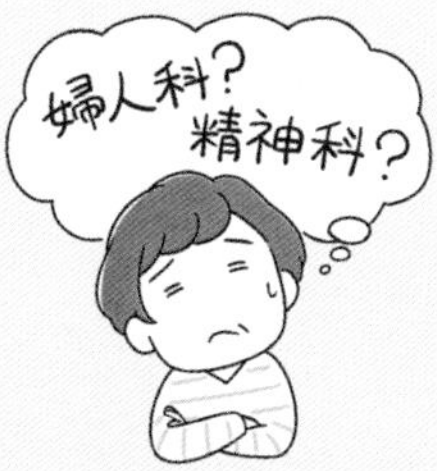

50歳前後になって、落ちこみやイライラ感に加え、頭痛、肩こり、ほてり、倦怠感などが長引いているときは、まずは婦人科や内科で診断を。更年期に伴う症状であれば、ホルモン補充療法（HRT）などで改善することがあります。それでも治らないようなら、精神科や心療内科に行くのも一つの方法。カウンセリングや心理療法、必要に応じた薬の処方で治療をします。

心の不調とホルモンの関係

メンタルダウンしやすいのは 生理前・産後・更年期

女性は男性よりメンタルダウンを起こしやすく、うつ病にかかる人の数は2倍といわれています。発症のタイミングは、生理前・産後・更年期～閉経。

生理前は、女性ホルモンのエストロゲンとプロゲステロンが減少し、メンタルダウンにつながります。妊娠中は人生の中で最も多くのエストロゲンが作られますが、分娩後にはそれがほぼなくなるため、産後うつの原因となります。更年期には、エストロゲンの分泌量が激しく増減しながら徐々に減少していくため、更年期うつになりやすくなります。

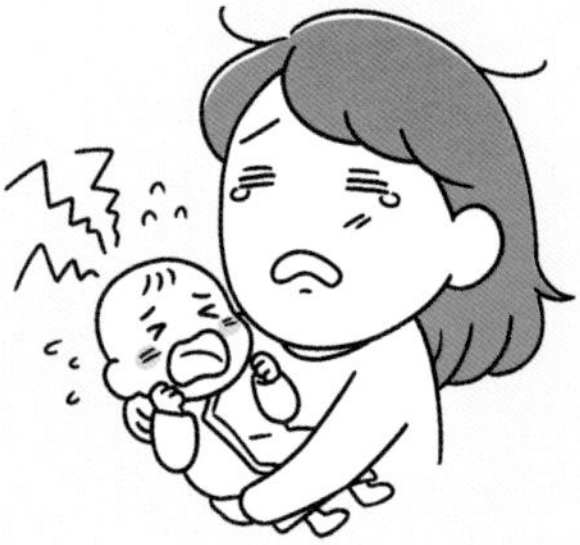

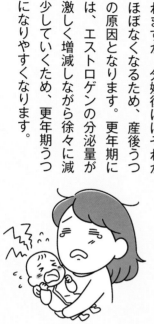

エストロゲンが減ると 幸せホルモン「セロトニン」も減る

更年期うつの場合、減ったエストロゲンを足すホルモン療法でもある程度の効果が期待できます。エストロゲンが増えると、幸せホルモンといわれるセロトニンの放出も増え、メンタルの不調の改善が期待できるからです。

セロトニンには精神を安定させる作用以外に、食欲を抑制する作用もあります。心の不調だけでなく、甘いものや暴飲暴食に走ってしまう原因も、セロトニンの不足かも。運動や睡眠、バランスのいい食事で、セロトニンの分泌を増やすことが大切です。

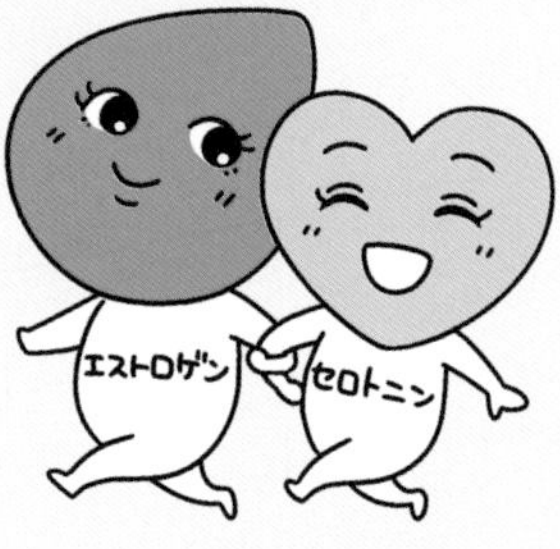

メンタルダウンになかなか気づけない人も多い

他人に指摘されてはじめて心の不調に気づく人もいるでしょう。ホルモンと心の不調の関係を理解し、できるだけ前向きに過ごせるように努力しましょう。

メンタルダウンを疑う目安

「何となく調子が悪い」と思いながらも、「大丈夫、すぐ治る」と自分に言い聞かせる毎日。そうこうしているうちに時間は過ぎ、心も体もガタガタに…、という人が少なくありません。

次の項目に思いあたることがあったら、更年期うつを疑ってみましょう。

何でもないのに涙が出てしまう

悲しいことやつらいことがあったり、感動したりしたわけでもないのに自然と涙が出てしまう。

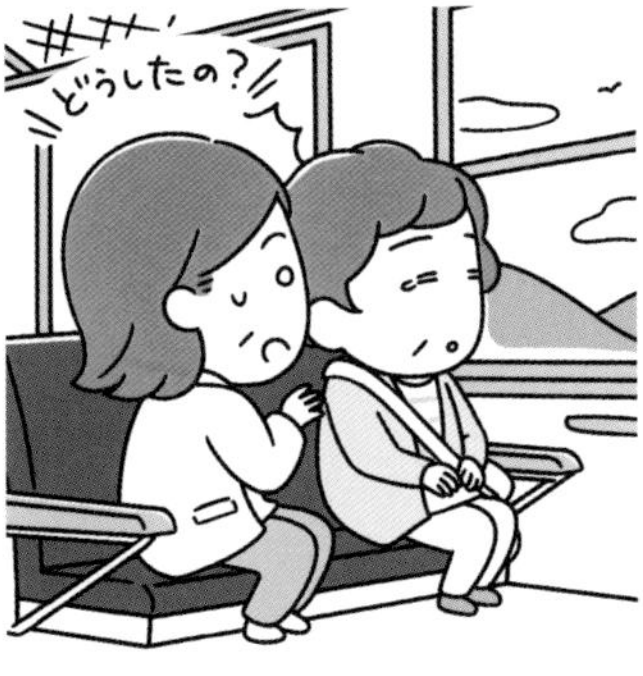

やる気が起きない

仕事や家事はもちろん、好きだった趣味さえする気になれない。何事にも無関心になってしまう。

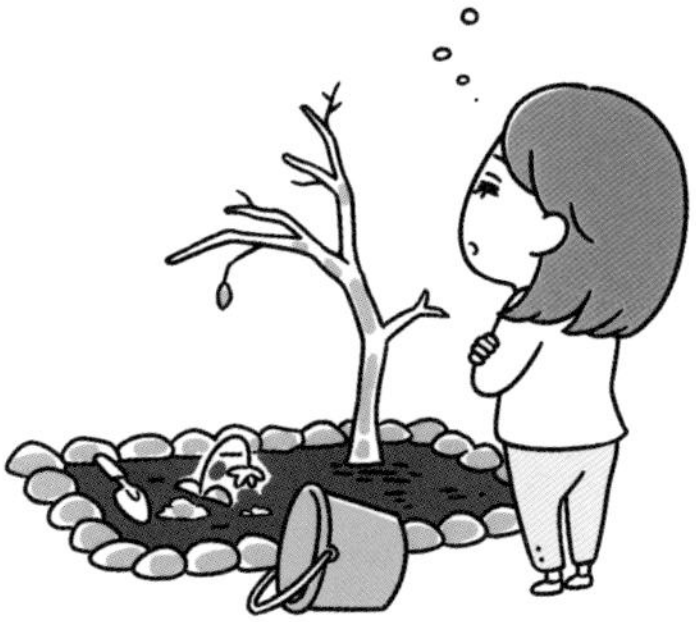

他人の言動に敏感になる

他人の言葉や行動がとても気になり、自分が否定されたり傷つけられたりしたように感じる。他人と接するのを避けるようになる。

イライラ解消のための心の整え方

他人に期待しすぎなければイライラも減る

更年期に入り、家族や同僚、友だちの言動にやたらイライラし、そんな自分に自己嫌悪を感じて落ちこむ人も多いでしょう。身近な人に対してイライラするのは、距離が近いだけに相手を自分と同じモノサシでみようとするからです。10分遅れてきたのに平気な顔の友だちにイライラするのは、あなたの中にある「5分以上の遅刻はダメ」というモノサシでみているからかも。他人に期待しすぎず、相手の考え方や価値観を認めることができれば、少しイライラもやわらぐのではないでしょうか。

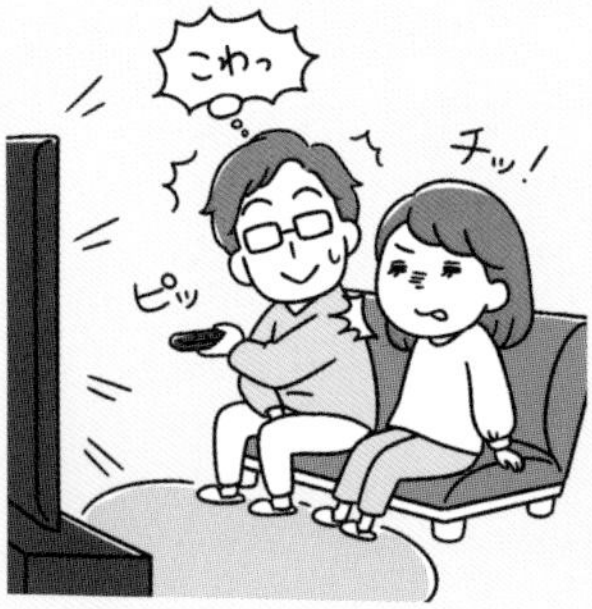

イライラすると交感神経が高ぶり体にも悪影響がおよぶ

イライラは、自律神経の働きにも悪影響。動悸や手足の震え、発汗、筋肉の緊張、過呼吸など、身体面の不調が起きることもあります。これらはすべて、交感神経が高ぶるために起きる症状。体が活動モードに入るため、心臓がドキドキしたり、呼吸が荒くなったりするのです。

イライラしている自分に気づいたら、まず自分の気持ちを冷静に相手に伝え、状況を理解してもらうことが大事。イライラの原因を探って対策を講じ、自分なりのストレス解消法をもつようにするのも効果的です。

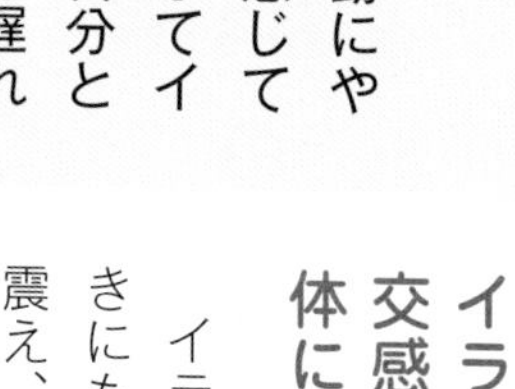

自分でできるイライラ解消法

イライラはストレスだけでなく、疲れすぎや睡眠不足、偏った食事による栄養バランスの乱れなどが原因になることもあります。自分がイライラしてると感じたら、次のような方法でイライラを手放しましょう。

とりあえず寝る

ストレスを感じると、ストレスに対応するホルモンであるコルチゾールが分泌されます。睡眠中にはこのコルチゾールの値が下がるため、しっかり眠ると気分がスッキリします。

ネガティブな感情を口に出さない

感情を言葉に置き換えると、その感情がより強くなります。「イヤだな」と思っても、言葉にするのはやめましょう。

世の中には自分とちがう考えの人がいるのを認める

好きなものを先に食べるかあとで食べるか—そんな小さなことでさえ、考え方は人それぞれ。どちらが正しいというわけではありません。他人の価値観を認めれば、心がラクになるはずです。

気持ちを切り替える方法をいくつかもつ

好きなことに没頭すると、イライラの原因から離れられます。運動、音楽や絵画、料理、ペットなど、気持ちをスイッチングできる対象をもっておきましょう。

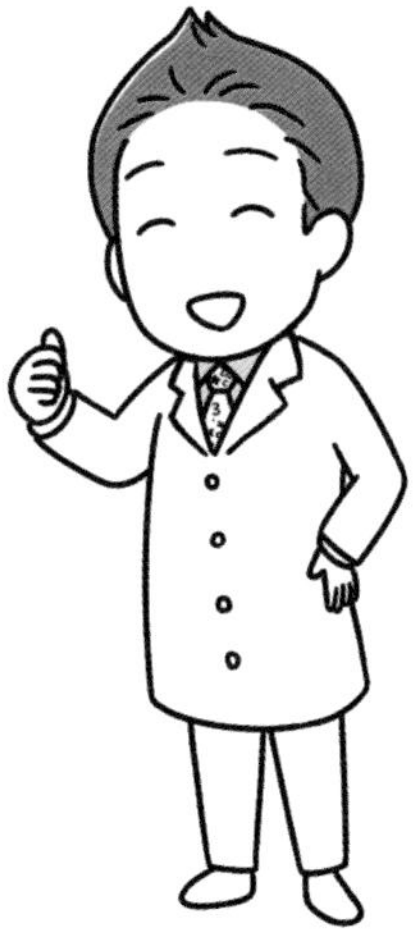

体と心はつながっている

疲れたら
食べるよりもまず寝るほうが効果的

「疲れたな」と感じたら、食べるよりも寝るのがおすすめ。睡眠を十分にとって心身をいったんリセットすれば、代謝やストレス耐性が高まり、また元気が戻ってきます。

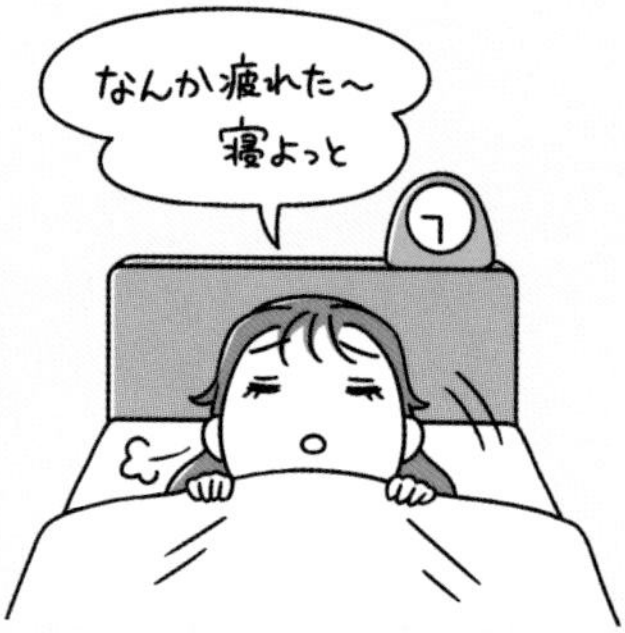

寝たのに疲れがとれないというときは「脳」が疲れているのかも。例えば、常にメールやLINEをチェックするためにスマートフォンが手放せない人は、脳が情報オーバーな状態。テレビを見るのは夜10時まで、スマートフォンは寝る前2時間は見ないなど、意識的に情報をシャットアウトする時間をつくりましょう。

楽しいと思えることを増やすのが
心を元気に保つコツ

毎日の生活には、イヤでもやらないといけないことがたくさん。どうせやるなら、楽しい気持ちでやったほうがおトク。面倒な家事でも、「やらされている」のではなく、自分が気持ちよく過ごすために「やっている」と考えたほうが苦痛になりません。また、これが終わったら、楽しみにしていたマンガを読む、マッサージを受けに行くなど、インセンティブをつけると前向きに取り組めます。考え方の工夫で、楽しいと思えることを増やすのが、心を元気に保つコツです。

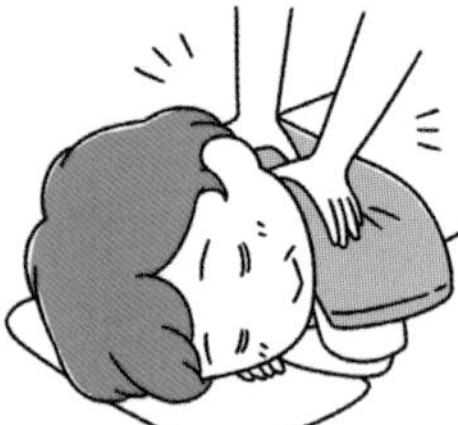

心を元気に保つワザを身につけよう

心に不調をきたすと体の調子が悪くなるばかりか、相手にイライラしたりして人間関係もぎくしゃくしがちです。そうなる前に、心を元気に保つワザを身につけておきましょう。

できるだけ好きなことだけをする

好きなことをしていると体も心も元気になれます。でも、100パーセント好きなことだけをするのは無理。できる範囲で好きなことだけをして、イヤなことをするときは自分にとってのメリットを考え、「これにもやる意味がある」と自分を納得させると前向きに取り組めるでしょう。

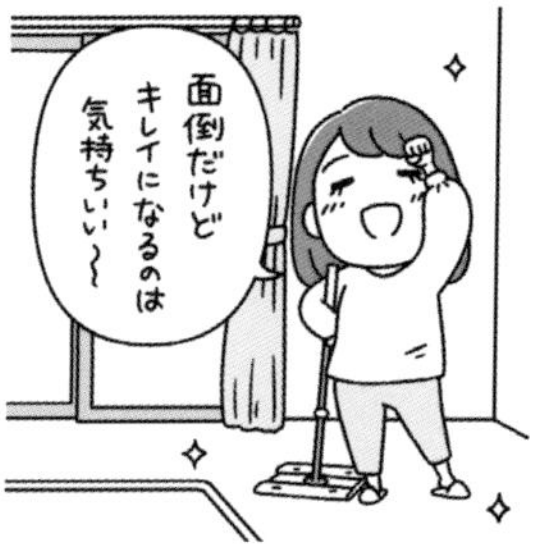
面倒だけど
キレイになるのは
気持ちいい〜

10年後の自分をイメージする

「10年後も元気に登山がしたいから、毎日30分はウォーキングする」など、10年後になりたい自分をイメージして、今やるべきことがみえてくると、更年期のつらさものりこえやすくなるのでは。運動でも食事でも、今自分が意識してやっていることは10年後の自分に大きな影響を与えます。

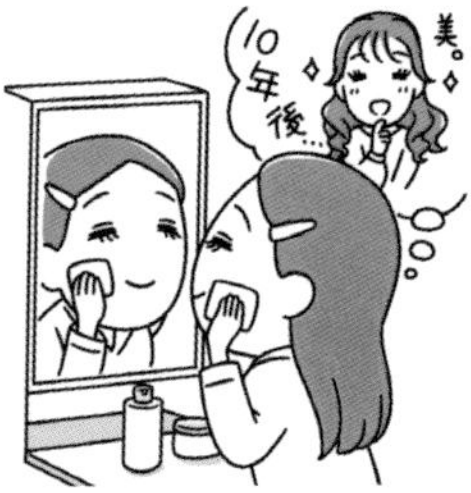
10年後…
美。

「だいたいのことはどうにかなる」と考える

自分が原因でトラブルが起きたときは、心から謝り、反省が必要です。でも、根底に前向きな考え方があれば、自分を追いつめすぎないで何とかリカバリーできるはず。無責任はいけませんが、ときには「だいたいのことはどうにかなる」と楽観視することも必要でしょう。

人間関係に柔軟性をもつ

長年の友人との縁を、環境が変わって話が合わなくなったからとバッサリ切るのはもったいないこと。長く友人でいられたということはお互いに大事な人であった証拠。同じような関係をほかの人とつくるにはそれ相当の時間とエネルギーが必要になります。良好な人間関係をつくるには柔軟に考えることが大切です。

気持ちを切り替えて心をラクにする

まわりを気にしすぎず今の自分を受け入れよう

人からどう思われているかがすごく気になるという人は少なくありませんが、みんな自分のことに精いっぱいで、それほど他人のことを気にしていません。大切なのは、他人からどうみられたいかではなく、自分がどうありたいか。

自分の評価を気にしすぎ、自分に不満を抱く人は求める理想が高すぎるのかも。理想が高いほど達成するのは難しく、抱える不満も大きくなります。向上心は大切ですが、〝足るを知る〟こともストレスをためないコツです。

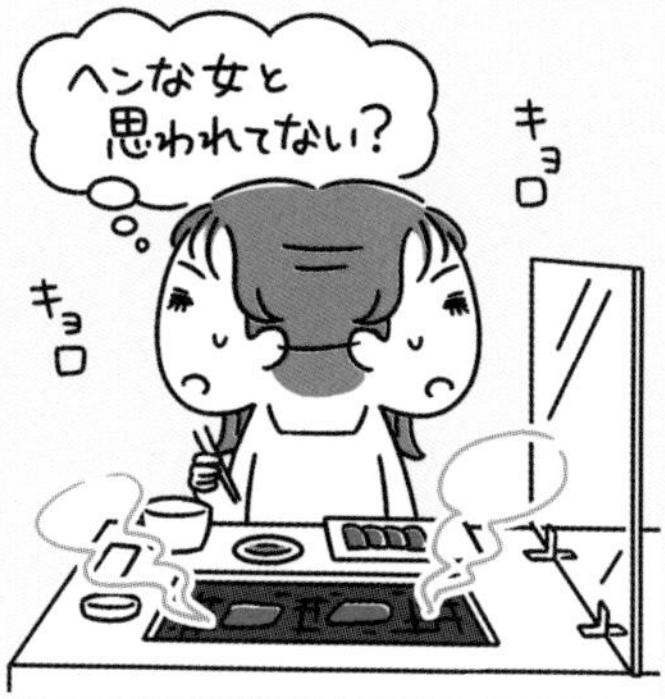

ストレスを感じたら、温かいものに触れるとリラックスできる

ストレスを感じたら、温かいものに触れることをおすすめします。安らぎホルモンであるオキシトシンが分泌され、ストレスをおさえてくれます。スキンシップにも同様の効果があり、幸せホルモンとよばれるセロトニンが産生されます。

犬や猫などのペットと触れあうのも効果的。誰もいない人は、セルフハグでもかまいません。自分をぎゅっと抱きしめるだけで、リラックスできるはずです。

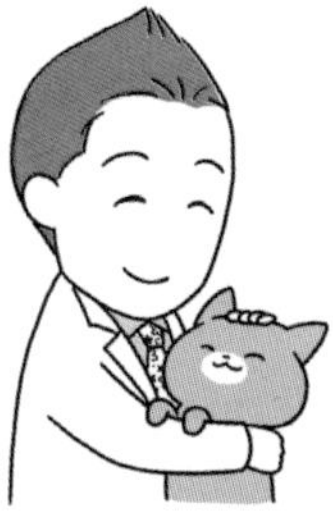

ときには思いきり泣いてみよう

心が疲れたと感じたら、泣ける映画や本などにふれて思いきり泣くのもいい方法です。日常生活でおさえこんでいた感情を解放して心をすっきりさせましょう。

涙を流してストレス解消

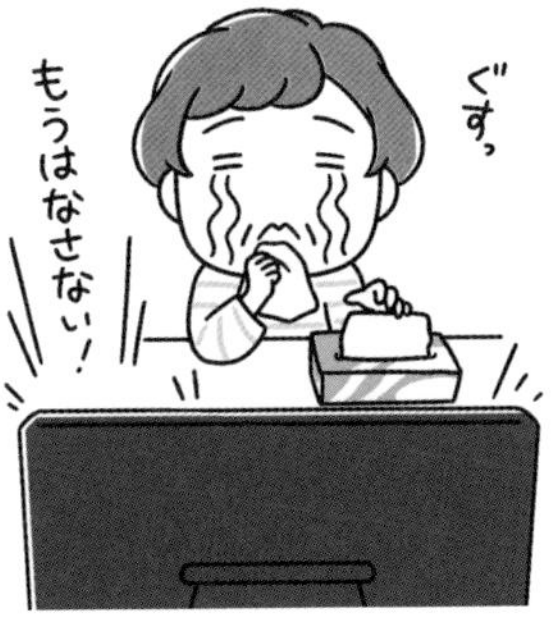
もうはなさない！
ぐすっ

泣く直前までは感情が高ぶり交感神経が優位になりますが、涙を流すと副交感神経に切り替わり、高ぶった感情がゆるんでリラックスできます。涙にはストレスホルモンであるコルチゾールなどが含まれるため､涙を流すことでストレスを手放せます。

泣けないときはどうすればいい？

多くの人が泣くシーンでも泣けない場合は、メンタル的な不調である可能性もあります。リラックスできる空間で、集中できる状態で映画や本に向きあうことが大切です。頭をからっぽにして、登場人物やストーリーなどに自分を重ね合わせてみましょう。

タマネギを切るときの涙は効果がない

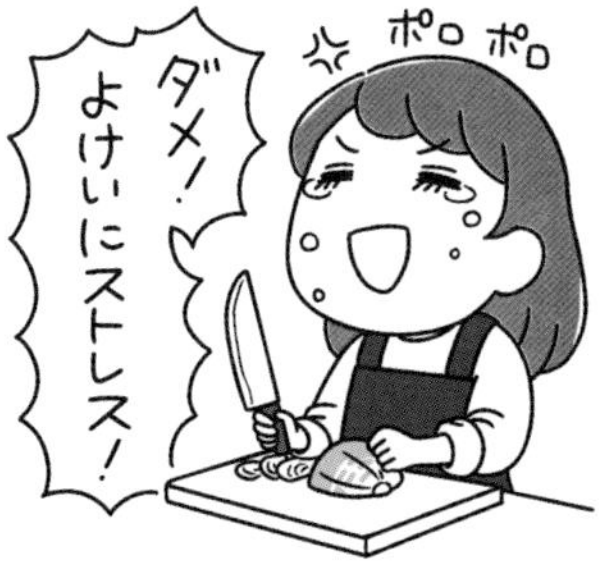
ダメ！
よけいにストレス！
ポロポロ

涙には、目の表面を守るために目を潤している涙、異物が目に入ったときに洗い流してくれる涙、心が動いたときに出る涙があります。心が動いたときの涙は副交感神経を活発にしてくれますが、玉ねぎを切るときの涙は異物を流してくれる涙なので、リラックス効果はありません。

更年期に起きやすい睡眠トラブル

更年期女性の半数が不眠

睡眠は、高齢になるほど浅く短くなります。夜間に発汗やのぼせの症状が現れることが、ぐっすり眠れない理由にもなります。

睡眠は自己修復機能の要。睡眠不足は免疫力を下げるばかりか、疲労やストレスをためることにもつながるので、優先して改善したいもの。不眠が慢性化すると、さまざまな病気になるリスクも高まります。生活リズムの乱れやストレスを解消して、〝上手に眠る〟クセをつけましょう。1日24時間のうち、睡眠時間を先に確保することを意識できたら最高です。

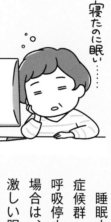

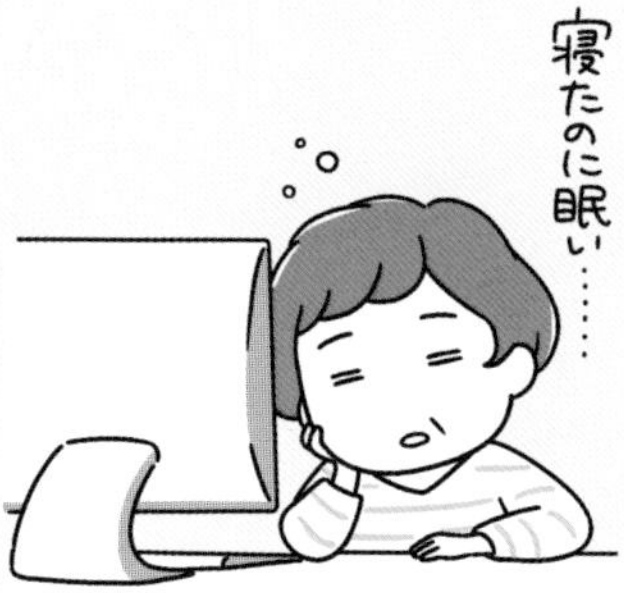

いびきが増えたら睡眠時無呼吸症候群に注意！

睡眠中に何度も呼吸が止まるのが睡眠時無呼吸症候群（ＳＡＳ）です。1時間あたり10秒以上の呼吸停止が20回以上起きるような中等症・重症の場合は、心筋梗塞や脳梗塞、生活習慣病、日中の激しい眠気による事故などを引き起こすリスクが高まります。

ＳＡＳの特徴は大きないびきをかくこと。女性はいびきをかきにくいとされていますが、更年期以降にいびきが増える傾向がみられます。

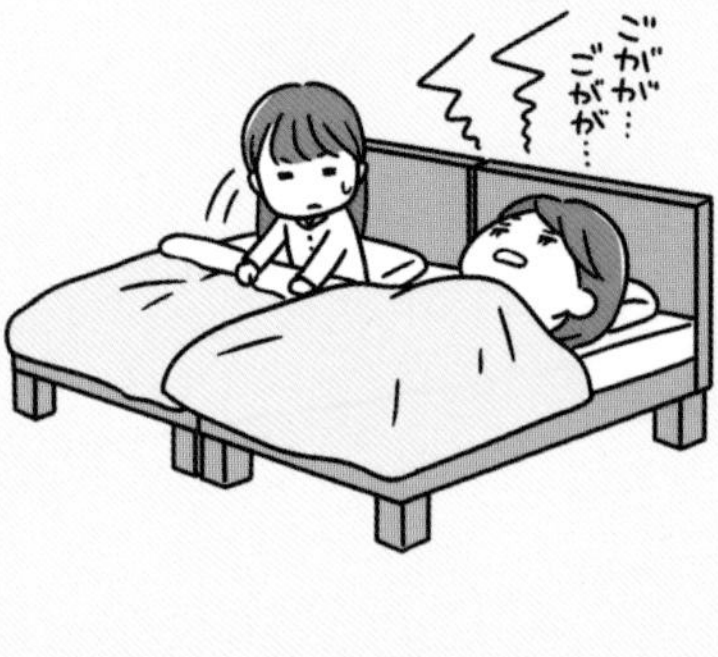

不眠レベルをチェックしよう

過去1カ月で何度か経験した項目が3つ以上ある人は、ほぼ不眠状態に陥っています。3つ以上なくても、あてはまる項目が多いほど不眠レベルが高くなります。

□ ベッドに入って30分以上寝つけないことが多い

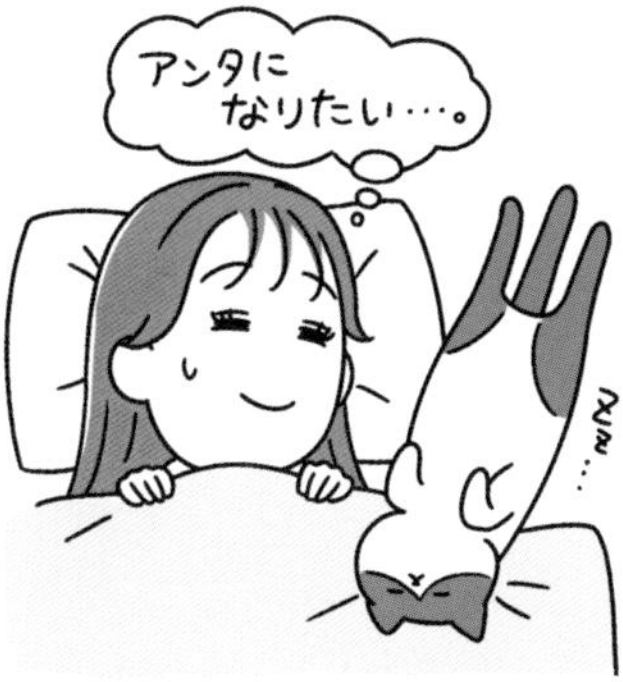

□ 夜中に何度も目が覚め、再び眠るまでに時間がかかる

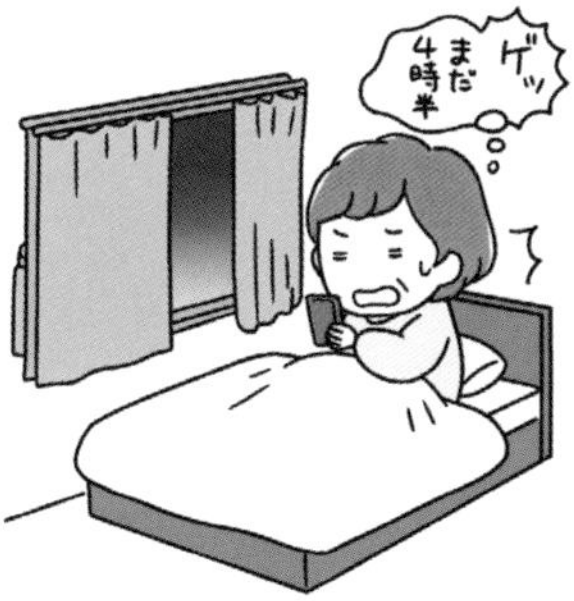

□ 予定の起床時間より2時間以上早く起きてしまう

□ どれだけ寝てもぐっすり眠った気がしない

□ 疲れがとれず、朝スッキリ起きられない

□ 平均睡眠時間が6時間以下

□ 休日は平日より2時間以上長く寝る

不眠の4つのタイプ

レム睡眠とノンレム睡眠

睡眠には2種類あります。脳が休んでいて、筋肉の緊張はまだゆるんでいないのがノンレム睡眠、身体を休める時間であり、脳は目覚め始めているのがレム睡眠です。睡眠は、眠りの深さによって4段階に分けられます（段階3・4が深い睡眠）。寝ると、まずノンレム睡眠から始まり、一気に深い眠りに入ります。1時間ほどたつと、徐々に眠りが浅くなり、レム睡眠へと移行し、その後またノンレム睡眠からレム睡眠に移行する約90分のサイクルを一晩に3～5回ほどくり返します。

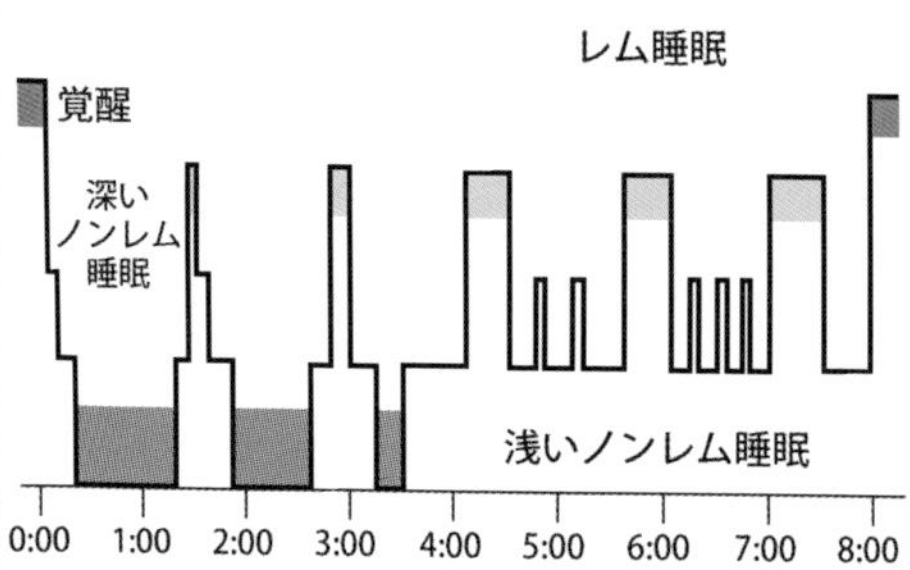

出　典：https://www.e-healthnet.mhlw.go.jp/information/heart/k-01-002.html　厚労省　eヘルスネットより改変

深い眠りが得られる寝入り3時間を大切に

更年期を境に増えてくる訴えのひとつが不眠ですが、とくに多いのは夜中に何度も目が覚める中途覚醒です。途中で起きてもまたすぐに眠れれば問題ありませんが、その後寝つけなくなると睡眠の質が大きく下がります。

こうした中途覚醒や睡眠障害を防ぐには、深い眠りをもたらすノンレム睡眠状態になる、寝入り3時間を充実させることが大切です。同じノンレム睡眠でも朝方に近づくほど浅い睡眠が増えていきます。

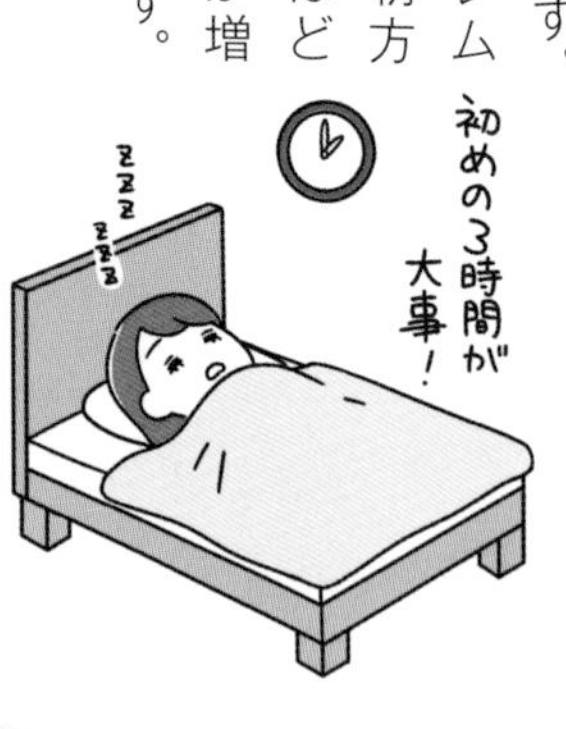

あなたの不眠はどのタイプ？

● 早朝覚醒

自分の目覚めたい時間より2時間以上早く起きてしまい、その後二度寝したくても眠れなくなる。日中には強い眠気を感じる。高齢になるほど増えるタイプの不眠症。

対策

食事で栄養を摂り、適度に運動をする規則的な生活を心がけてみましょう。また、早朝には日光を避け、日中にしっかり日光を浴びることで体内時計が整います。

● 中途覚醒

睡眠中に何度も目が覚めてしまい、いったん目が覚めるとその後なかなか寝つけない。更年期に最も多くみられる。時間を意識しすぎるとさらに悪化する。

対策

目が覚めてしまったことを、時刻のチェックなどで意識してしまいがち。睡眠時は近くにスマホや時計を置かないなど工夫を。

● 入眠障害

寝ようとして布団に入り横になってもなかなか寝つけない、あるいは寝つくまで30分〜1時間以上かかり、それを苦痛に感じる状態。不眠症の悩みでいちばん多い。

対策

寝る前に軽いストレッチを行うなど、心身の緊張をほぐすことを心がけましょう。

● 熟眠障害

十分な睡眠時間をとっているはずなのに疲れがとれない、ぐっすり眠った感じが得られない。目覚めが悪く、日中も眠気を感じる。睡眠時無呼吸症候群などの場合も。

対策

午前中に日光を浴びることで、睡眠の質が高まります。眠る数時間前からはパソコンやスマホの光を避ける対策を。

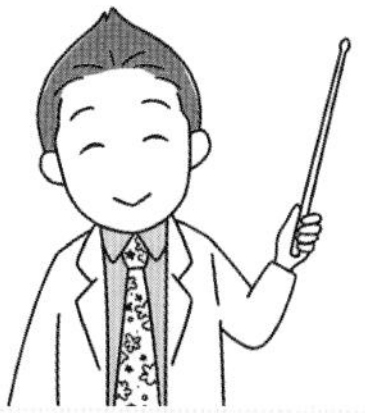

十分な睡眠時間が確保できた上で、上記のような問題を感じる場合を不眠症といいます。私たちの多くは、「そもそもの睡眠時間が不足している」ことが、睡眠に悩みを抱える原因だったりします。

睡眠の役割

若さを保つために不可欠な成長ホルモン その7割は寝入り3時間に出る

成長ホルモンの役割は、全身に働きかけて成長を促したり、傷ついた組織を修復したりすること。若さをキープするためにも不可欠です。眠りの質や寝つきの悪い人は成長ホルモンの分泌が悪く、更年期症状も出やすくなります。

成長ホルモンの約7割はノンレム睡眠の中でもとくに眠りの深い寝入り3時間以内に分泌されます。そのため、この時間帯の睡眠の質を高めることが、成長ホルモンのスムーズな分泌につながります。

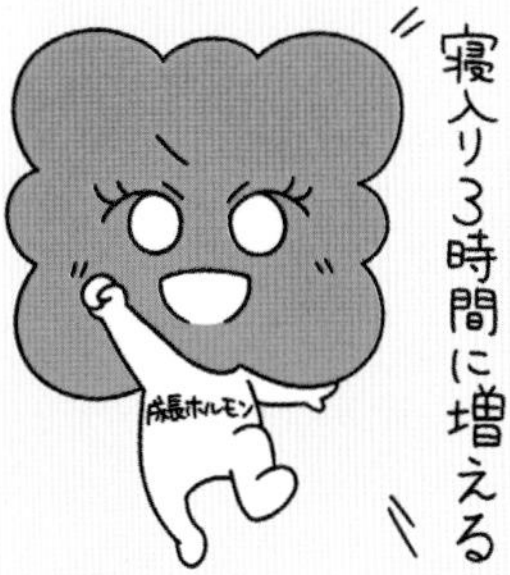
寝入り3時間に増える
成長ホルモン

日中の活動を支えるコルチゾール 十分な睡眠はストレスマネジメントにもなる

成長ホルモンとは逆に、ノンレム睡眠中に減っていくのがストレスに対抗するためのホルモンと呼ばれるコルチゾールです。起床前後に最大値となり、起きてからすぐ動けるように血糖値と血圧を高めて準備をしています。交感神経を刺激して運動機能を活性化する作用があります。

イヤなことがあったとき、寝たらもやもやがおさまったという経験はありませんか？ それは、睡眠中にコルチゾールの値が下がったから。質の良い睡眠を十分にとることで、ストレスマネジメントもできるというわけです。

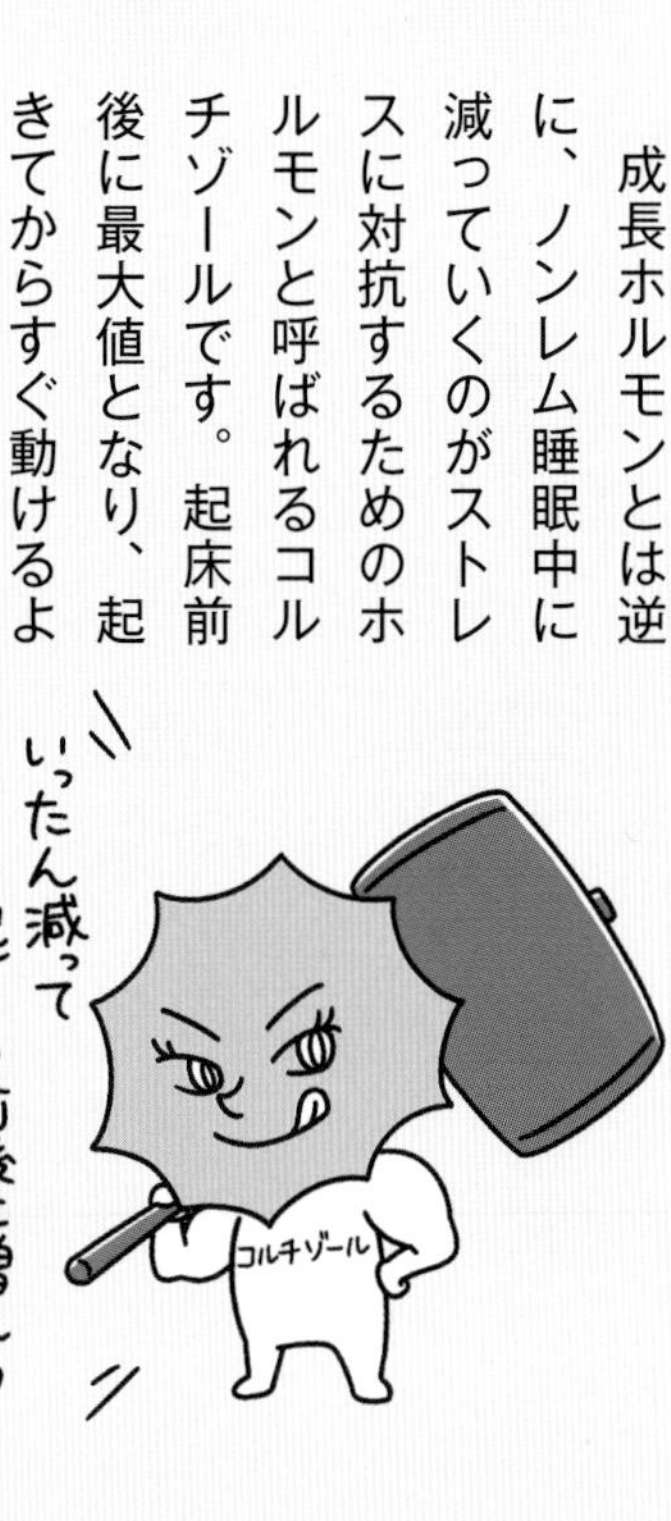
いったん減って起きる前後に増える
コルチゾール

睡眠と病気の関係

心身の健康と睡眠時間は密接な関係にあります。諸説ありますが、最も長生きで、かつ糖尿病発症のリスクが低い睡眠時間は約７時間といわれています。

睡眠時間と死亡リスクの関係

１日の睡眠時間が７時間と答えた層の死亡危険率が低く、寿命が長いことがうかがえます。

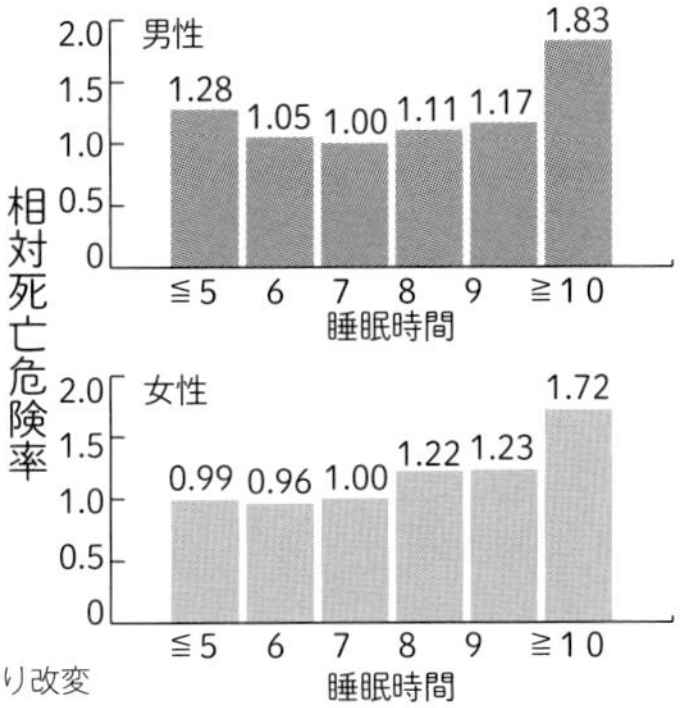

出典：https://epi.ncc.go.jp/jphc/outcome/8490.html より改変

睡眠不足はこんなに危険！

- 睡眠不足が続くとうつ症状の発症リスクが２倍になるというデータがあります。
- 免疫力を低下させ、さまざまな病気を引き起こします。生活習慣病の発症とも密接な関係が。
- 睡眠不足からくる生活リズムの乱れが乳がんの発症率を上げるといわれています。
- 睡眠不足から糖尿病などになり動脈硬化が進むことも。
- アルツハイマー型認知症を引き起こす可能性もあります。

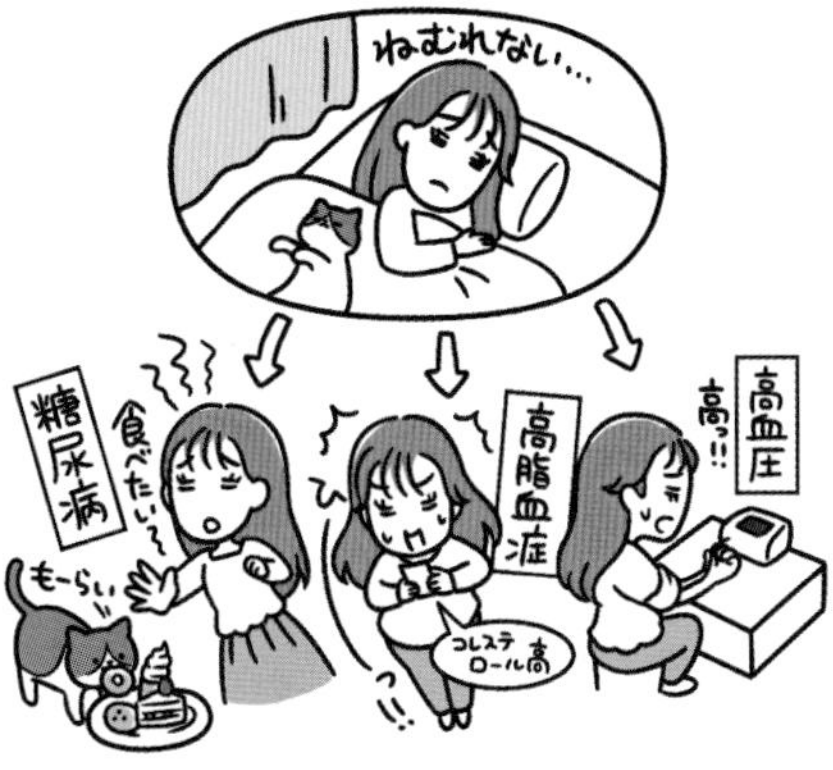

眠りの質を上げるコツ

よい睡眠に向けて 1日のスタートから準備しよう

朝食をきちんと食べて体内時計をリセットすると、朝に目覚め、夜になると眠くなるように体が整ってきます。昼は適度に運動して体を疲れさせると、脳が疲労を感じて早く休もうとするので寝つきがよくなります。夕食は軽く、寝る4時間前までに。湯船に浸かることで上がった深部体温が、入浴の約1時間半後に下がり自然な眠気を感じられるので、寝る1〜2時間前までの入浴がおすすめ。寝る前に飲むなら、カフェインの入っていない温かい飲み物を。ホットミルクでなくてもかまいません。

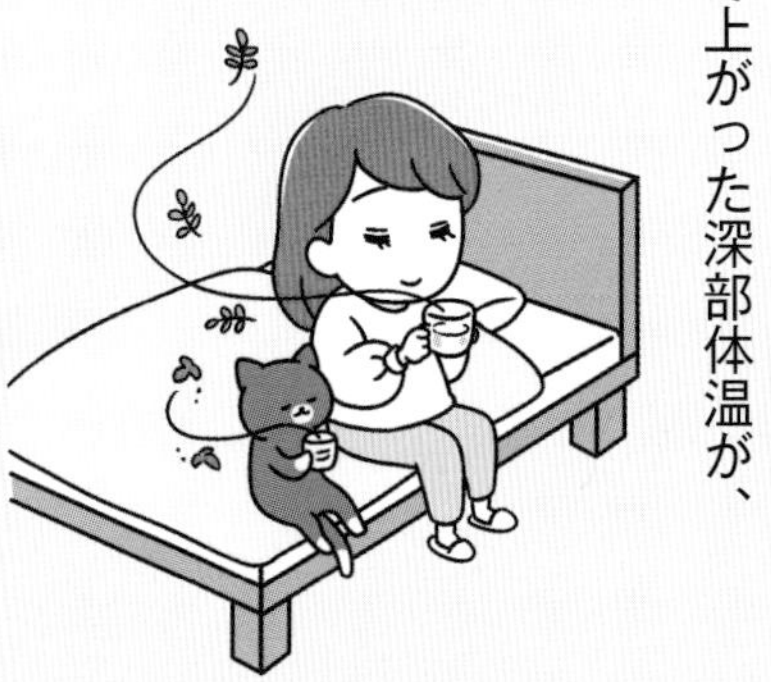

昼間に眠くなったら パワーナップで充電

ランチのあとで眠くなったら、昼寝をするのがおすすめです。パワーナップ（パワーをくれる昼寝）といわれる30分以内の仮眠をとりましょう。

眠いのを我慢するより、思いきって昼寝をすることで、昼寝から目覚めた後のパフォーマンスが上がります。ただし、ぐっすり寝込むのはNG。昼寝前にホットコーヒーなどカフェインの入っているものを飲み、机にうつぶせるか背もたれに寄りかかるスタイルで。15時以降に昼寝をすると、夜眠れなくなるのでやめましょう。

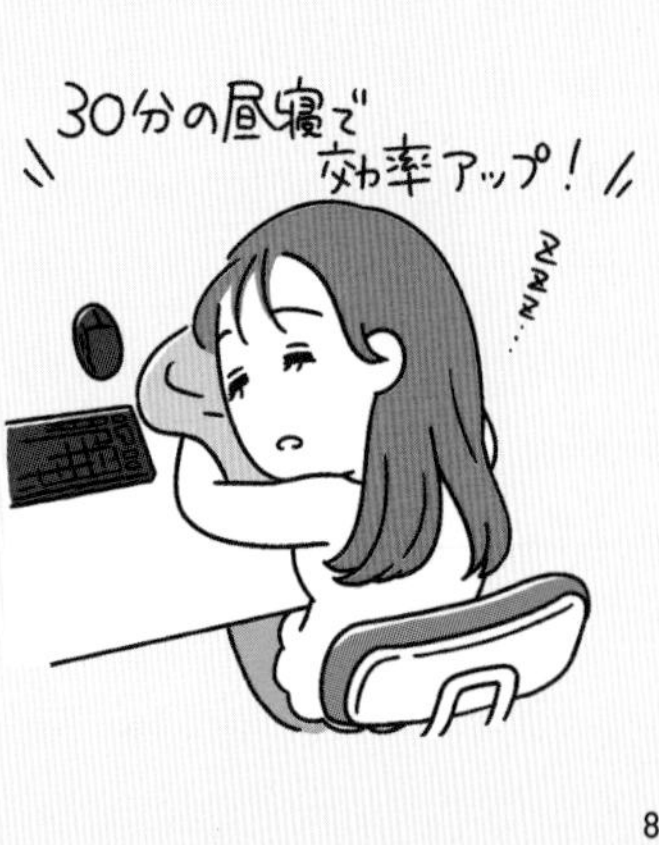

寝る環境を整えよう

環境を整えてよい眠りを手に入れましょう。

快眠のためにできること

朝、日光を浴びると約 14 ～ 16 時間後に、体内でメラトニンという睡眠を促すホルモンが分泌されるため、日中に日光をちゃんと浴びてメラトニンを増やすことが快眠のコツ。夕方以降はオレンジ色のライトをメインにする、パソコンやスマホのブルーライトは脳が昼間だと認識してしまうため、見ないようにするなどの対策も必要です。

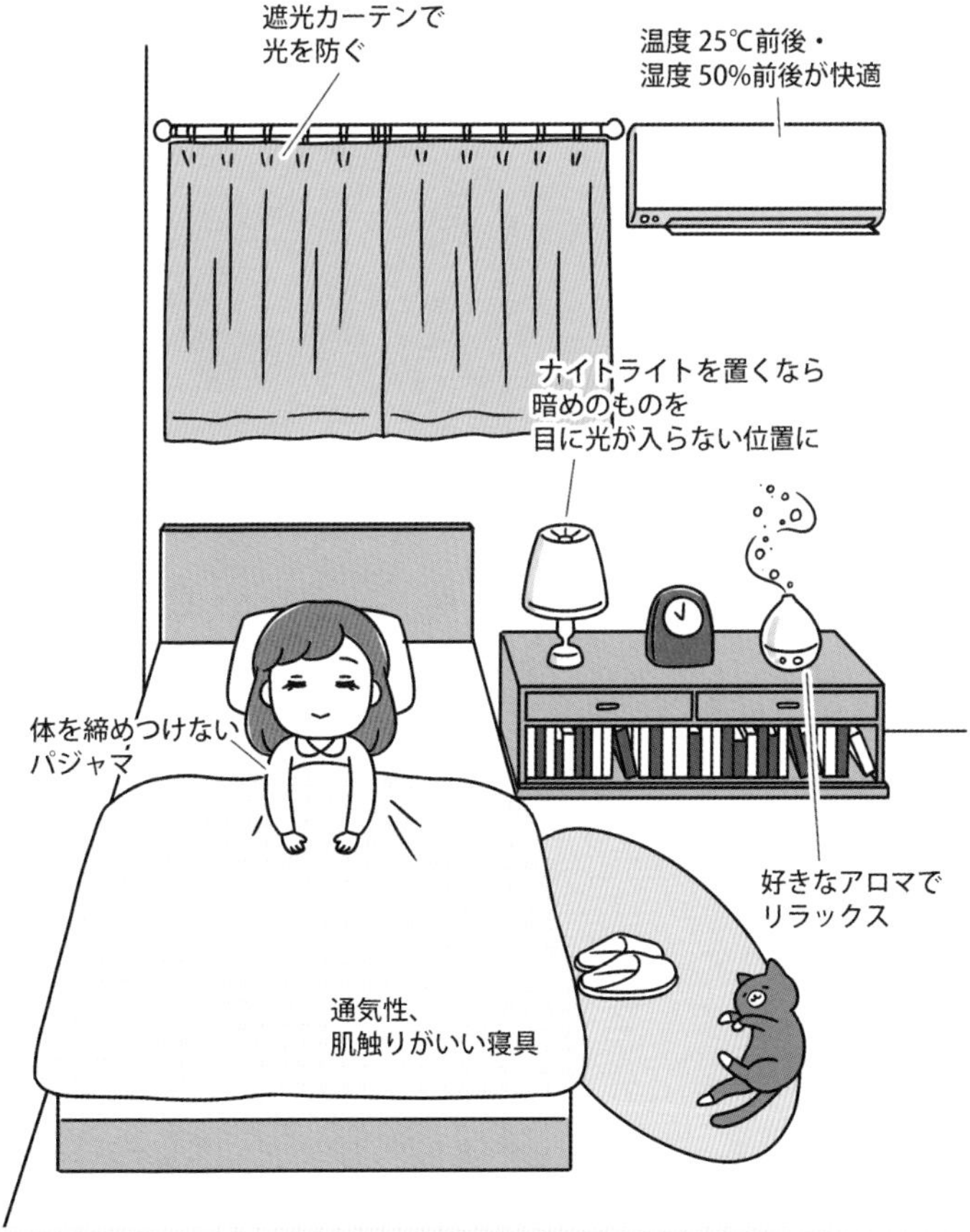
遮光カーテンで
光を防ぐ
温度 25℃前後・
湿度 50%前後が快適
ナイトライトを置くなら
暗めのものを
目に光が入らない位置に
体を締めつけない
パジャマ
好きなアロマで
リラックス
通気性、
肌触りがいい寝具

ポジティブな言葉で心をラクにする

電車が止まってしまったとき、「この時間に本を読もう」と思う人もいれば、「時間のムダ、ありえない！」とイライラする人もいます。このとらえ方のちがいは、自分の経験による感情の積み重ねや潜在意識などから生まれます。人生にはつらい出来事も起きますが、それを避けられない以上、ポジティブな見方をしたほうが心はラクになるはず。そのための方法が、前向きな言葉を選ぶクセをつけることです。

ネガティブ思考は変えられる

自分が話す言葉はまわりの人に届く前に、まず自分に届きます。「ダメだ」などと口にすれば、思考がそこから広がらず否定的な考え方しかできなくなります。でも、思考回路は毎日の言動のクセからできあがっているので、選ぶ言葉で変えることができます。普段から前向きな言葉を選ぶクセをつけましょう。

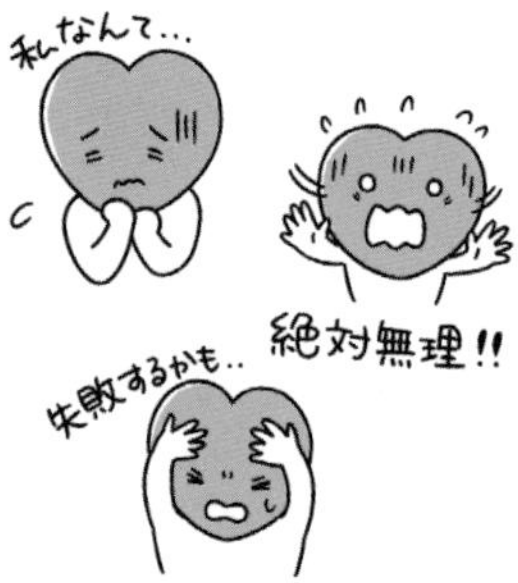
私なんて…
絶対無理!!
失敗するかも..

前向きで温かい言葉のストックを増やす

ネガティブな言葉が口から出そうになったときは、いったん止まってポジティブな言葉に変換できないかを考えてみましょう。「あー、疲れた」は「よく頑張ったな」、「それは無理でしょ」は「できたら天才かも」という具合に。人のことを言うときも「あの人、せっかちだよね」ではなく「スピード感があるよね」、「神経質だね」は「心遣いが細やかだね」というように、前向きで温かい言葉に変換すると人間関係もよくなります。

そのためには豊富なボキャブラリーが必要。いろんな人の話を聞いたり、本を読んだり映画を見たりして、美しい日本語のストックを増やしましょう。

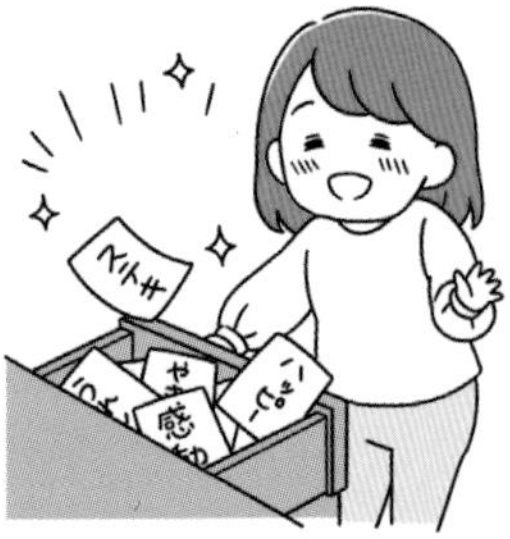
ステキ
ハッピー

chapter

4

食事の
セルフケア

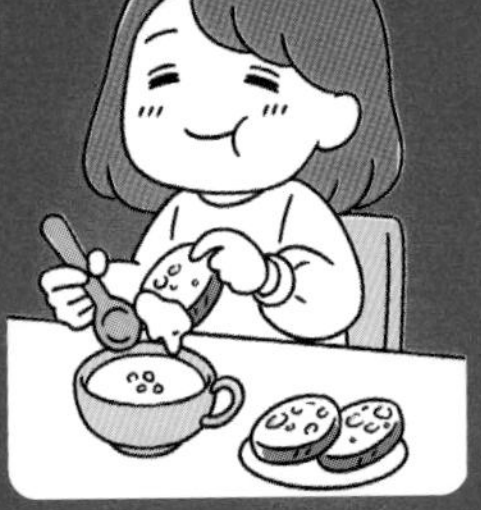

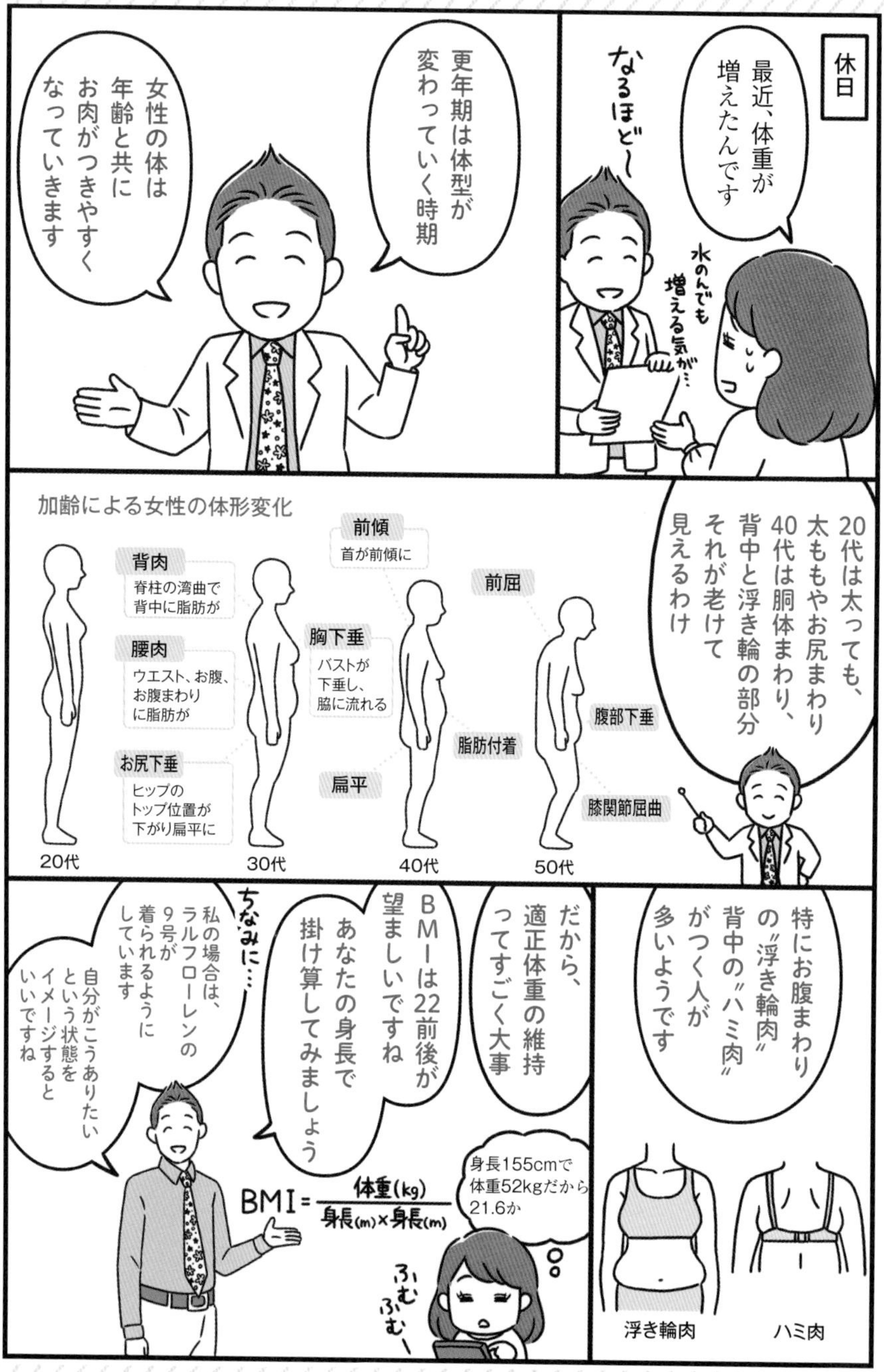
休日
最近、体重が増えたんです
なるほど～
水のんでも増える気が…
更年期は体型が変わっていく時期
女性の体は年齢と共にお肉がつきやすくなっていきます
20代は太っても、太ももやお尻まわり 40代は胴体まわり、背中と浮き輪の部分 それが老けて見えるわけ
加齢による女性の体形変化
背肉
脊柱の湾曲で背中に脂肪が
腰肉
ウエスト、お腹、お腹まわりに脂肪が
お尻下垂
ヒップのトップ位置が下がり扁平に
前傾
首が前傾に
胸下垂
バストが下垂し、脇に流れる
扁平
前屈
脂肪付着
腹部下垂
膝関節屈曲
20代
30代
40代
50代
特にお腹まわりの〝浮き輪肉〟背中の〝ハミ肉〟がつく人が多いようです
浮き輪肉
ハミ肉
だから、適正体重の維持ってすごく大事
BMIは22前後が望ましいですね
あなたの身長で掛け算してみましょう
ちなみに…
私の場合は、ラルフローレンの9号が着られるようにしています
自分がこうありたいという状態をイメージするといいですね
BMI＝体重(kg)／身長(m)×身長(m)
身長155cmで体重52kgだから21.6か
ふむふむ～

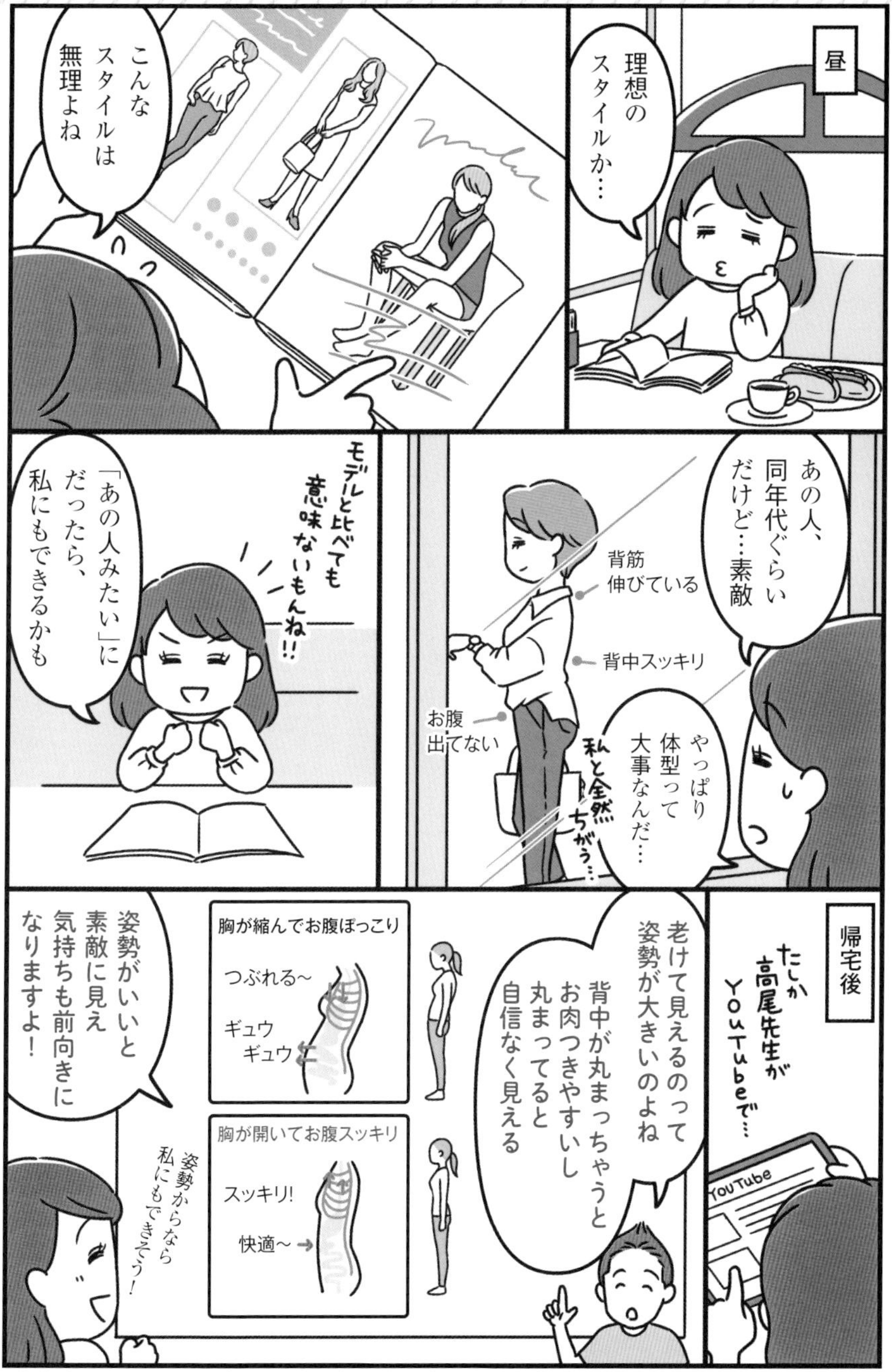
昼
理想のスタイルか…
こんなスタイルは無理よね
あの人、同年代ぐらいだけど…素敵
背筋伸びている
背中スッキリ
お腹出てない
やっぱり体型って大事なんだ…
私と全然ちがう…
モデルと比べても意味ないもんね!!
「あの人みたい」にだったら、私にもできるかも
帰宅後
たしか高尾先生がYouTubeで…
YouTube
老けて見えるのって姿勢が大きいのよね
背中が丸まっちゃうとお肉つきやすいし丸まってると自信なく見える
胸が縮んでお腹ぽっこり
つぶれる〜
ギュウ
ギュウ
胸が開いてお腹スッキリ
スッキリ!
快適〜
姿勢がいいと素敵に見え気持ちも前向きになりますよ!
姿勢からなら私にもできそう!

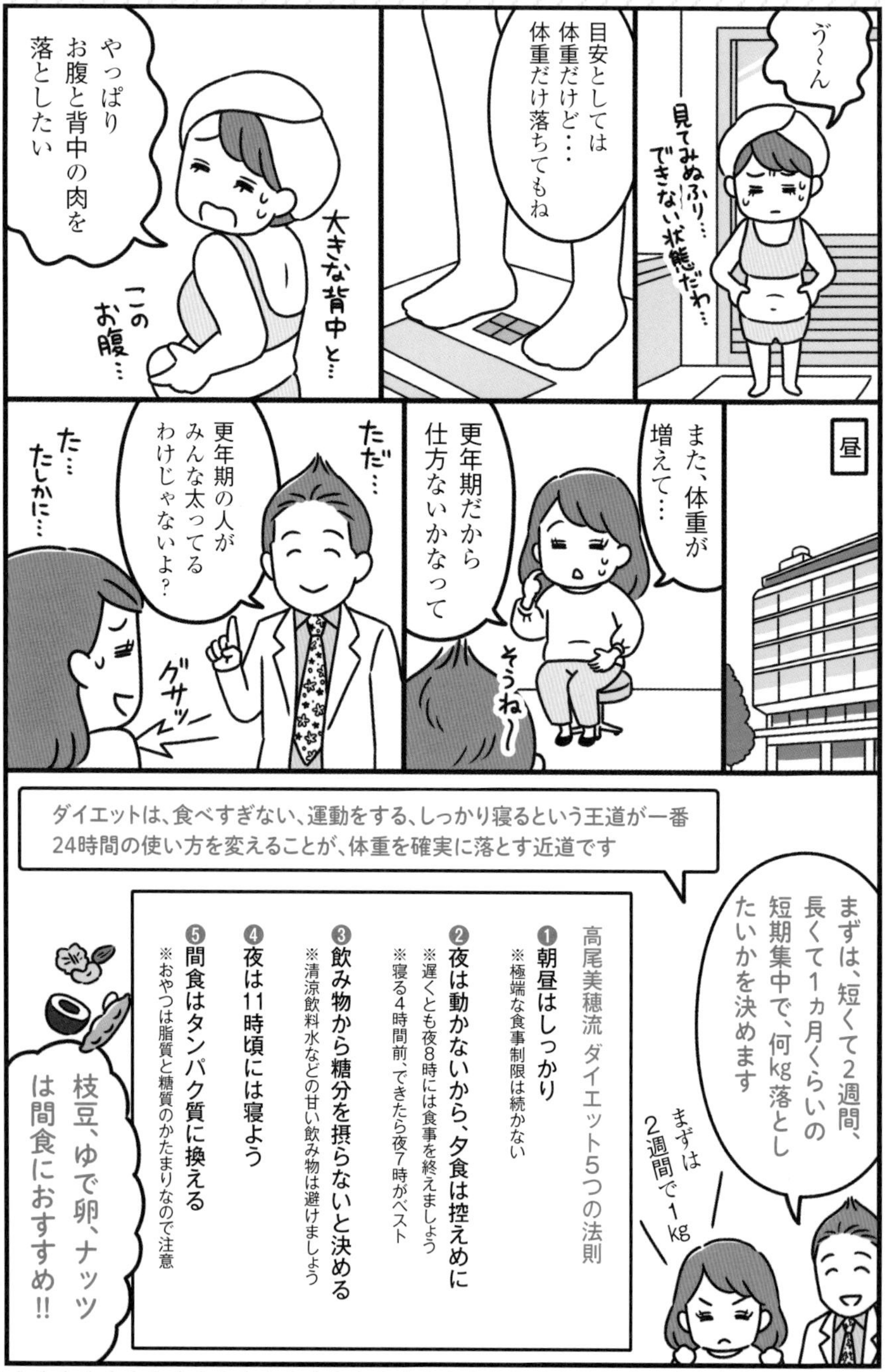

う〜ん
見てみぬふり…できない状態だわ…
目安としては体重だけど・・・
体重だけ落ちてもね
やっぱりお腹と背中の肉を落としたい
大きな背中と…
このお腹…
昼
また、体重が増えて…
更年期だから仕方ないかなって
そうね〜
ただ…
更年期の人がみんな太ってるわけじゃないよ?
グサッ
た…たしかに…
ダイエットは、食べすぎない、運動をする、しっかり寝るという王道が一番
24時間の使い方を変えることが、体重を確実に落とす近道です
まずは、短くて2週間、長くて1ヵ月くらいの短期集中で、何kg落としたいかを決めます
まずは2週間で1kg
高尾美穂流 ダイエット5つの法則
❶朝昼はしっかり
※極端な食事制限は続かない
❷夜は動かないから、夕食は控えめに
※遅くとも夜8時には食事を終えましょう
※寝る4時間前、できたら夜7時がベスト
❸飲み物から糖分を摂らないと決める
※清涼飲料水などの甘い飲み物は避けましょう
❹夜は11時頃には寝よう
❺間食はタンパク質に換える
※おやつは脂質と糖質のかたまりなので注意
枝豆、ゆで卵、ナッツは間食におすすめ!!

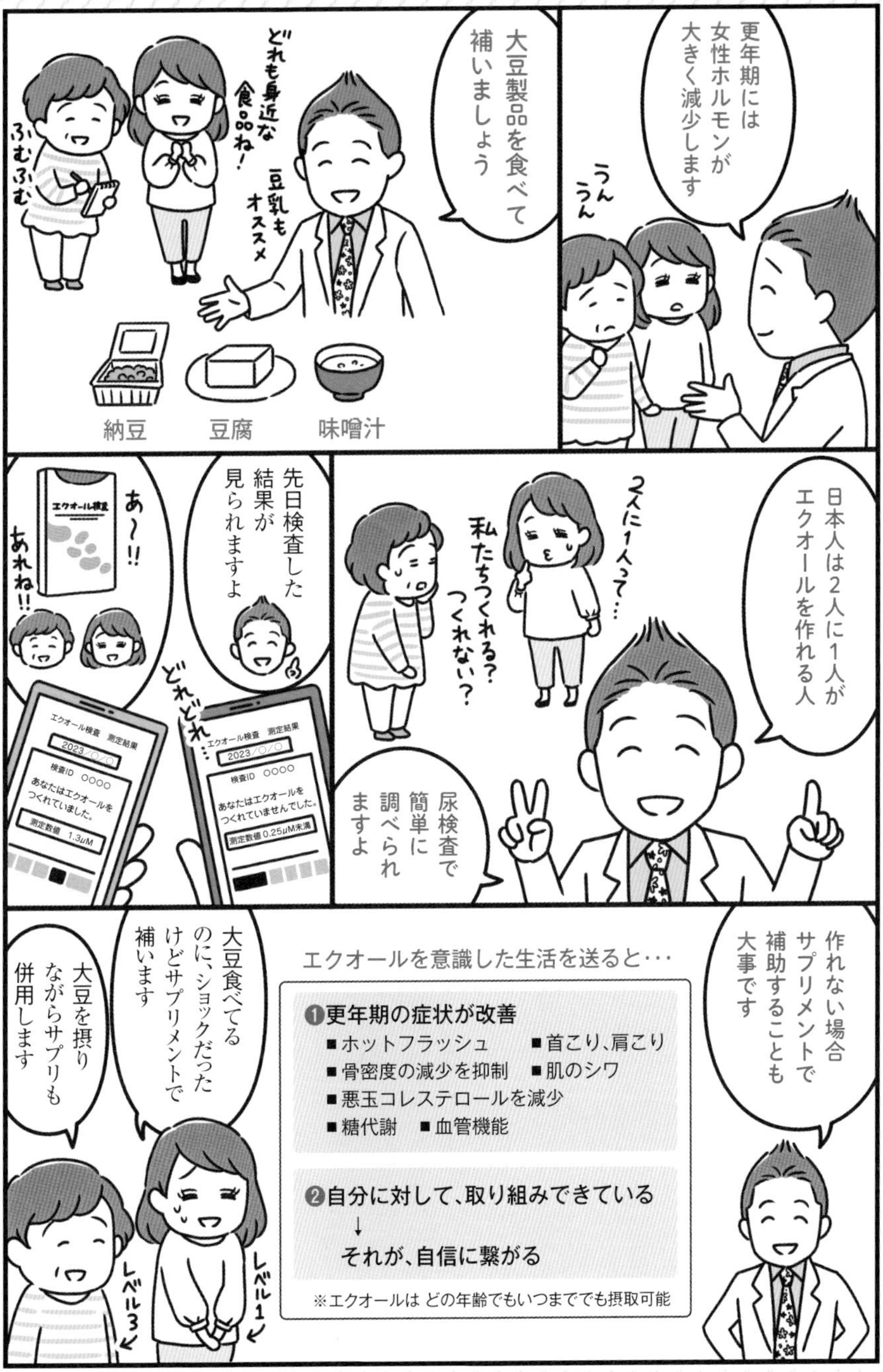
更年期には女性ホルモンが大きく減少します
うんうん
大豆製品を食べて補いましょう
豆乳もオススメ
どれも身近な食品ね!
ふむふむ
納豆
豆腐
味噌汁
日本人は2人に1人がエクオールを作れる人
2人に1人って…
私たちつくれる?つくれない?
尿検査で簡単に調べられますよ
先日検査した結果が見られますよ
エクオール検査
あ~!!
あれね!!
どれどれ…
エクオール検査　測定結果
2023/○/○
検査ID　○○○○
あなたはエクオールをつくれていませんでした。
測定数値 0.25μM未満
エクオール検査　測定結果
2023/○/○
検査ID　○○○○
あなたはエクオールをつくれていました。
測定数値　1.3μM
作れない場合サプリメントで補助することも大事です
エクオールを意識した生活を送ると…
❶更年期の症状が改善
■ホットフラッシュ　■首こり、肩こり
■骨密度の減少を抑制　■肌のシワ
■悪玉コレステロールを減少
■糖代謝　■血管機能
❷自分に対して、取り組みできている
↓
それが、自信に繋がる
※エクオールは どの年齢でもいつまででも摂取可能
大豆食べてるのに、ショックだったけどサプリメントで補います
レベル1
大豆を摂りながらサプリも併用します
レベル3

適正体重の維持が大事

運動習慣をつけて更年期の不調を予防する

更年期の不調を予防するには、運動習慣を早くから持っておくと効果的です。適度な運動は、ほてりや汗、うつ、寝つきの悪さの改善に役立つことがわかっています。また、閉経してエストロゲンの恩恵をあまり受けられなくなると、コレステロールや中性脂肪が増え、いわゆる生活習慣病にかかりやすくなります。

そうした意味でも、運動をして適正体重を保つことが大事。運動習慣がある人のほうが更年期に心の不調が生じにくく、もしうつなどの状態になっても運動をすることで改善する傾向があるとされています。

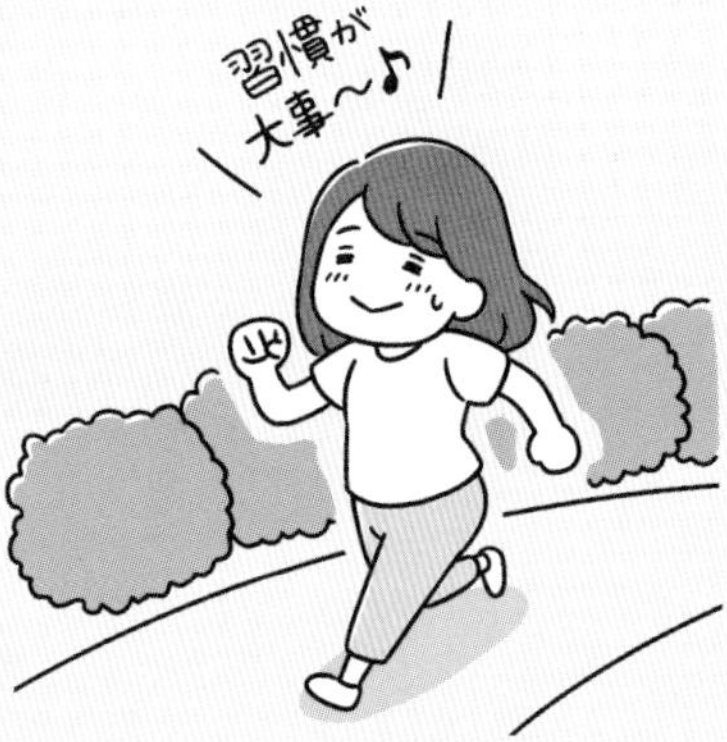

ダイエットは更年期世代までに

更年期は代謝が変化する時期なので、これまでと同じように食べていても太りやすくなります。運動とあわせて食生活を見直し、更年期世代までに適正体重、適度な脂肪量を維持するように努力しましょう。脂肪は閉経後のエストロゲンをつくってくれるある意味大切なものですから、少なすぎてもいけないし、多すぎても乳がんのリスクが高くなります。

減少するエストロゲンを補うために大豆をたくさん食べればいいといった個別の栄養の話ではなく、栄養バランスのよい食事をとることが必要です。

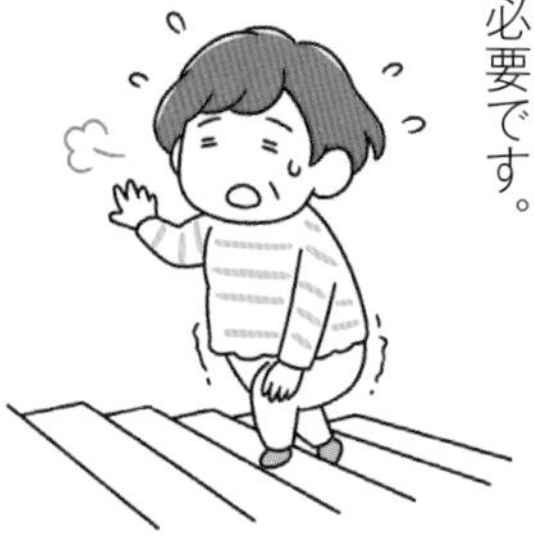

ダイエットしても筋肉ばかりが減り、脂肪はなかなか落ちません

自分の適正体重を知っておこう！

適正体重を知る目安となるのが、「ＢＭＩ（Body Mass Index）：ボディマス指標」です。国際的に成人の肥満度をはかる指標として使われ、体重と身長から肥満度を算出します。健康のためにも美容のためにも、日ごろから自分のＢＭＩを把握しておきましょう。

更年期世代までにBMI22を上回らない体重に

太りすぎの人もやせすぎの人も毎日の生活や食事を見直して、自分の適正体重に近づける努力をすることが大事です。

日本肥満学会ではBMI22を適正体重（標準体重）とし、統計的にも病気になりにくい体重としています。更年期世代までの間にBMI22を上回らない体重を維持できるようにしましょう。

適正体重

ＢＭＩ 25 以上：肥満
ＢＭＩ 22：適正体重（標準体重）
ＢＭＩ 18.5 未満：低体重

ＢＭＩの計算式

体 重 kg ÷ (身長 m)^2

適正体重の計算式

(身長 m)^2 × 22

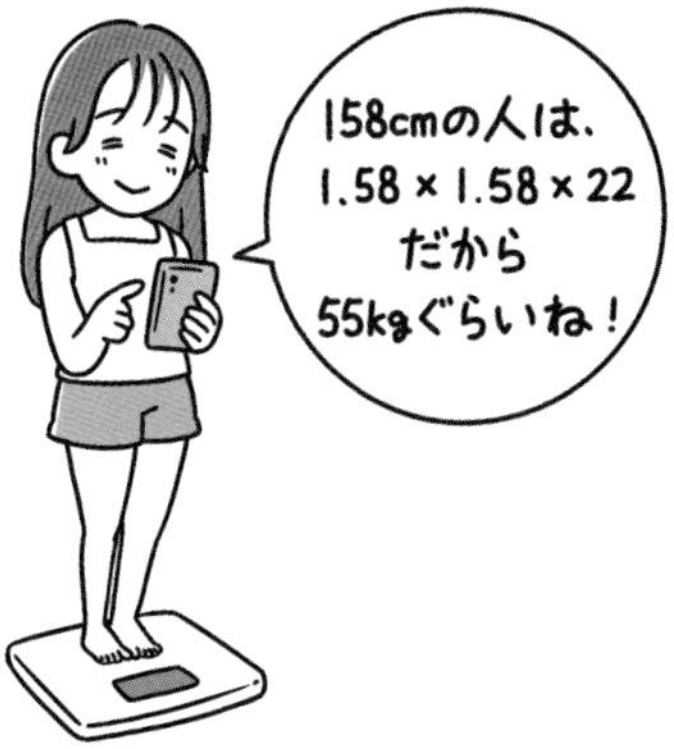
158cmの人は、
1.58×1.58×22
だから
55kgぐらいね！

更年期に積極的に摂りたい栄養素

糖質、たんぱく質、脂質に加え、緑黄色野菜やキノコ類などで不足しがちな食物繊維やビタミン、ミネラルを補うことがポイントです。食事から摂るのが基本ですが、必要に応じてサプリメントを活用してもいいでしょう。糖質はエネルギー源で、たんぱく質は筋肉や臓器などの材料になる栄養素。脂質もホルモンや細胞膜などをつくるほか、体の調子を整える脂溶性ビタミンの吸収をよくしてくれます。お互いに効果を高めあうので、バランスよく組み合わせて摂ることが大事です。

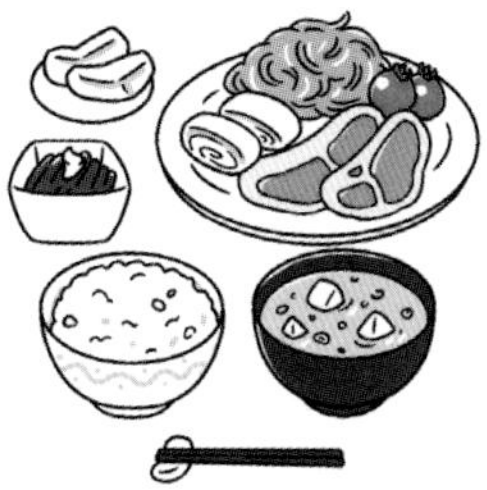

エネルギーや骨の代謝が変化する更年期こそ、栄養バランスの良い食事を心がけて

大豆イソフラボン

エストロゲンに似た働きをするエクオールのもととなり、更年期症状の改善に役立ちます。細胞の新陳代謝を高めて、肌の生まれ変わりを促す働きも。

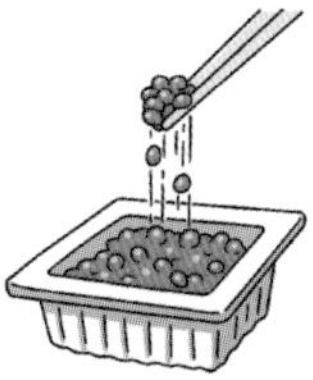

カルシウム

日本人に不足しがちなミネラルのひとつ。更年期以降に起きやすい骨密度の低下を予防するために不可欠。精神をリラックスさせる効果も。

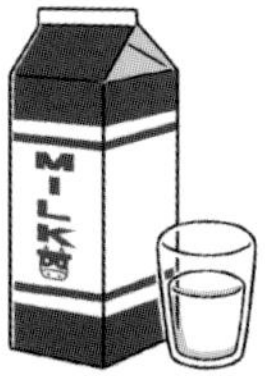

ビタミンB群

ナイアシン、葉酸など８種類あり、お互いに作用することで効果が出るため「群」とよばれます。新陳代謝を高め、細胞の再生をサポート。

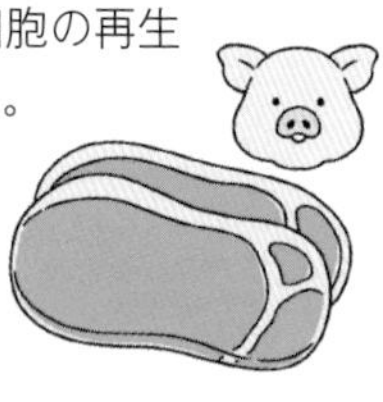

ビタミンK

血液を凝固させる働きがあります。ビタミンDと一緒に摂ると骨密度を高めるので、更年期以降の女性に多い骨粗しょう症の予防にも。

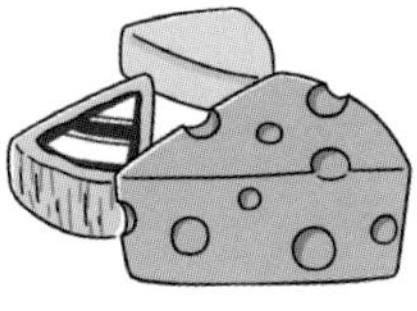

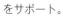

ビタミンE

強い抗酸化作用がある”若返りビタミン”。血流をよくし、動脈硬化や血栓の予防、LDLコレステロールを減らすなどの作用があります。

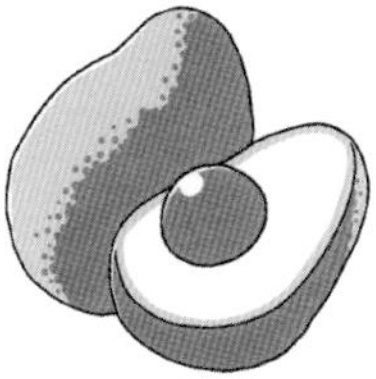

ビタミンA

皮膚や粘膜を健康に保ち、全身の臓器の働きを正常にします。不足しすぎると視力低下、感染症、肝臓の病気などになりやすいとも。

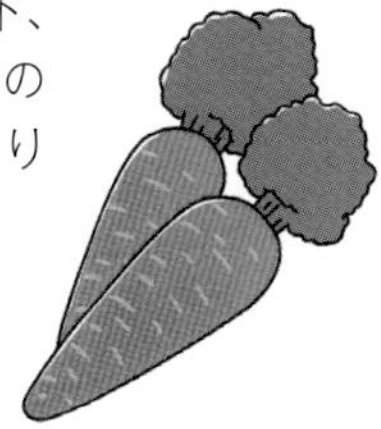

ビタミンC

肌に弾力を与えるコラーゲンの生成を助け、抗酸化力も高いので、美肌には不可欠。アンチエイジングやがん予防、かぜ予防などに。

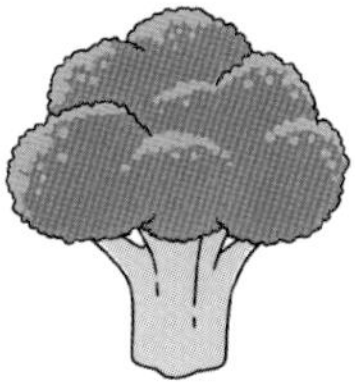

ビタミンD

カルシウムとリンの吸収を促すため、骨や歯を丈夫にする働きがあります。免疫力アップや認知機能を調整する作用も。

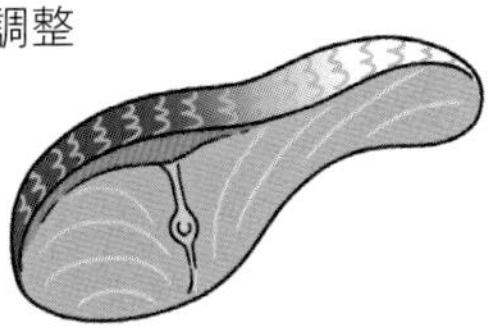

鉄

赤血球をつくり、酸素や栄養素を体のすみずみまで運ぶ働きをします。不足すると、貧血、めまい、動悸などが現れやすくなります。

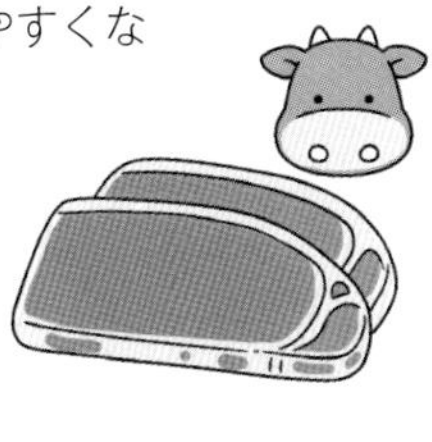

オメガ３脂肪酸

青魚などに含まれるＤＨＡ・ＥＰＡ、エゴマ油、アマニ油に多く含まれます。血液をサラサラにして中性脂肪を減らすので、生活習慣病の予防に。

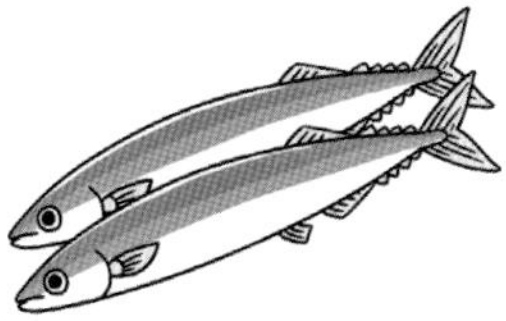

エクオール

エストロゲンに似た働きをする成分「エクオール」

以前は、「大豆イソフラボン」がエストロゲンに似た働きをするといわれていました。しかし、研究が進むにつれ、大豆イソフラボンはそのままでは効果をあまり発揮できないことがわかってきました。大豆イソフラボンには3種類あり、その中の「ダイゼイン」という成分がカギとなるのです。

大豆製品を食べると、腸内で「ダイゼイン」がエクオール産生菌という腸内細菌によって「エクオール」という成分に変換されます。そのエクオールが体内に吸収され、エストロゲン受容体に入り込み、エストロゲンに似た働きをするということです。

ただし、腸内にエクオール産生菌を持っていなければ、女性ホルモンのような作用を得ることができません。

1日の目安は納豆1パック大豆製品をバランスよく摂取する

エクオールを作るためには、大豆製品を摂ることが必要です。1日あたりのエクオールの摂取量の目安は、10㎎。そのためには1日50～75㎎の大豆イソフラボンが必要となります。

大豆製品からこの量を摂取するためには、納豆1パック（50g）、豆腐2／3丁（200g）、豆乳コップ1杯（200㎖）のいずれかが目安になります。

大豆イソフラボンは体内に蓄積することができず、1日経つとほとんどが排出されてしまうため、毎日の食事に欠かさず取り入れることが大切です。エクオールが産生できない人はサプリメントで補うのが有効ですが、大豆製品は良質なたんぱく質源となるので、しっかり摂取するようにしましょう。

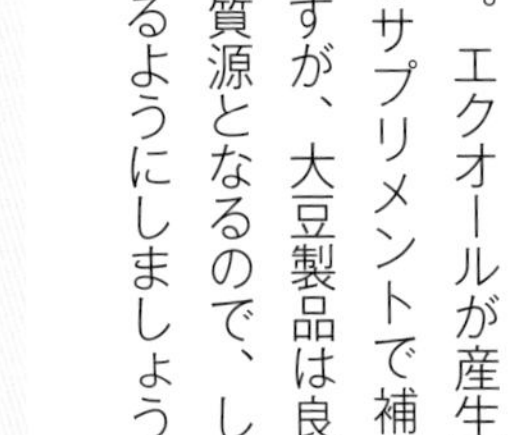

大豆イソフラボンがエクオールになるまで

大豆製品を食べると、大豆イソフラボンの「ダイゼイン」が、腸内細菌（エクオール産生菌）によってエクオールに変換されます。

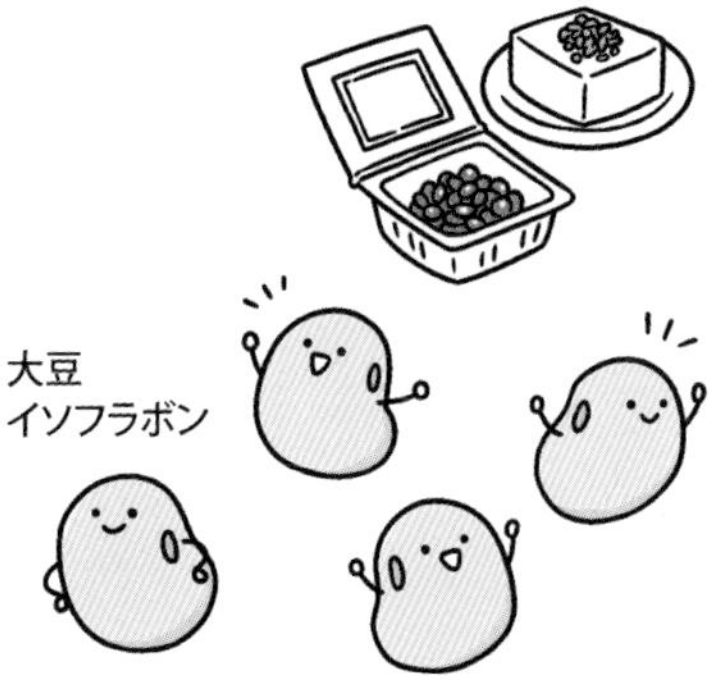
大豆
イソフラボン

納豆や豆腐などの大豆製品の摂取によって、大豆イソフラボンのひとつ「ダイゼイン」が腸内に取り込まれます

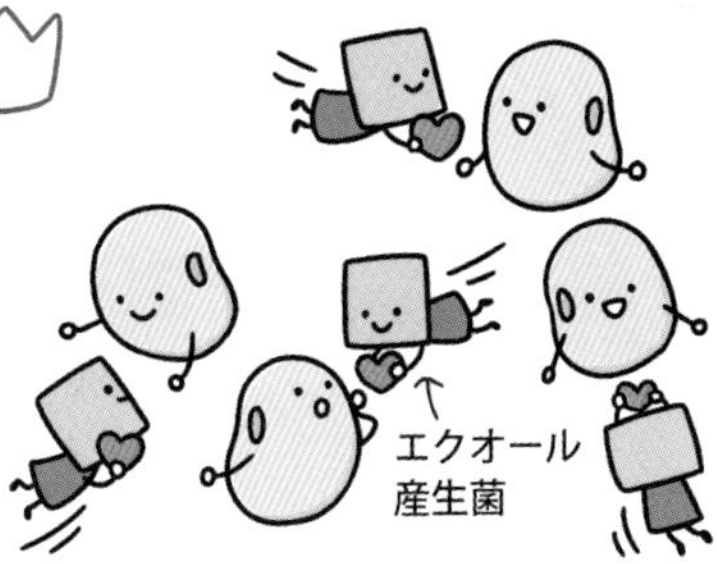
エクオール
産生菌

ダイゼインがエクオール産生菌によって、代謝されます

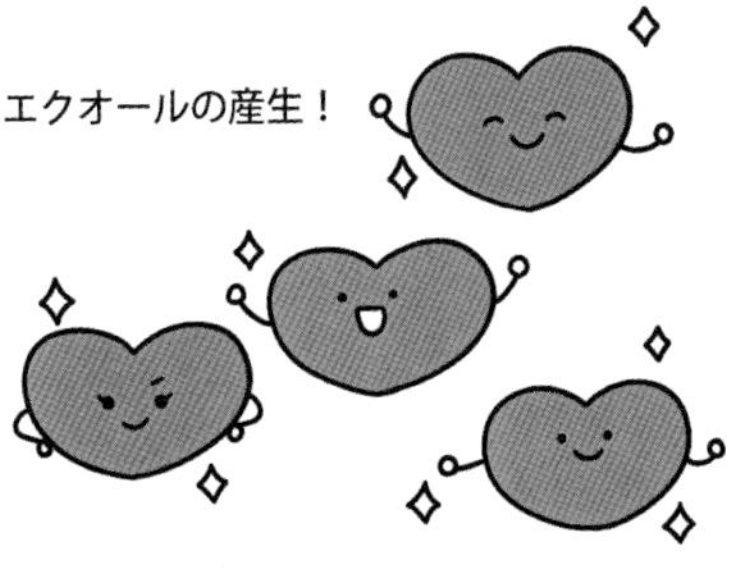
エクオールの産生！

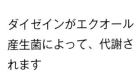

産生されたエクオールが、体内でエストロゲンに近い働きをします

エクオール産生能と更年期症状

エクオールを産生できる人は約半数 若年層ではさらに割合が低くなる

腸内でエクオールを作ることができる人は中高年女性の2人に1人。これはあまり大豆製品を食べない欧米の人に比べて高い割合です。しかし、日本人でも若年女性では20〜30％しかエクオールを産生できていないというデータもあります。これは食事が欧米化し、大豆製品を摂らなくなっていることが原因ではないかといわれています。

［エクオールを作れる中高年女性の割合］

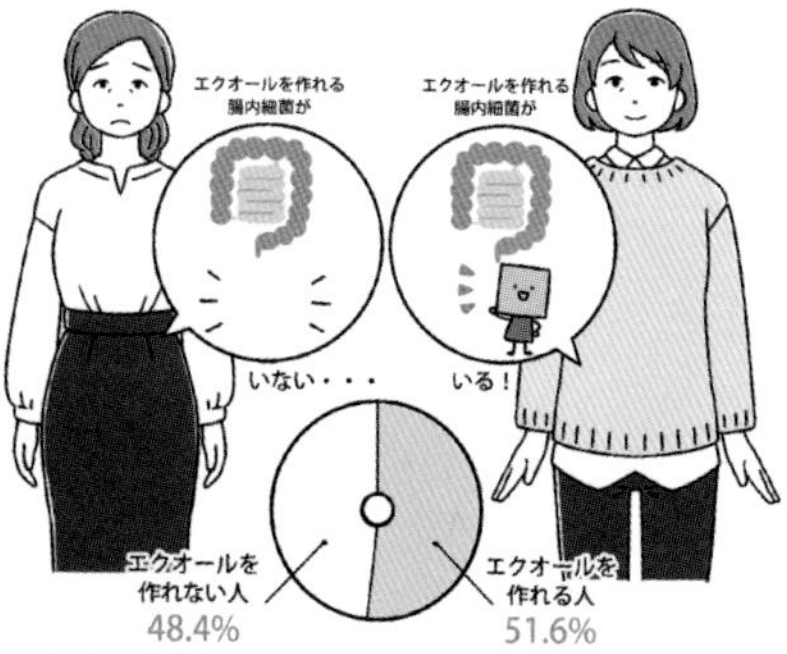

エクオールの摂取で 更年期症状が改善

エクオールは女性ホルモンと似た働きをするため、腸内でエクオールを作れる人は、更年期症状が軽いというデータがあります。女性46人を対象に24時間の食事調査を行い、尿中のエクオール量を調べたところ、尿中にエクオールが多い（エクオールを作れる）人ほど、更年期症状が軽いということがわかったのです。

腸内でエクオールを作れない人も、サプリメントでエクオールを毎日10㎎摂取することで、ホットフラッシュの回数が減ったり、首こりや肩こりが改善したことがわかっています。また、閉経後の骨密度の低下を抑える、糖尿病のリスクを下げるなど様々な効果が報告されています。

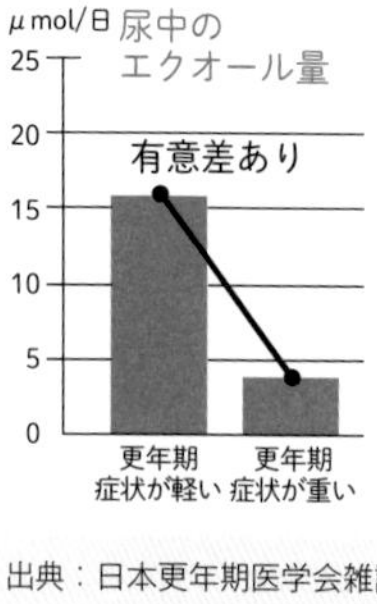

出典：日本更年期医学会雑誌 15：28-37,2007 より改変

エクオール摂取の効果

エクオールを摂取することで更年期症状が改善することがわかっています。

ホットフラッシュの改善

体内でエクオールを作れない45～60歳の閉経後女性126人が、エクオール10mgとプラセボ（偽成分）を12週間、毎日摂取したところ、ホットフラッシュの回数が平均２回減っていることがわかりました。

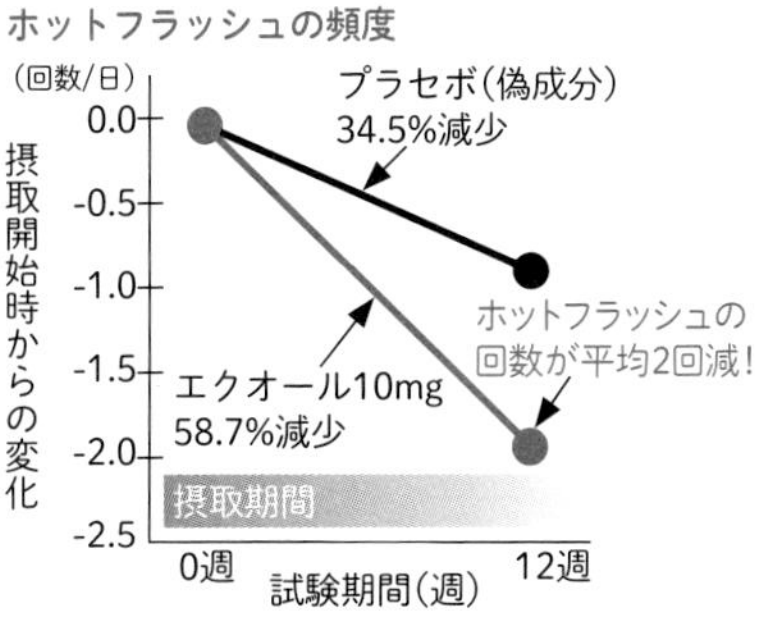

出典：Aso T, et al., J Womens Health 21, 92-100, 2012 より改変

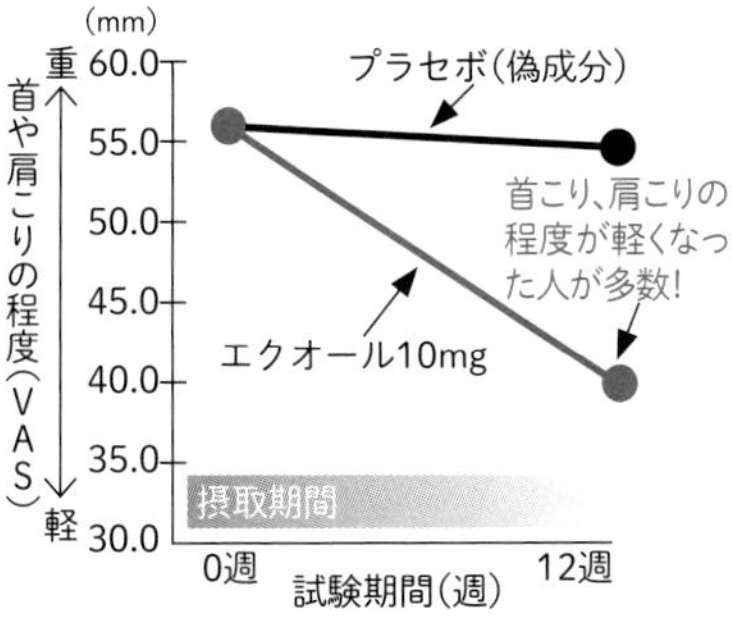

肩こり・首こりの改善

エクオール10mgの摂取で、肩こり・首こりの程度が大幅に改善されています。

出典：Aso T, et al., J Womens Health 21, 92-100, 2012 より改変

髪質の老化を抑える効果も!

エクオールを作れる人は、「閉経前に比べて髪のハリやコシ、ツヤが悪くなった」と感じる人の割合が低く、髪質が維持できていることがわかります。

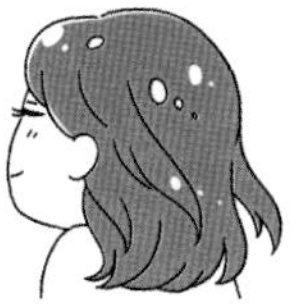

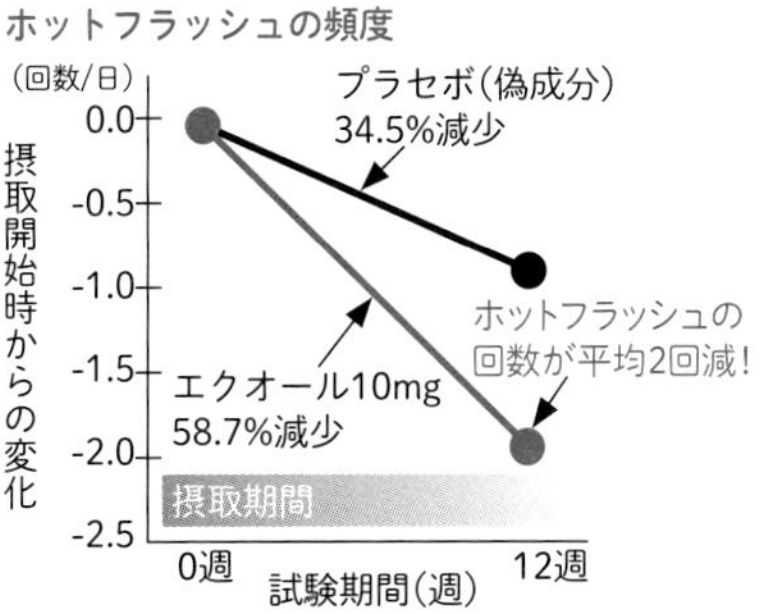

出典：日本美容皮膚科学会雑誌 Vol.30 No.1「閉経後女性における毛髪とエクオール産生能の関係に関する観察研究」より改変

エクオール産生能を調べよう

エクオール産生能の有無は郵送の検査キットで調べられる

自分がエクオールを作れる体質かどうかは、尿検査で調べることができます。インターネットで入手可能な検査キット（ソイチェック®）を利用するとエクオール値のレベルを測定することができます。

検査キットには採尿容器が入っているので、尿をとり、郵送するだけです。結果は数日後にメールにて通知されます。

ただし、エクオールを作れる体質の人でも、大豆製品を食べていない状態で検査すると、正しい評価を得られない事もあるので、通常の食生活程度の大豆製品を食べてから検査するとよいでしょう。

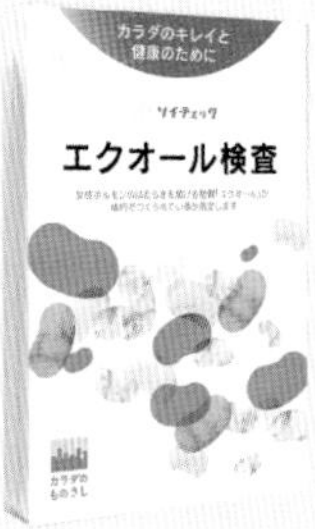

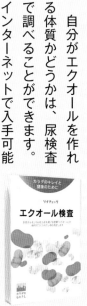

エクオール検査
「ソイチェック」

エクオールのレベルは5段階 十分に活動しているのはレベル4以上

エクオール検査キットを使うと、自分の尿中に含まれるエクオールの値が測定され、5段階のレベルに分けられます。エクオール産生能があるとされるのはレベル3以上ですが、レベル4以上あることが望ましいとされています。

レベル1とレベル2の場合はエクオール産生菌を持っていない可能性もあるので、サプリメントでの補給がおすすめ。また、エクオール産生能は数年で変化する人もいるため、複数回検査してもよいでしょう。

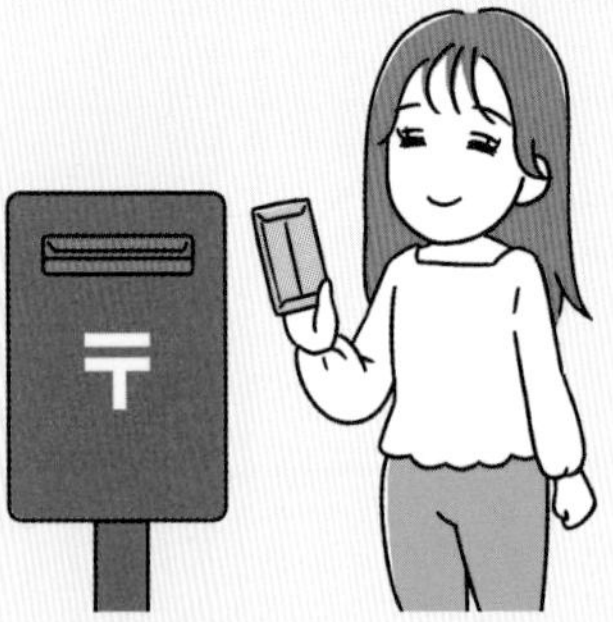

エクオールを十分に活動させるコツ

エクオールは体内に蓄積できないので、毎日の補給が必要です。とくに産生能が低い人は意識しましょう。

大豆製品は毎日摂取する

エクオール産生能の有無にかかわらず、大豆製品は日々の食事に取り入れるよう意識しましょう。良質なたんぱく質のほか、ビタミン、ミネラル、カルシウム、食物繊維などバランスよく補給することができます。

エクオールのサプリメントを活用

エクオール産生能がある人でも、腸内細菌の変化などにより作れなくなったり、食事で大豆製品が摂れていないことがあるため、サプリメントを活用するのがおすすめ。食品なので、まだ更年期ではない30代からでも始められます。

※大豆アレルギーの人は摂取NGです

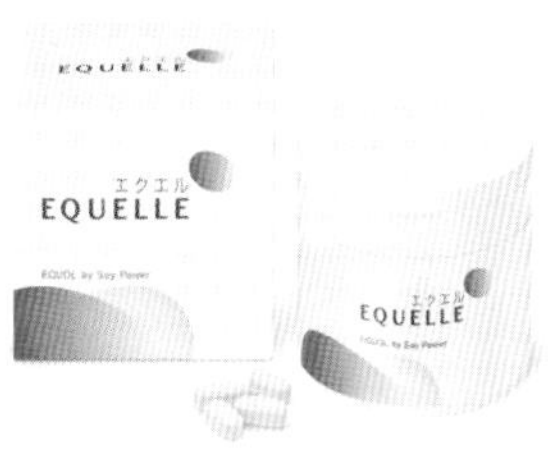

市販のエクオールサプリメント「エクエル」（大塚製薬）。婦人科での扱いも増えてきています

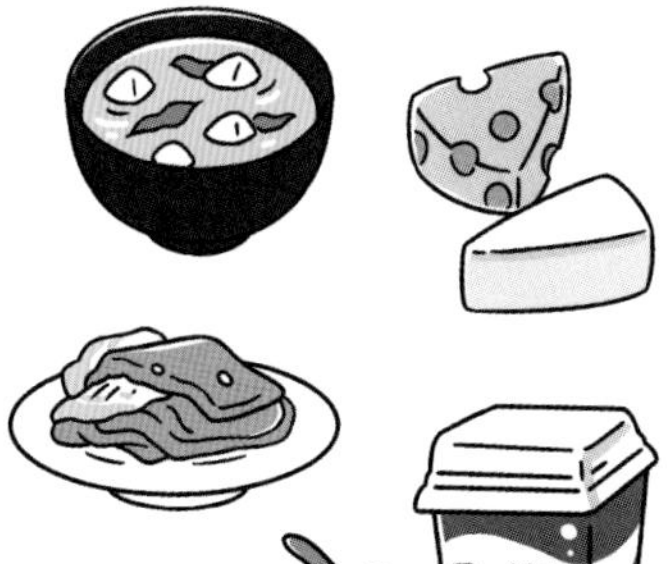

発酵食品には乳酸菌やビフィズス菌、酵母菌、麹菌などの善玉菌が含まれ、腸内環境を整えます

腸内環境を整える

これまでエクオールを作れていた人も、腸内環境が悪化すると、エクオールを作れなくなってしまうことも。そのため、常に腸内環境を整えておくことが大切です。食物繊維や、発酵食品を摂るようにしましょう。

女性ホルモンの不足を補う（イソフラボン：大豆・大豆製品）

大豆製品には イソフラボンが豊富

大豆には、エストロゲンに似た作用をもつエクオール（→P96）のもととなるイソフラボンがたっぷり含まれています。コレステロール値を下げてくれる大豆たんぱく質や、骨を強くするビタミンK、皮膚や粘膜を守るビタミンB1、腸を元気にする食物繊維なども豊富。パウチや缶詰をうまく活用すれば、栄養を丸ごと手軽に摂れます。もちろん大豆製品にも同じ効果があるので、積極的に食べるようにしましょう。

●納豆

良質なたんぱく質、食物繊維、鉄分などが豊富。発酵させているので、大豆そのものよりも栄養素を効率よく消化・吸収できます。納豆に含まれる酵素「ナットウキナーゼ」により、免疫力アップ、整腸、血栓予防などの効果も期待できます。

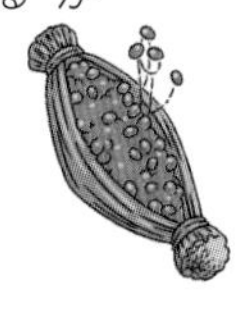

●豆腐

豆腐の成分には、がんや心臓病、動脈硬化、高血圧、肥満などの予防や回復に役立つ機能がある（機能性食品である）ことがわかってきました。大豆そのものより消化・吸収がよいため、栄養素をしっかりと摂ることができます。

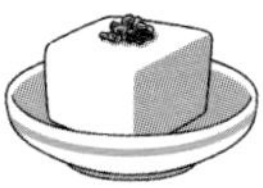

●豆乳

大豆をすりつぶして絞った汁なので、食物繊維はほとんど含みません。絞り汁に水だけ加えた無調整豆乳、砂糖や塩などを加えた調整豆乳、コーヒーや果汁などを加えた豆乳飲料がありますが、ダイエットなら無調整豆乳がおすすめ。

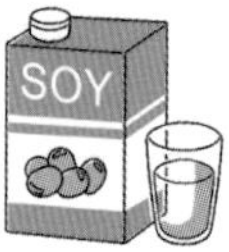

●油揚げ

強い抗酸化力をもつビタミンE、骨を丈夫にするカルシウムや鉄分などが豊富。イソフラボンは豆乳よりも多く含んでいます。お湯をかけたり、レンジでチンしたりして油抜きすれば、よりヘルシーに。味もしみこみやすくなります。

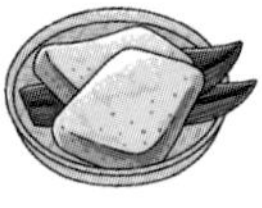

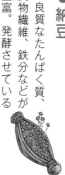

納豆チーズおやき

15分

健康と美容に最強の組み合わせ！

材料（2人分）

納豆…2パック
長ネギ…適量
シュレッドチーズ…適量
小麦粉…大さじ2
塩・こしょう・ゴマ油…少々

作り方

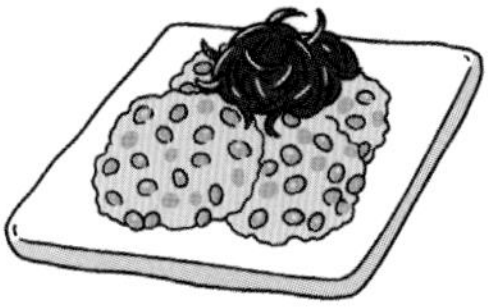

❶ 納豆（付属のタレ・からし）をボウルに入れ、薄切りにした長ネギ、シュレッドチーズ、小麦粉、塩・こしょうを加えて軽く混ぜます。

❷ ❶の生地を適当に分け、平たい円形にします。

❸ ゴマ油をひいたフライパンに❷を並べ、両面をこんがりと焼きます。千切りにした長ネギをのせてできあがり！

キノコの豆乳ポタージュ

10分

たんぱく質がたっぷり摂れるお手軽スープ

材料（2人分）

シイタケ（中）…2個
タマネギ…1／4個
スライスベーコン…2枚
無調整豆乳…300ml
白だししょうゆ…小さじ4

作り方

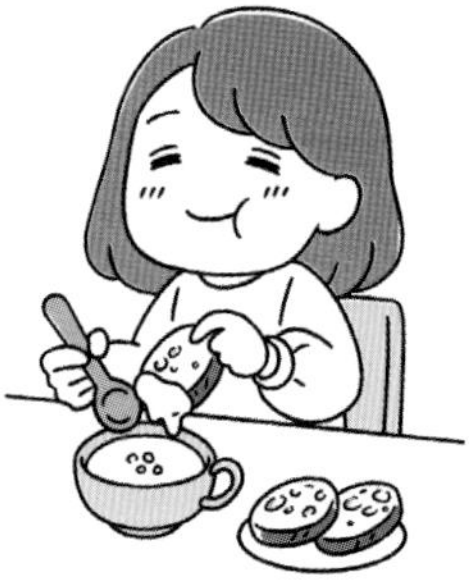

❶ シイタケ、タマネギは薄切りにし、ベーコンはたんざくに切ります。

❷ 耐熱容器に❶と豆乳、白だししょうゆを入れて、フワッとラップをかけます。

❸ 電子レンジ（600W）で約3分半チンしたら、よくかき混ぜます。熱しすぎると豆乳が固まるので注意！ お好みで粉チーズやパセリをかけてもOK。

皮膚や骨の健康を保つ（食物繊維・ビタミン・ミネラル：緑黄色野菜・キノコ類）

わき役になりがちだけど栄養たっぷり

緑黄色野菜には、細胞を老化させる活性酸素の発生を抑えるカロテンが豊富に含まれています。骨粗しょう症の予防に効果的なカルシウムや抗酸化作用のあるビタミンCなど、ビタミンやミネラルがたっぷり。キノコ類には、カルシウムの吸収をよくするビタミンD、美肌・美髪に役立つビタミンB群、整腸作用がある食物繊維も。これらの栄養素は主食や主菜だけでは不足しがち。あと一品増やして、バランスのよい食事を心がけましょう。

●ブロッコリー

高血圧やむくみの改善に役立つカリウム、免疫力を高めるビタミンC、骨の健康に必要なビタミンK、抗酸化作用があり胃を健康にするスルフォラファンが豊富。長く水につけたり空気に触れたりすると栄養が逃げるので要注意！

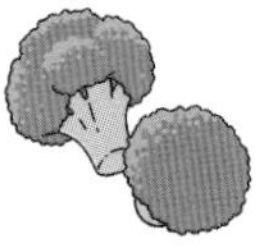

●トマト

ビタミンEの100倍以上ともいわれる強い抗酸化作用をもち、健康・美容効果バツグンの野菜です。赤い色の色素である「リコピン」は油に溶けやすく、加熱すると吸収率がよくなるので調理して食べましょう。

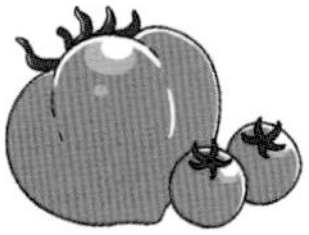

●カボチャ

抗酸化作用に加え、皮膚や粘膜を健康に保つ作用があります。摂りすぎた塩分を体外に排出する働きをするカリウムも豊富なので、高血圧予防にも有効。ただし、糖質が多いので食べすぎには注意しましょう。

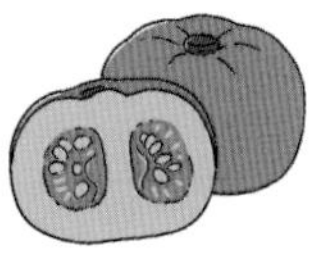

●マイタケ

美肌やダイエットに有効なビタミンB2の含有量がキノコ類の中でいちばん。血圧やコレステロール値の抑制、免疫力アップに役立つβグルカンという不溶性食物繊維、肌の代謝をサポートするビタミンDやナイアシンも豊富です。

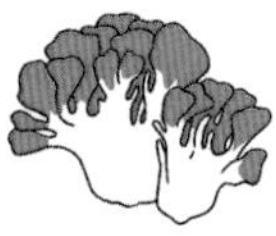

●エノキタケ

栄養素は他のキノコ類とほぼ同じですが、ストレス軽減やリラックス効果のあるGABAというアミノ酸を含んでいます。白いエノキは暗室で栽培されたもの、茶色は日光を浴びて育ったもので、栄養的には同じです。

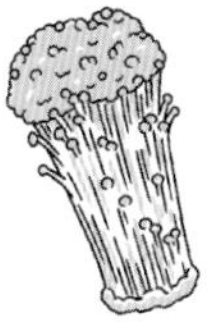

●シイタケ

骨や歯を育てるビタミンD1、疲労回復に役立つビタミンB1、整腸作用のある食物繊維のほか、シイタケ特有の成分で動脈硬化を予防するエリタデニンを含みます。天日干しするとビタミンDが大幅に増えるので、干してからの調理がおすすめ。

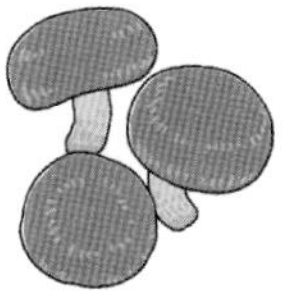

お好みキノコマリネ

10分

お腹にやさしい低カロリー常備菜

材料（2人分）

エノキタケ、シメジなど好きなキノコ…1～1.5パック
オリーブオイル…大さじ2
ニンニク…1かけ
たかのつめ…1/2本

（マリネ液）
グレープシードオイルかオリーブオイル…大さじ1
酢…大さじ1
塩・黒こしょう…少々

作り方

❶ キノコは食べやすい大きさに分けます。

❷ フライパンにオイルとたかのつめ、ニンニクを入れて弱火で軽く炒めてから、キノコを入れてしんなりするまで炒めます。

❸ 熱いうちにキノコをマリネ液に入れてあえます。

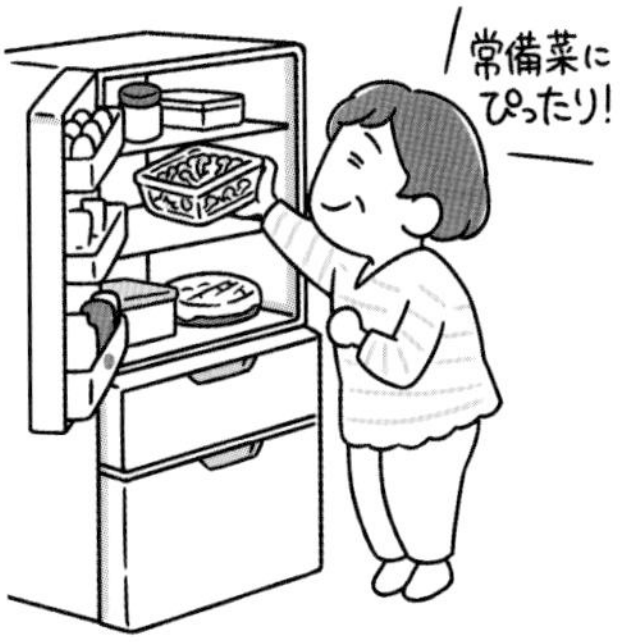

心臓・脳血管疾患を予防する（ＤＨＡ・ＥＰＡ：青魚）

血液サラサラ効果がある青魚　１日１食は食べよう

青魚には、心臓・脳血管系疾患の予防効果が期待できるＤＨＡ・ＥＰＡといったｎ－３系多価不飽和脂肪酸がたくさん含まれています。中性脂肪を減らし、血液をサラサラにする作用があるので動脈硬化対策やダイエットにも有効。カルシウムの吸収を高めるビタミンＤも豊富で、骨が弱くなりがちな更年期の女性にぴったりです。１日１食は魚料理を食べるようにしましょう。

●イワシ

ＤＨＡ・ＥＰＡ、ビタミンＤのほか、老化防止効果が期待できるセレンというミネラルも豊富。主な栄養素はイワシの脂肪に含まれているので、脂がのっている秋～冬ごろに食べるのがおすすめです。

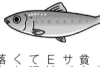

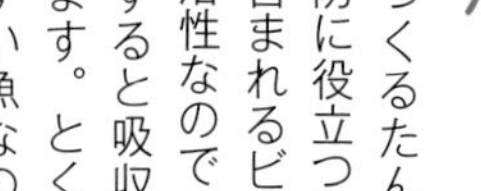

●アジ

皮には細胞の成長などを助けるビタミンＢ２が含まれているので、残さず食べましょう。一年中買えて、いろんな料理に使いやすい魚です。種類が１５０以上あり、種類ごとに多少違いますが、基本的に旬は春～夏です。

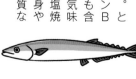

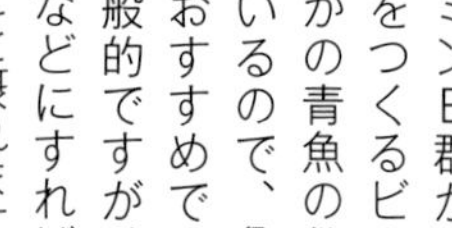

●サバ

体をつくるたんぱく質、貧血予防に役立つ鉄が豊富。サバに含まれるビタミンＤ、Ｅは脂溶性なので、油を使って調理すると吸収されやすくなります。とくに鮮度が落ちやすい魚なので、早めに食べましょう。

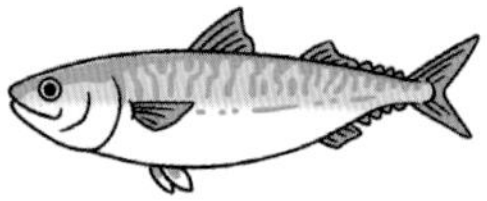

●サンマ

ビタミンＢ群が豊富。とくに血をつくるビタミンＢ12がほかの青魚の数倍も含まれているので、貧血気味の人におすすめです。塩焼きが一般的ですが、刺身やスープなどにすれば良質な脂を丸ごと摂れます。

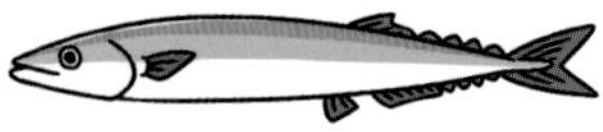

イワシのかば焼き丼

20分

DHA・EPAたっぷりの脂もしっかり摂れる!

材料（2人分）
イワシ…4切れ
薄力粉…大さじ2
ゴマ油…適量
（たれ）
砂糖、しょうゆ、料理酒、みりん…適量

作り方

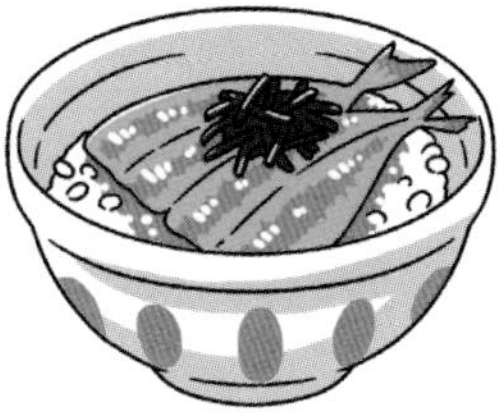

❶ イワシは水気をしっかりふき取り、薄力粉をうすくまぶします。

❷ フライパンにごま油を引いて、イワシを皮から両面がカリカリになるまで焼きます。

❸ イワシをフライパンの片側に寄せます。反対側でたれを煮つめ、イワシにかけます。イワシと残りのたれをごはんにのせてできあがり!

アジのユッケ

10分

栄養がそのまま摂れる刺身を使って

材料（2人分）
アジ（刺身）…1パック
卵黄…1個分
いりゴマ…適量
（調味料）
しょうゆ…小さじ1
コチュジャン…小さじ1
酢…小さじ1
ゴマ油…小さじ1
おろしにんにく…少々

作り方

❶ ボウルに調味料の材料をすべて入れてよく混ぜます。

❷ ❶にアジを加えて軽く混ぜ、ラップをかけて冷蔵庫で10分ほどねかせます。

❸ 器に盛り、卵黄をのせて、いりゴマをかけます。

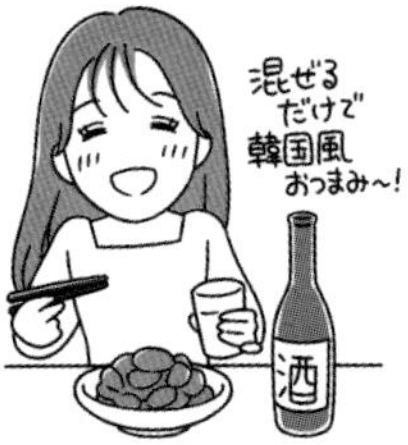

更年期からのコレステロール値を下げる食事

コレステロール値が上がるのは更年期の自然な変化

コレステロールは脂質の一種で、細胞やホルモンなどをつくる大切なものです。ＨＤＬコレステロール（ＨＤＬ－Ｃ）は、血液中にたまったコレステロールを回収して肝臓に戻す働きをします。ＬＤＬコレステロール（ＬＤＬ－Ｃ）は、肝臓でつくられたコレステロールを全身に運ぶ働きをしますが、増えすぎると血管内にたまり、血流を悪くします。

検査でＬＤＬ－Ｃ値が基準より高いと動脈硬化や脂質異常症のリスクが高まりますが、男女共通の基準値で判断することは正しいとはいえません。女性ホルモンであるエストロゲンにはＬＤＬ－Ｃの増加をおさえる働きがあるので、更年期世代になって女性ホルモンが激減すればＬＤＬ－Ｃ値が上がるのは自然なことだからです。

〝代謝の悪さ〟がコレステロール値を上げる大きな要因

ＬＤＬ－ＣとＨＤＬ－Ｃを足したものが「総コレステロール」です。更年期の女性はＬＤＬ－Ｃが増える、つまり総コレステロール値が上がるのは自然なこととはいえ、どんどん上がっていくのを放置するのはダメ。定期的に検査をして動脈硬化が進んでいないかチェックしていくことが大事です。

体内のコレステロールの大半は食べたものの糖質や脂質からつくられ、食べ物から直接とりこむ量は少ないので、コレステロールの多いものを食べると必ず数値が上がるわけではありません。上がる大きな要因は代謝の悪さです。そのため、食事に注意すると同時に運動などで代謝を上げる努力をするようにしましょう。

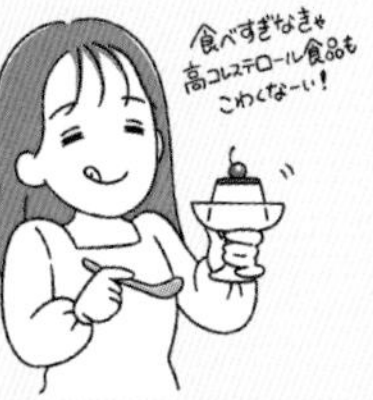
食べすぎなきゃ
高コレステロール食品も
こわくなーい！

LDLコレステロールを下げるには

コレステロールはおもに動物性食品に含まれ、とくに多いのが肉･魚の内臓、魚卵、卵、卵製品などです。それを頭に入れたうえで栄養バランスのとれた献立を、3食きちんと食べることが基本です。

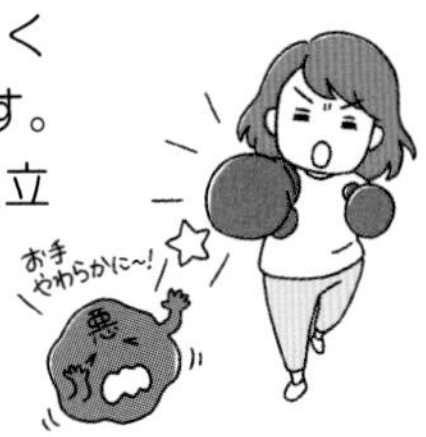
お手
やわらかに〜!
悪

ポイント1　食物繊維を摂ろう

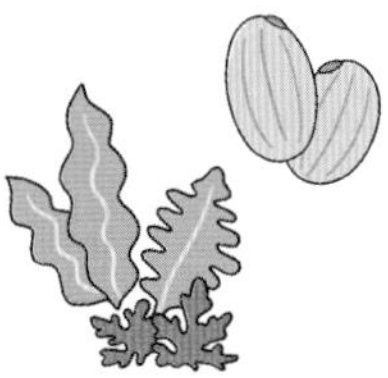

食物繊維には、LDLコレステロールの増加を防ぐ働きがあるので、動脈硬化や心筋梗塞のリスクを下げるといわれています。多く含まれるのは､野菜やキノコ、海藻など。ごはんは白米より玄米や麦ごはんなど精製されていないもののほうが食物繊維が豊富です。

ポイント2　飽和脂肪酸に注意！

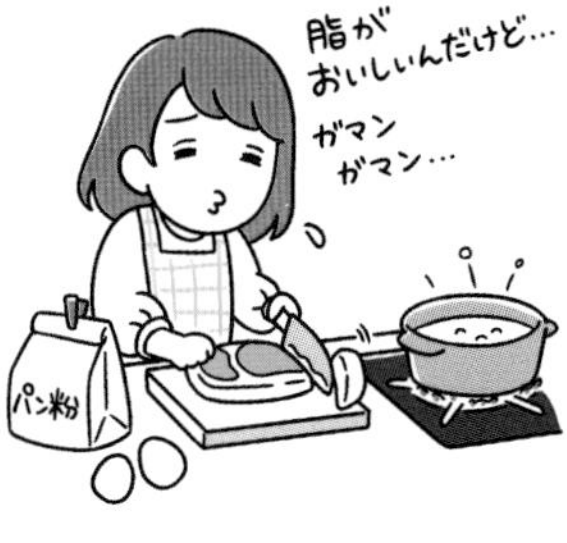
脂が
おいしいんだけど…
ガマン
ガマン…
パン粉

脂質の成分である飽和脂肪酸はLDLコレステロールを増加させるので、摂りすぎに注意しましょう。肉やバター、生クリーム、菓子パンに多く含まれています。肉の脂身にも多く含まれているので、脂身はとって食べるなどの工夫をすればかなり減らすことができます。また、メニューを選ぶなら、脂質が多い洋食よりも和食を。

ポイント3　コレステロールの多い食品は少なめに

コレステロールは食べ物から直接とりこまれないとはいえ、含有量の多いものを食べすぎると影響が出てきてしまいます。どの食品にコレステロールが多く含まれるかを知り、頻度や量をよく考えて食べるようにしましょう。

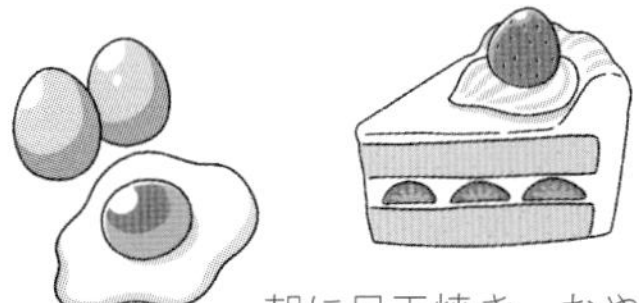

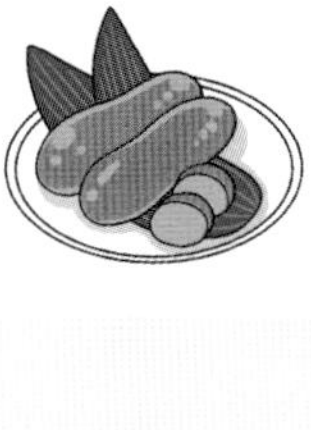

朝に目玉焼き、おやつにケーキ、夜にはつまみにたらこ、と、気づかないうちに多くのコレスレロールを摂取していることも

コレステロール対策には「サバ缶」を

脳と体を元気にする栄養素がたっぷり

　青魚の栄養を丸ごと閉じこめた缶詰はコレステロール対策にぜひ活用したい食品です。とくに近年大人気のサバ缶はたんぱく質、ＤＨＡ、ＥＰＡ、カルシウムの宝庫。脳や体を元気にする成分がたっぷり含まれているうえ、手軽に使えるスグレモノです。そのままはもちろん、サラダやスープ、炊きこみごはんなど、アレンジしやすいのも魅力。できれば毎日食べて、更年期のトラブルとおさらばしましょう。

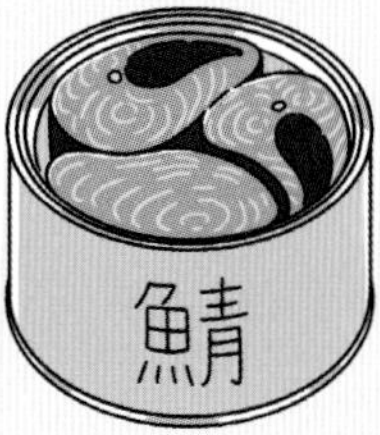

　サバ缶に入っているＤＨＡ、ＥＰＡなどの脂肪酸は酸化しやすいため、缶を開けたらできるだけ早く食べるようにしましょう。

たんぱく質と一緒にとるとダイエット効果がアップ

　動物性たんぱく質を含む卵や肉、植物性たんぱく質を含む納豆などと一緒にとると、〝やせホルモン〟ＧＬＰ－１が多く分泌されるのでダイエット効果がアップします。他の食材と組み合わせることで、レシピの幅も広がって一石二鳥。

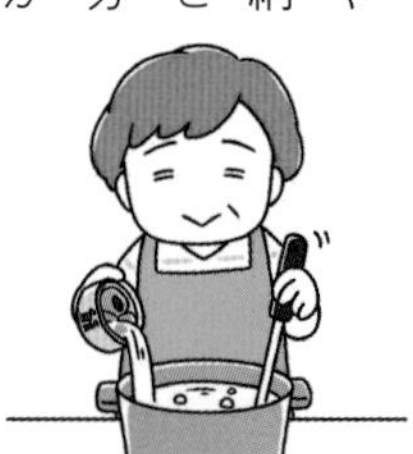

　サバ缶を使用する際には、缶詰の汁まで捨てずに使うこともポイント。ＤＨＡ、ＥＰＡなどの栄養素はサバの脂に含まれています。缶詰の汁にもそれがたっぷり溶け出しているので、捨ててしまうのはもったいない話。全部使いきって栄養を余さずゲットしましょう。

混ぜるだけ！サバ缶のあえ物① サバ缶＋キムチ

5分

脂肪を燃やす最強コンビ！

材料（2人分）
- サバ缶…1缶
- キムチ…適量
- ゴマ油…適量
- 白いりゴマ…少々

作り方

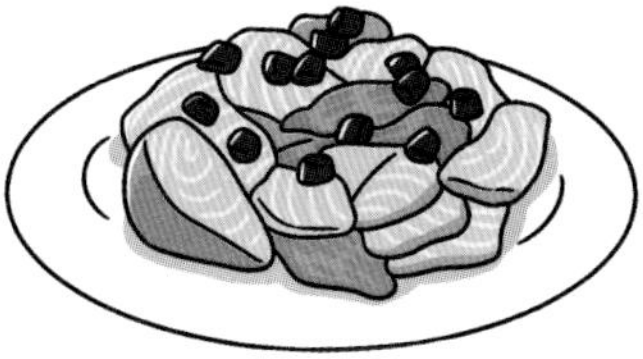

❶ サバ缶をザルにあけ、汁気をきります。

❷ ❶にキムチ、ゴマ油を加えて混ぜます。

❸ 白いりゴマをふりかけて、できあがり。

混ぜるだけ！サバ缶のあえ物② サバ缶＋クリームチーズ

5分

乳製品を加えてタンパク質のパワーアップ！

材料（2人分）
- サバ缶…1缶
- クリームチーズ…適量
- レモン汁…小さじ1
- 塩・黒こしょう…少々
- パセリ…適量

作り方

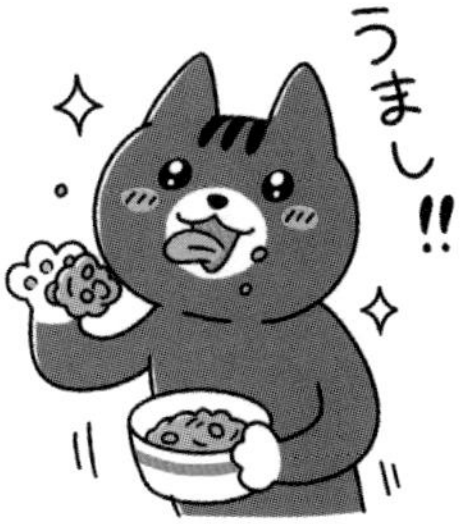

❶ サバ缶をザルにあけて汁気をきります。

❷ 室温で柔らかくしたクリームチーズに1とレモン汁、塩・黒こしょうを加え、よく混ぜます。

❸ 仕上げにパセリのみじん切りをかけます。

40代編集スタッフが「ソイチェック」を体験してみました！

エクオールのことを知れば知るほど、自分に「エクオール産生能」があるのかが気になりますよね。そこで、現在40代の編集スタッフが「ソイチェック」を受けてみました！

まずはAmazonで検査キットを購入。パッケージを開けると、説明書や送付用封筒、採尿カップと容器が入っています。
検査の前にネットでマイページに登録したら、朝一番の尿をとり、封筒に入れて送付するだけ。採尿の前日には大豆製品を積極的に食べることが推奨されています（納豆1パック、豆乳200ml程度）。

送付してから3日後、メールに通知が届き、ドキドキしながらマイページにログインすると結果が！　私の結果はレベル2、尿中エクオールは0.6μMで、腸内のエクオール産生菌はとても少ないか、あまり活動していないとのことでした。ショック…（涙）ですが、コメントを見てみると、数値が低くても腸内にエクオール産生菌がいないわけではないので、腸内環境を整えることでエクオール産生菌の活性を目指せるとのこと。

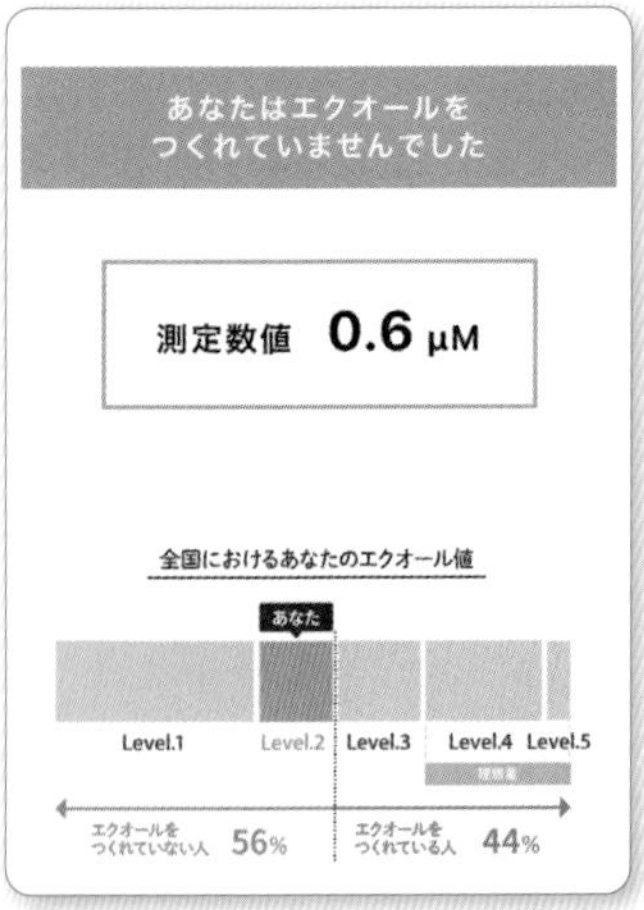

睡眠時間や運動量も腸内環境に影響するそうなので、更年期に向けて、生活を見直していこうと思います。さっそく豆乳も購入。エクオールのサプリメントも試してみたいです！

chapter

5

運動のセルフケア

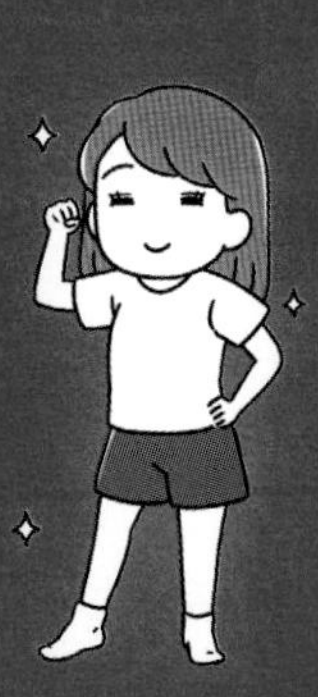

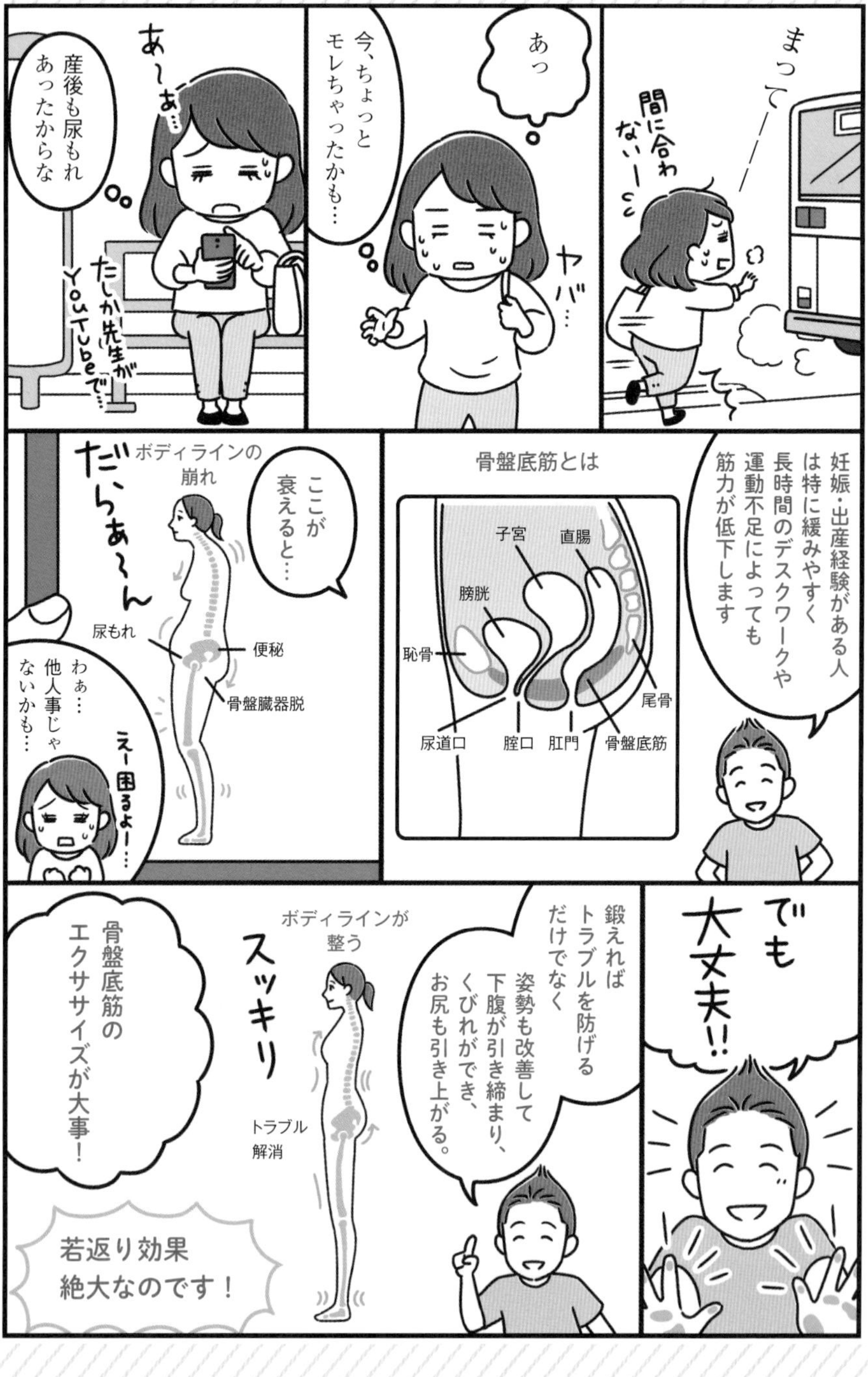
まって〜〜
間に合わない〜〜
あっ
今、ちょっとモレちゃったかも…
ヤバ…
あ〜あ…
産後も尿もれあったからな
たしか先生がYouTubeで…
妊娠・出産経験がある人は特に緩みやすく長時間のデスクワークや運動不足によっても筋力が低下します
骨盤底筋とは
子宮
直腸
膀胱
恥骨
尾骨
尿道口
腟口
肛門
骨盤底筋
ここが衰えると…
だらぁ〜ん
ボディラインの崩れ
尿もれ
便秘
骨盤臓器脱
わぁ…他人事じゃないかも…
えー困るよー…
でも大丈夫!!
鍛えればトラブルを防げるだけでなく姿勢も改善して下腹が引き締まり、くびれができ、お尻も引き上がる。
ボディラインが整う
スッキリ
トラブル解消
骨盤底筋のエクササイズが大事!
若返り効果絶大なのです！

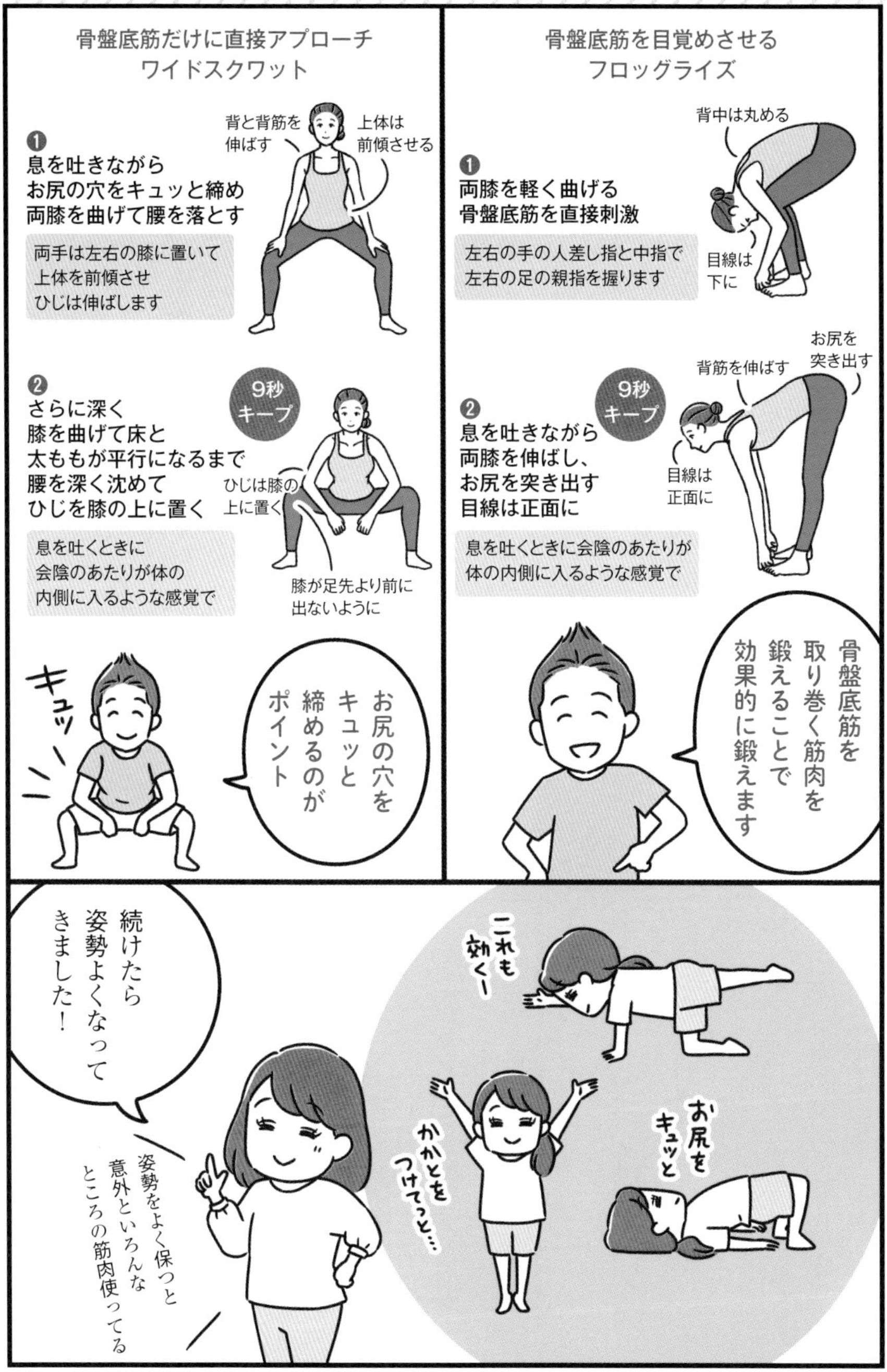
骨盤底筋を目覚めさせる
フロッグライズ
背中は丸める
❶
両膝を軽く曲げる
骨盤底筋を直接刺激
左右の手の人差し指と中指で
左右の足の親指を握ります
目線は
下に
お尻を
突き出す
背筋を伸ばす
9秒
キープ
❷
息を吐きながら
両膝を伸ばし、
お尻を突き出す
目線は正面に
目線は
正面に
息を吐くときに会陰のあたりが
体の内側に入るような感覚で
骨盤底筋を取り巻く筋肉を鍛えることで効果的に鍛えます
骨盤底筋だけに直接アプローチ
ワイドスクワット
背と背筋を
伸ばす
上体は
前傾させる
❶
息を吐きながら
お尻の穴をキュッと締め
両膝を曲げて腰を落とす
両手は左右の膝に置いて
上体を前傾させ
ひじは伸ばします
9秒
キープ
❷
さらに深く
膝を曲げて床と
太ももが平行になるまで
腰を深く沈めて
ひじを膝の上に置く
ひじは膝の
上に置く
息を吐くときに
会陰のあたりが体の
内側に入るような感覚で
膝が足先より前に
出ないように
お尻の穴をキュッと締めるのがポイント
キュッ
これも効くー
お尻をキュッと
かかとをつけてっと…
続けたら姿勢よくなってきました！
姿勢をよく保つと意外といろんなところの筋肉使ってる

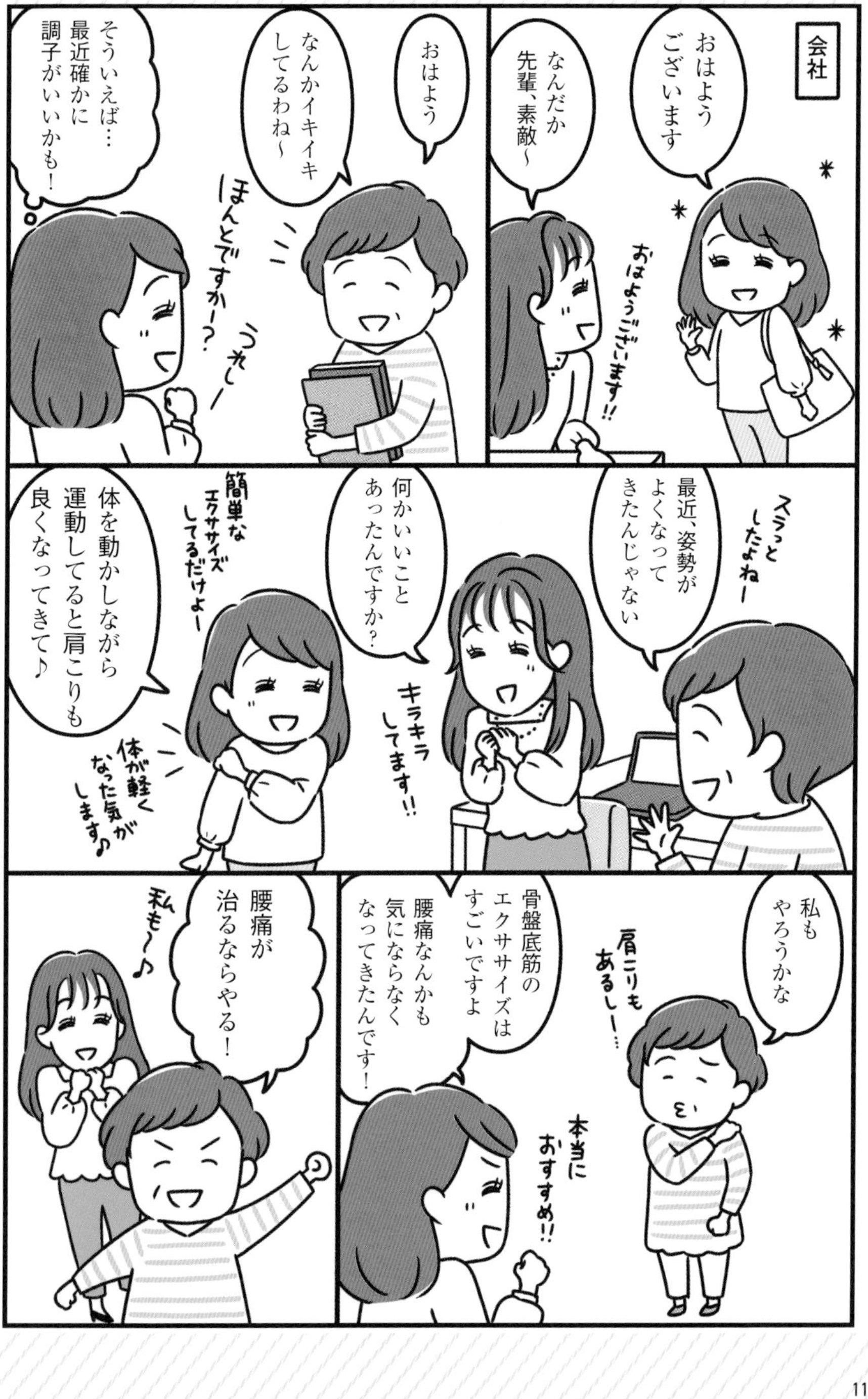
会社
おはようございます
なんだか先輩、素敵～
おはようございます!!
おはよう
なんかイキイキしてるわね～
ほんとですかー?
うれしー
そういえば…最近確かに調子がいいかも!
スラっとしたよねー
最近、姿勢がよくなってきたんじゃない
キラキラしてます!!
何かいいことあったんですか?
簡単なエクササイズしてるだけよー
体を動かしながら運動してると肩こりも良くなってきて♪
体が軽くなった気がします♪
私もやろうかな
肩こりもあるしー…
骨盤底筋のエクササイズはすごいですよ
腰痛なんかも気にならなくなってきたんです!
本当におすすめ!!
腰痛が治るならやる!
私も～♪

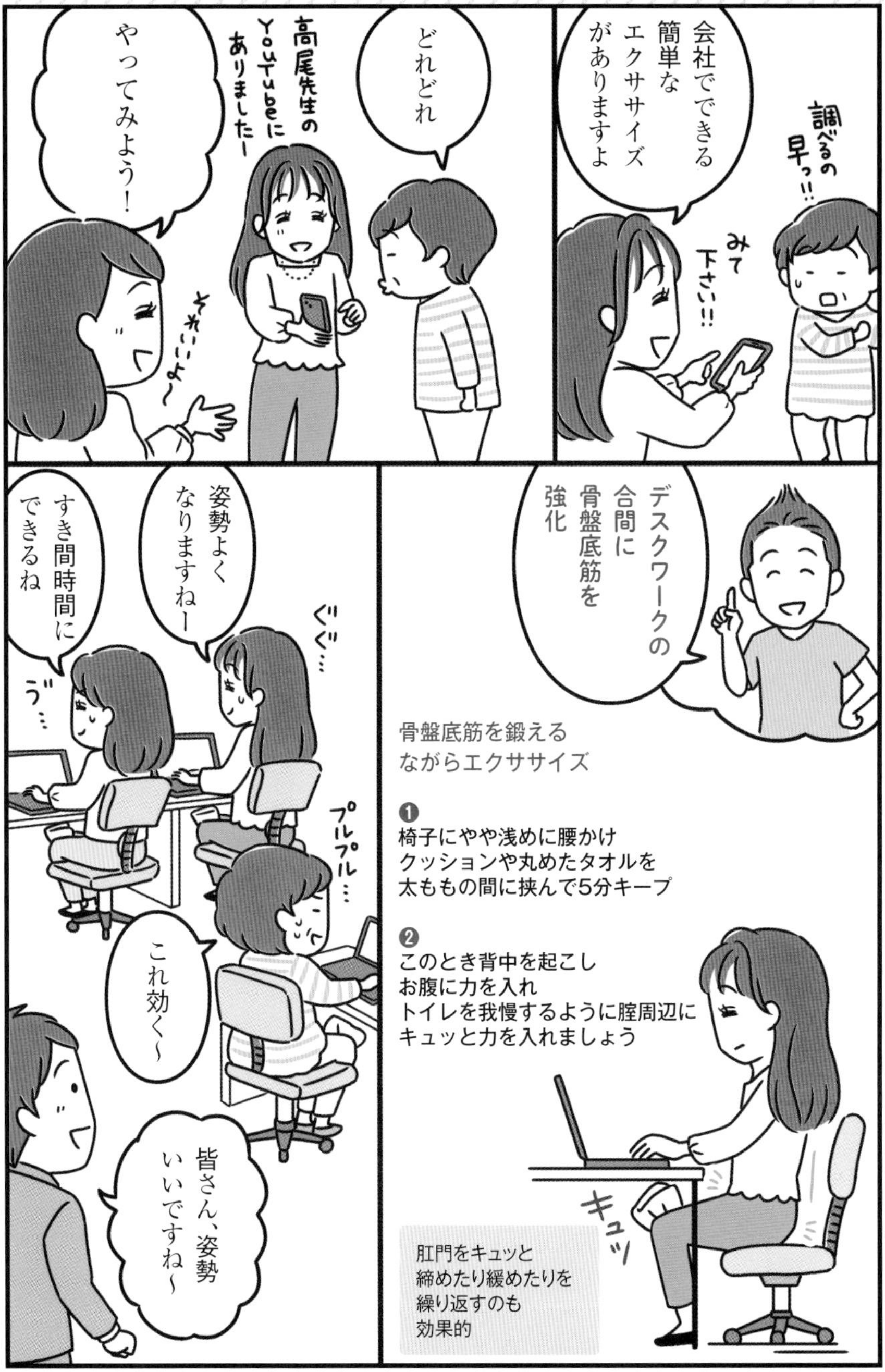

会社でできる簡単なエクササイズがありますよ
調べるの早っ!!
みて下さい!!
どれどれ
高尾先生のYouTubeにありましたー
やってみよう!
それいいよ~
デスクワークの合間に骨盤底筋を強化
骨盤底筋を鍛える
ながらエクササイズ
❶
椅子にやや浅めに腰かけ
クッションや丸めたタオルを
太ももの間に挟んで5分キープ
❷
このとき背中を起こし
お腹に力を入れ
トイレを我慢するように膣周辺に
キュッと力を入れましょう
キュッ
肛門をキュッと
締めたり緩めたりを
繰り返すのも
効果的
姿勢よくなりますねー
ぐぐ…
すき間時間にできるね
う…
プルプル…
これ効く~
皆さん、姿勢いいですね~

骨盤底筋

骨盤の底で臓器を支える大事な筋肉

骨盤底筋とは、骨盤の底で子宮、膀胱、直腸などの臓器を支えているハンモックのような形をした筋肉です。いくつもの筋肉の集まりなので、「骨盤底筋群」とよばれます。

直接さわることができないので、なかなか意識しづらいのですが、自転車に乗ったとき、ちょうどサドルに当たる部分のすべてというとイメージしやすいかもしれません。

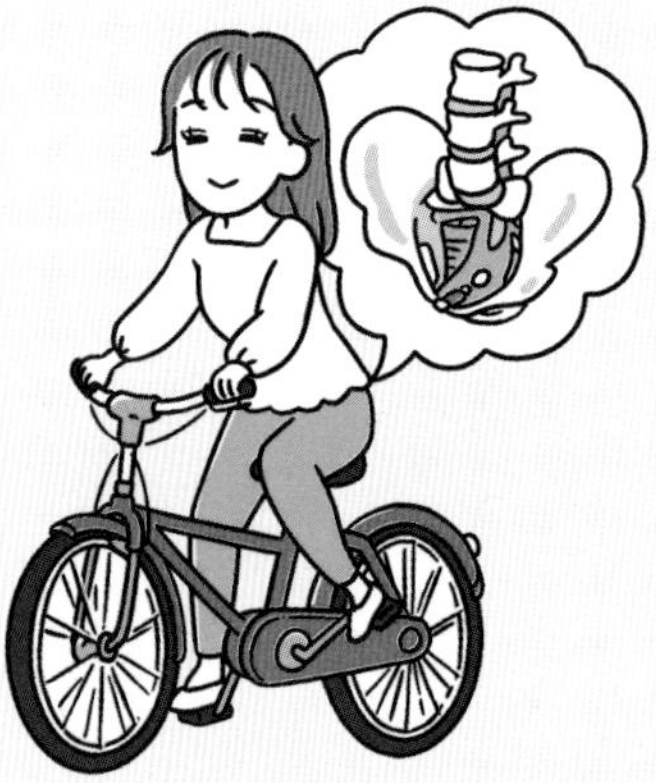

骨盤底筋が下半身をコントロールしている

骨盤底筋には、尿道口、腟口、肛門の3つの穴があり、骨盤底筋がこの穴の開閉を調整することによって、尿や便の排泄をコントロールしています。日ごろ私たちが尿意や便意を我慢できるのは骨盤底筋のおかげなのです。しかし、更年期になると、全身の筋肉量維持に関わる女性ホルモンのエストロゲンが減少するため、骨盤底筋は弾力を失い、薄くなっていきます。その結果、尿もれなどの下半身トラブルが増え、さらにはポッコリお腹になったり、ヒップラインが崩れてしまったりすることもあるのです。

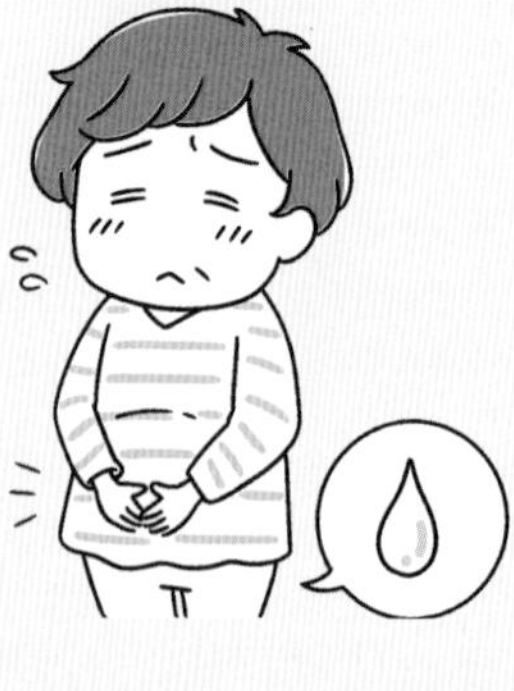

骨盤底筋はココ！

骨盤底筋は、３層の筋肉が重なり合って、膀胱、子宮、直腸を支えています。自分の意思で動かすことができるはずの随意筋ですが、薄い筋肉が重なり合っているため、意識して動かすのが難しい筋肉です。

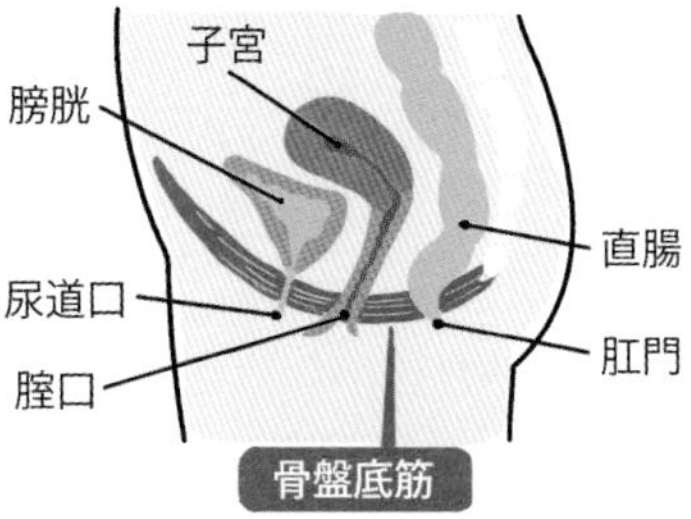

骨盤底筋の役割

- 骨盤内臓器を支える
- 排尿のコントロール
- 排便のコントロール
- 姿勢・運動のコントロール
- 呼吸をサポートし、体幹を安定させる
- 出産時、産道となる
- 性交のサポート

「骨盤底筋」と「骨盤底」のちがいは？

「骨盤底筋」は骨盤の底に重なっている筋肉群を指しており、正式名称は「骨盤底筋群」といいます。それに対して、「骨盤底」は骨盤底筋などの筋肉や靭帯、皮下組織、神経などを含めた、臓器を下から支える部分の総称です。「骨盤底」は医療の場面でよく使われる用語です。

骨盤底筋のゆるみで起きる不調

骨盤底筋のゆるみが不調の原因に

　加齢とともに骨盤底筋が衰えることによって起こりやすい下半身のトラブルが、尿もれと骨盤臓器脱です。すでにこうしたトラブルに悩んでいるなら、骨盤底筋がゆるんでいる可能性が大いにあります。まずは、自分の骨盤底筋の状態を確認するために、骨盤底筋のゆるみ度をチェックしてみましょう。

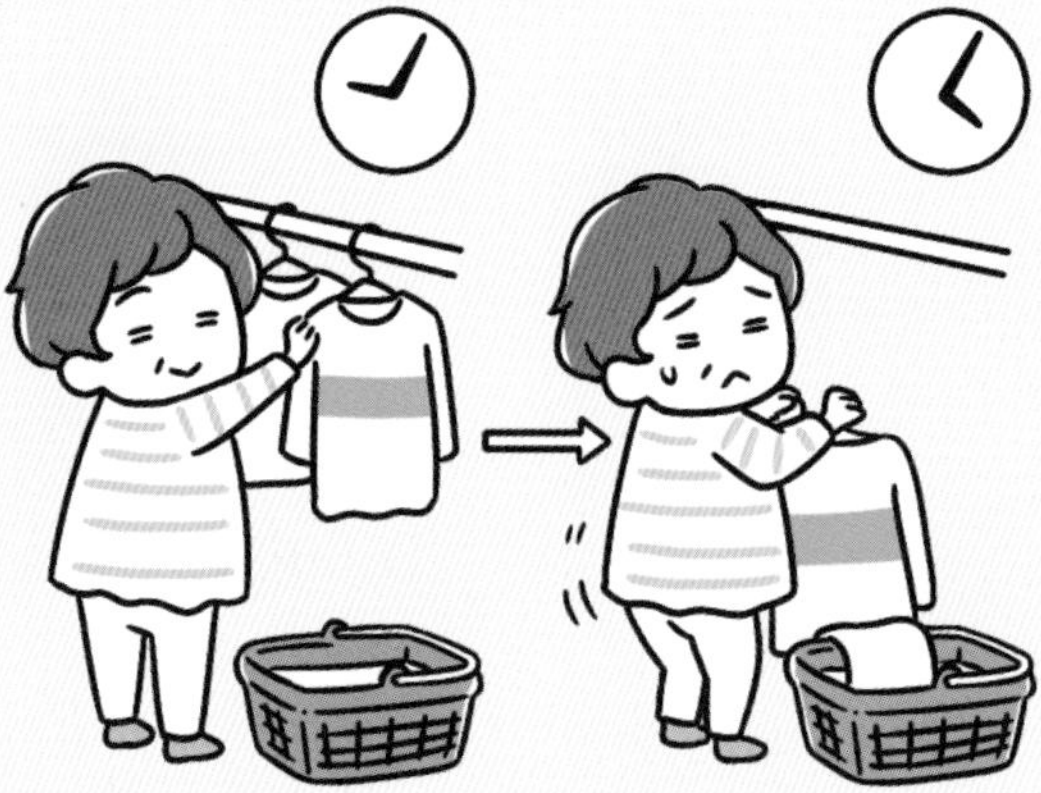

尿もれと骨盤臓器脱

　くしゃみやせきをしたときに、不意に尿が出てしまうなら、骨盤底筋の衰えによる尿もれかもしれません。人知れず尿もれに悩んでいる人は多く、40代以上の女性の4割が尿もれを経験したことがあるというデータもあります。

　骨盤臓器脱は、骨盤底筋が支えているはずの臓器が、膣口から出てしまう状態のこと。膀胱脱、直腸脱、子宮脱といいます（→P60）。とくに夕方以降、股のあたりに違和感を覚えることが多いのが特徴です。

骨盤底筋のゆるみチェックリスト

１つでもあてはまる場合は、骨盤底筋のゆるみが疑われます。チェックが多くついた人は、衰えが進んでいる恐れがあるので要注意。

- ☐ 経腟分娩の経験がある
- ☐ くしゃみやせきをすると、尿がもれたり、おならが出たりすることがある
- ☐ いすに座ったときに、座面に何かが当たったような違和感を覚えたことがある
- ☐ 自転車のサドルに当たる部分に痛みや違和感がある
- ☐ 夕方になると、股間に異物感があることがある
- ☐ ねこ背が気になる
- ☐ 便秘のため、毎日いきむくせがついている
- ☐ くしゃみやせきをよくする
- ☐ 肥満

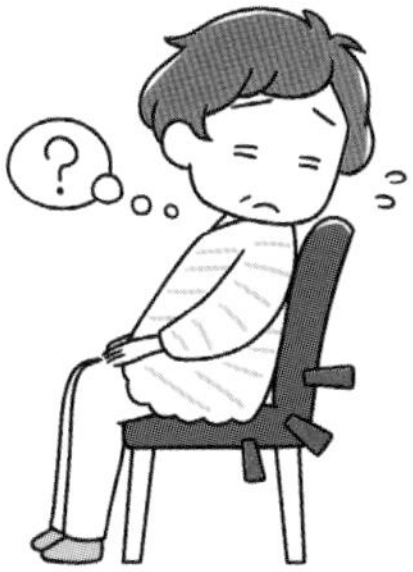

運動習慣のメリット

更年期の人こそ「適度」な運動をしましょう

更年期以降の健康維持に欠かせないものが、運動です。40代以降の運動は、「適度」であることが大切。長距離のランニングやハードな筋トレのような激しい運動は必要ありません。通勤時に歩きやすい靴でウォーキングをしたり、家事のときにつま先立ちをしたりなど、日常の活動を運動に変えてみましょう。

「運動習慣がある」とは、1回30分以上、週に2回以上の運動を1年以上続けることをいいます。これからの楽しい人生のために、運動習慣を身につけましょう。

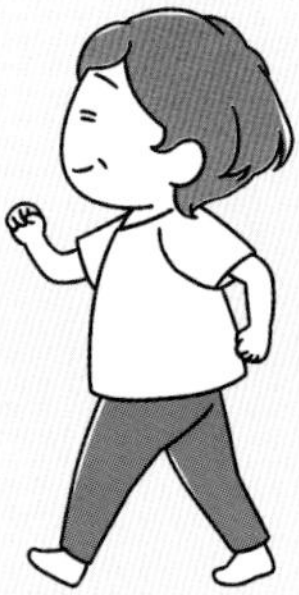

自分が楽しめる運動が一番です

運動すると心と体にいいことばかり

筋肉を鍛え、自律神経を整えてくれる運動は、心と体にさまざまなよい効果をもたらします。肩こり、冷え、疲れやすい、といった更年期の不調は、運動をすれば改善が期待できるものばかり。人生の後半戦を健康に過ごせるかは、運動習慣によるといっても過言ではないのです。

１２４ページからは、骨盤底筋を鍛えるトレーニングと更年期の不調をやわらげるヨガやストレッチをご紹介。運動が苦手な人もできるものばかりなので、ぜひやってみてください。

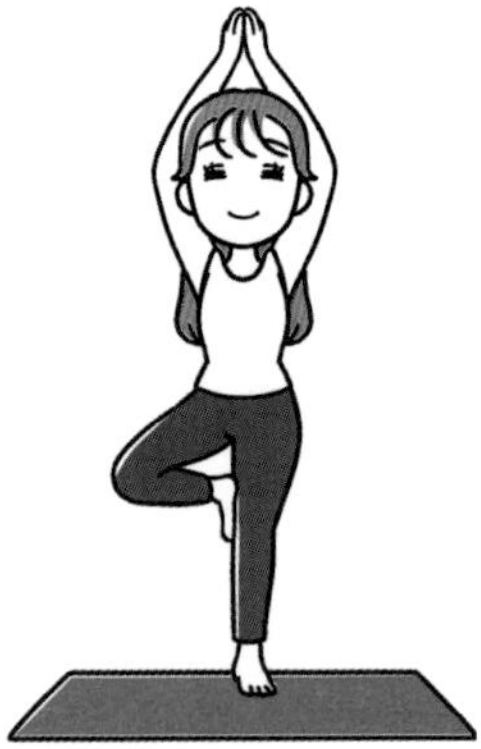

運動習慣10のメリット

❶ 太りにくい体になる

運動で筋肉量が増えると、基礎代謝が上がり、脂肪がつきにくい体になります。

❷ コレステロール値を下げる

血中コレステロール値を下げることで、さまざまな生活習慣病の予防・改善が期待できます。

❸ ストレスに強くなる

ストレスを感じると増加するコルチゾールというホルモンを減らします。

❹ ケガをしにくくなる

運動によって関節の可動域が維持され、柔軟性が保たれるので、ケガの予防になります。

❺ 風邪やウイルスに負けない

運動を習慣にすることで代謝が上がると免疫機能も上がり、感染リスクが下がります。

❻ 疲れにくくなり、持久力を維持できる

心肺機能が向上すると、疲れにくくなります。ウォーキングなどの有酸素運動がおすすめです。

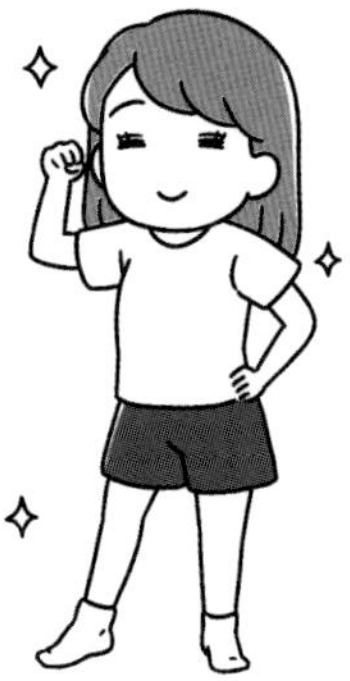

❼ 骨量と筋肉量を維持できる

骨への適度な刺激と筋肉の収縮・弛緩によって、骨量と筋肉量の減少を防ぐことができます。

❽ 肩こり、腰痛がよくなる

運動を続けて関節や筋肉を円滑に動かせるようになれば、肩こりや腰痛は改善できます。

❾ 自律神経活動が活発になる

運動時に優位な交感神経と、リラックス時に優位な副交感神経のバランスがよくなります。

❿ よく眠れる

運動によって自律神経活動が整うと、寝つきがよくなり、深く眠れるようになります。

ワイドヒップリフト：大臀筋から骨盤底筋を強化

大臀筋を刺激して、骨盤底筋を鍛える

ワイドヒップリフトは、おしりの筋肉である大臀筋を動かして、骨盤底筋を間接的に鍛えます。

骨盤底筋は直接的に鍛えることもできるのですが、感覚がわかりづらい部分です。そこで、骨盤底筋と連動して動く筋肉を刺激することによって、間接的に鍛えるのです。骨盤底筋と連動している筋肉は、骨盤底筋に比べて鍛えやすいうえに大きな筋肉が多いので、ボディラインの引き締めや代謝アップも期待できます。

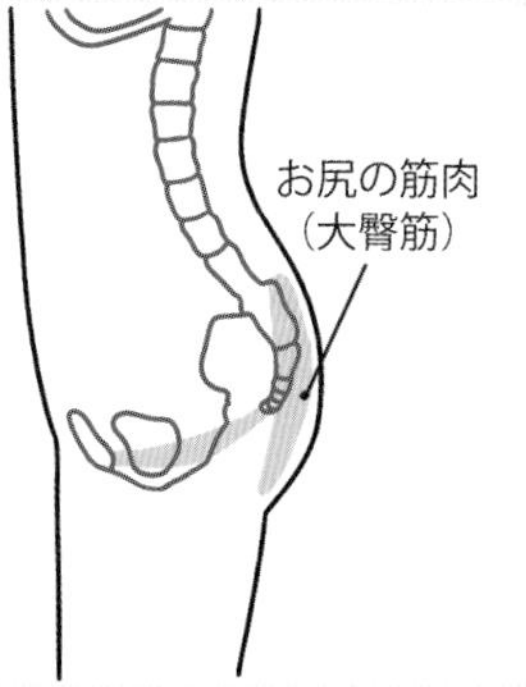

尿もれ対策におすすめ

ワイドヒップリフトは下半身を強化できるため、尿もれや骨盤臓器脱の予防や改善に効果抜群。1日3～6回を毎日続けるといいでしょう。

お尻を持ち上げにくい人は、床と腰の間に手を差し込むと持ち上げやすくなります。慣れてきたら、かかとの近くに手を置くようにしてください。かかとと手が離れていると、太ももの裏側が鍛えられてしまい、大臀筋に効かないので、注意しましょう。

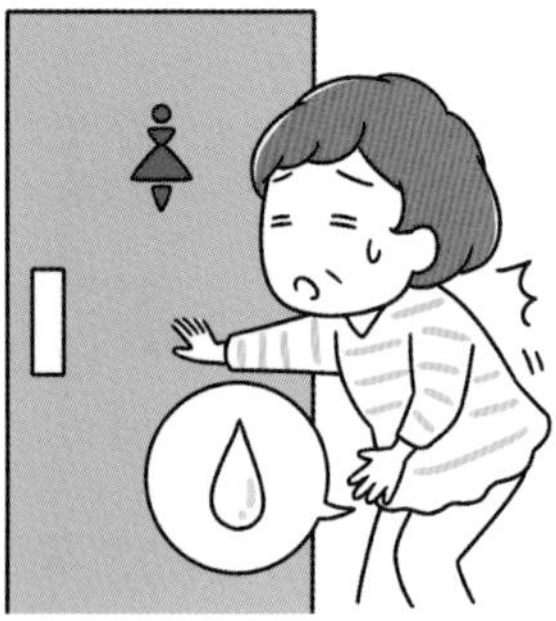

ワイドヒップリフト

大臀筋を刺激して、間接的に骨盤底筋を鍛えます。呼吸を止めずに、肩と膝が一直線になる姿勢をキープしましょう。

❶ 膝を立ててあおむけに寝ます。このとき、手のひらは下に向けて床につけます。

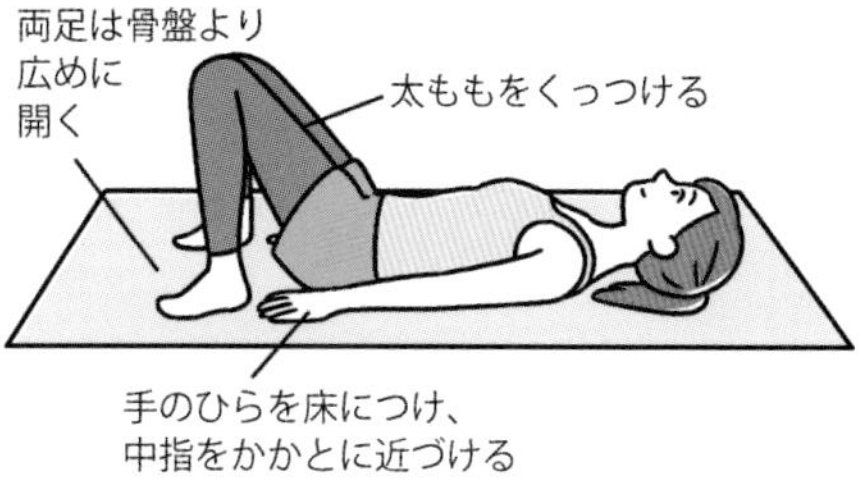
両足は骨盤より
広めに
開く
太ももをくっつける
手のひらを床につけ、
中指をかかとに近づける

❷ 肩と膝が斜め一直線になるようにお尻を持ち上げ、9秒キープします。

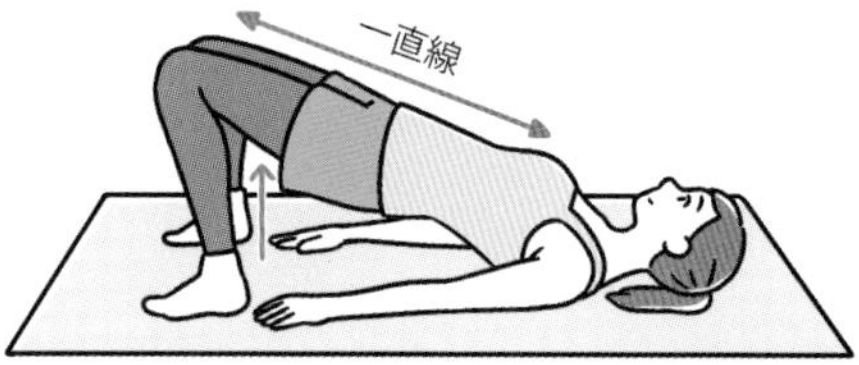
一直線

お尻を持ち上げにくい人は…

❶ 膝を立ててあおむけに寝たら、床と腰のすき間に左右から手のひらを差し込みます。

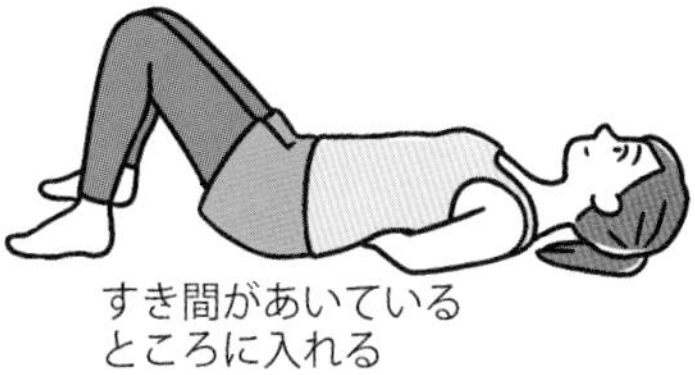
すき間があいている
ところに入れる

❷ 差し込んだ手を背中でつぶすように、お尻と内ももを引き締めながら持ち上げます。

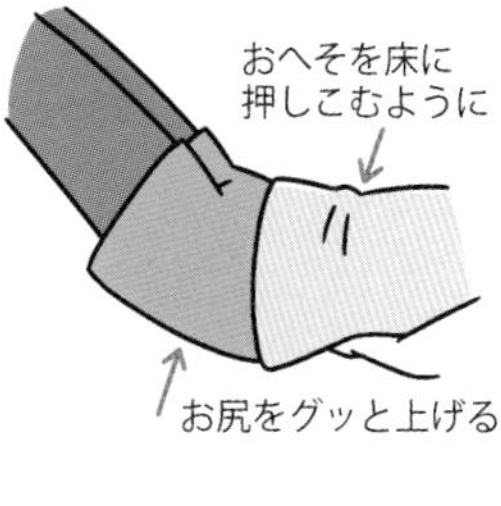
おへそを床に
押しこむように
お尻をグッと上げる

ドルフィンツリー：内転筋から骨盤底筋を強化

内転筋を刺激して、骨盤底筋を鍛える

ドルフィンツリーは、足をイルカの尾のようにしてツリーの形をつくるポーズです。太ももの内側の筋肉である内転筋を動かして、骨盤底筋を間接的に鍛えます。

内転筋も、大臀筋と同じように骨盤底筋と連動して動いている筋肉です。膝を閉じるときなどに使われ、引き締まってハリのある太ももをつくる筋肉でもあります。

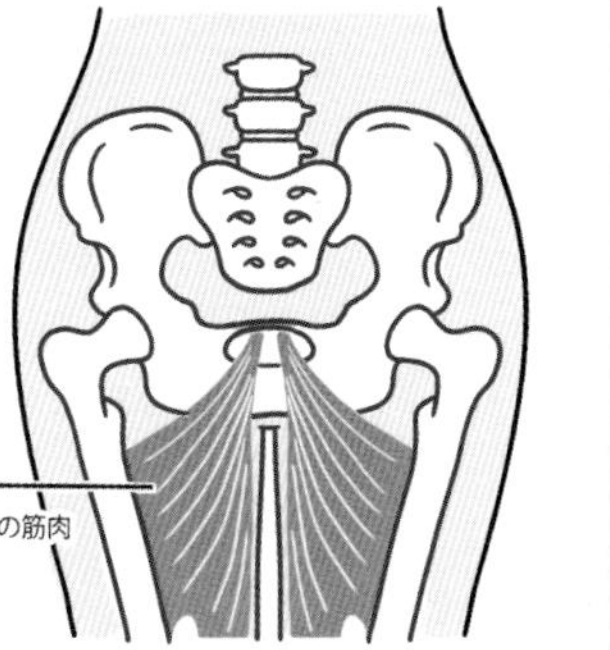

ヒップアップ効果もあり

つま先立ちになるときにお尻にキュッと力を入れると、ゆるみがちな大臀筋をより鍛えることができるので、ヒップアップ効果が期待できます。さらに、つま先立ちで体幹が鍛えられ、姿勢が改善するというメリットもあります。

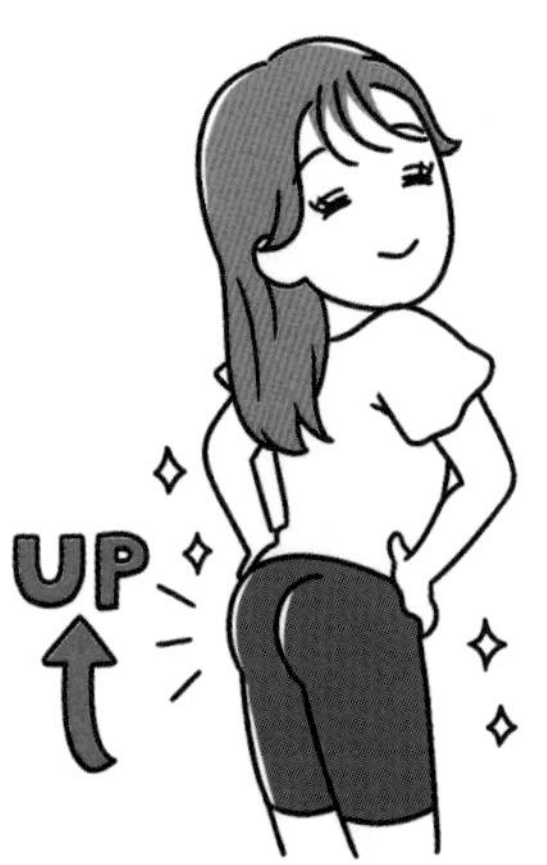

ドルフィンツリー

内転筋を刺激して、間接的に骨盤底筋を鍛えます。つま先立ちをしたときに、お尻の穴に力を入れるのがポイント。

❶「気をつけ」の姿勢で立ちます。両かかとをつけて、足先は開いた状態です。

❷ 両手を上げてつま先立ちになります。お尻とお腹に力を入れて、９秒キープしましょう。

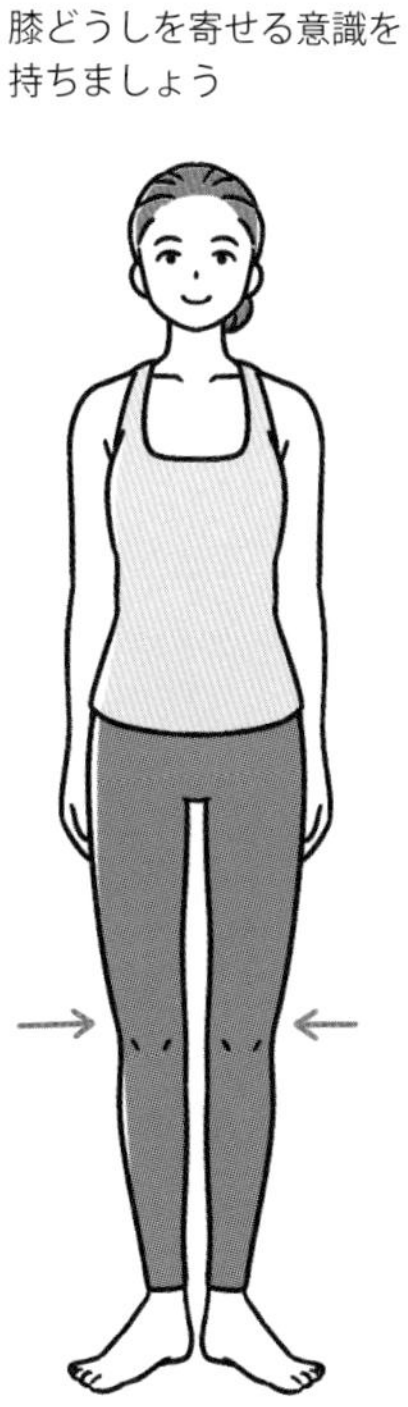
膝どうしを寄せる意識を
持ちましょう

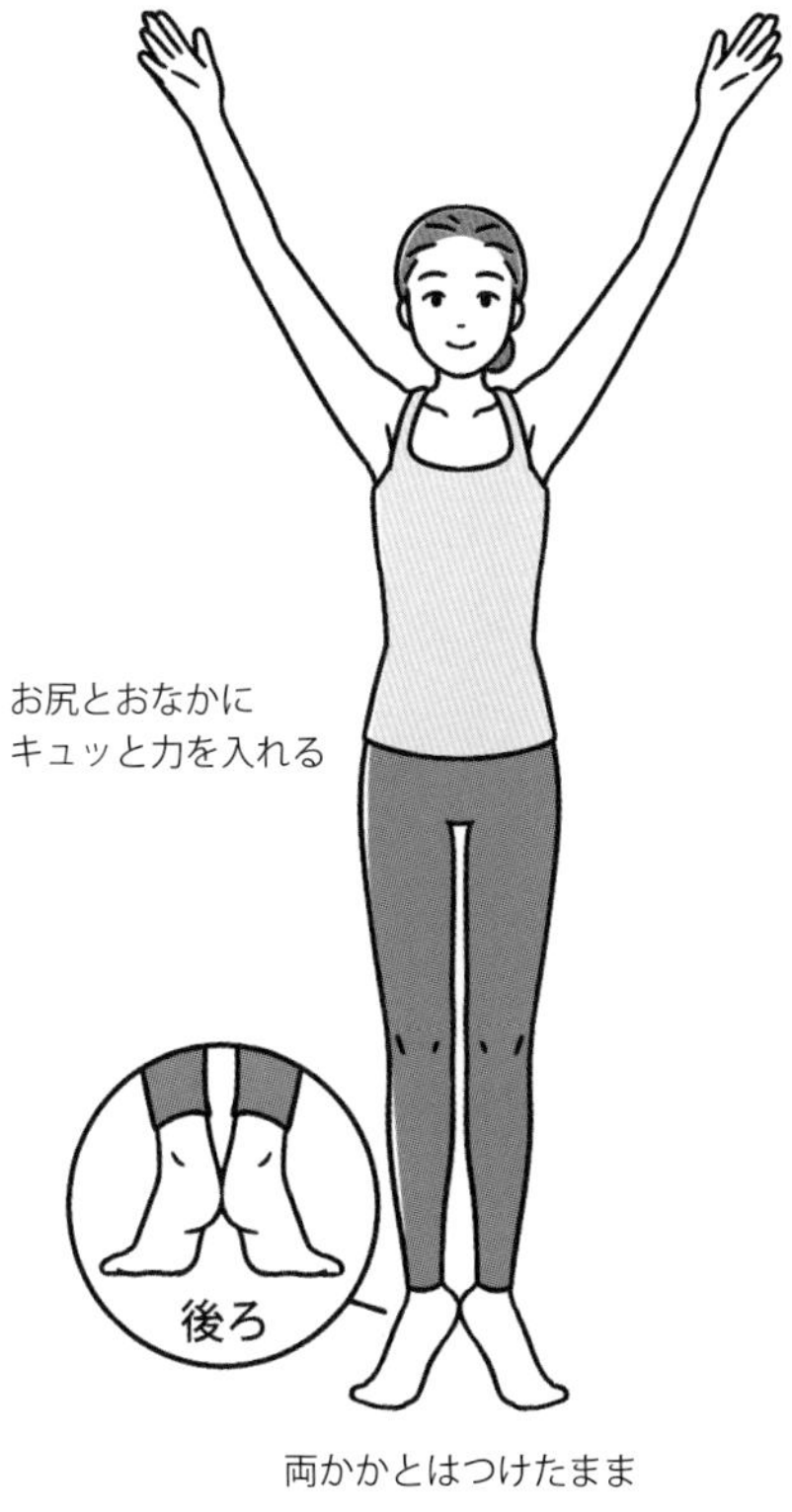
お尻とおなかに
キュッと力を入れる
後ろ
両かかとはつけたまま

ワイドスクワット：骨盤底筋を直接鍛える

骨盤底筋を直接鍛える

ワイドスクワットは、足幅を大きくとって行うスクワットです。膝を曲げるときにお尻の穴をキュッと締めるのがポイント。腹筋群、臀筋群、内転筋群がゆるむので、骨盤底筋だけを直接的に鍛えることができます。間接的に骨盤底筋を鍛えるワイドヒップリフトとドルフィンツリーに慣れてきたら、やってみましょう。

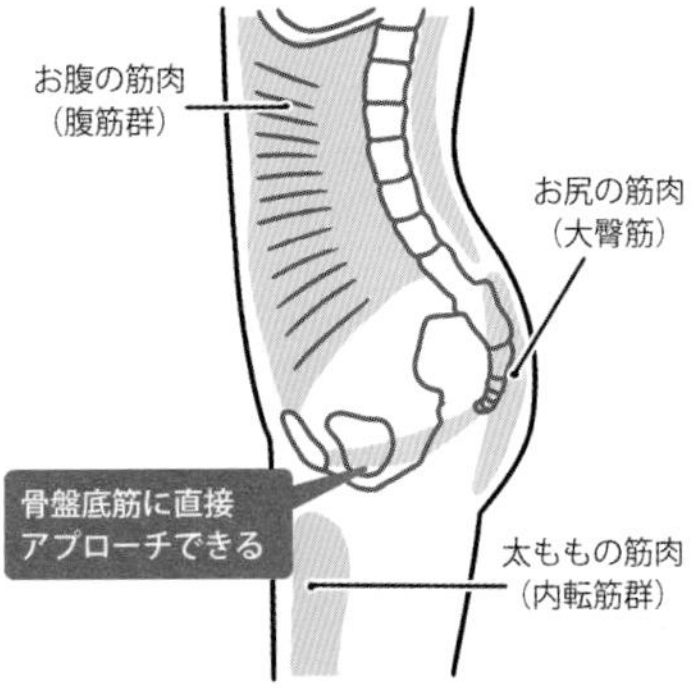

こんな体の変化が出てくればＯＫ

尿もれがある場合

- １回にもれる尿量が少なくなった
- １日にもれる回数が減った

尿もれがない場合、骨盤底筋が鍛えられているかは実感しにくいのですが、体に次のようなうれしい変化がみられることもあります。

- 姿勢がよくなった
- Ｏ脚が改善してきた
- 下腹がへこんできた

運動は続けるほど効果が高まります。少しずつでもいいので、毎日コツコツ続けましょう。

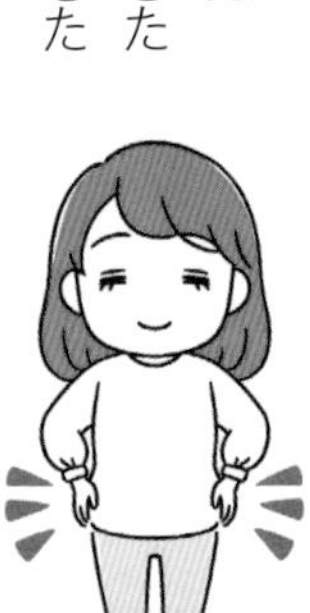

ワイドスクワット

普通のスクワットよりも足幅を大きくとって行うスクワットです。膝を曲げたときにお尻の穴をキュッと締めることで骨盤底筋を鍛えられます。

❶ 両足を肩幅よりも広く開いて立ちます。

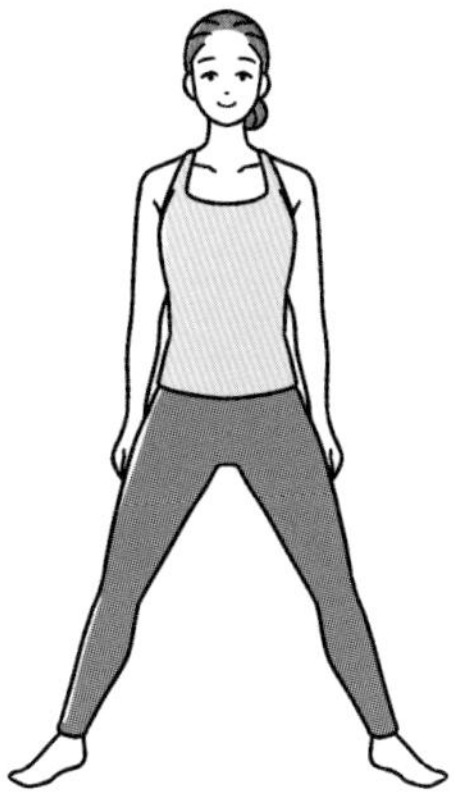

❷ 息を吐きながら、膝を曲げて腰を落としていきます。両手は膝に置き、ひじは伸ばして行いましょう。

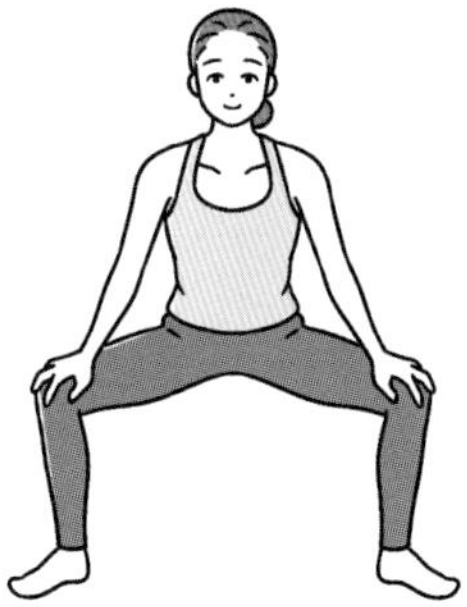

❸ さらに深く膝を曲げて床と太ももが平行になるまで腰を落とします。息を吐きながらお尻の穴をキュッと締めて９秒キープしましょう。

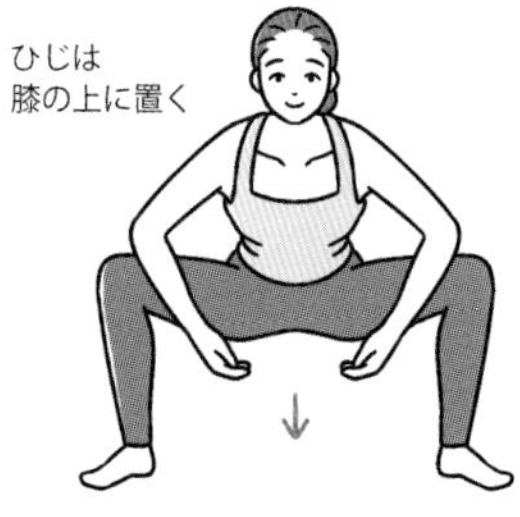

ぐるぐる体操：肩こり解消

筋肉への血流をよくすれば肩こりは改善する

肩こりの原因は、血流が悪くなっていることです。スマホ操作やパソコン作業のような前かがみの姿勢を続けていると、肩甲骨が左右に広がったまま動きが悪くなり、肩甲骨の周りについている大きめの筋肉への血流も悪くなるので、肩がこってしまうのです。

肩こりには運動が効果的。特に更年期の方におすすめしたいのが、肩をぐるぐる回す「ぐるぐる体操」です。肩甲骨を動かすことで、血流がよくなり、肩こりの改善につながります。

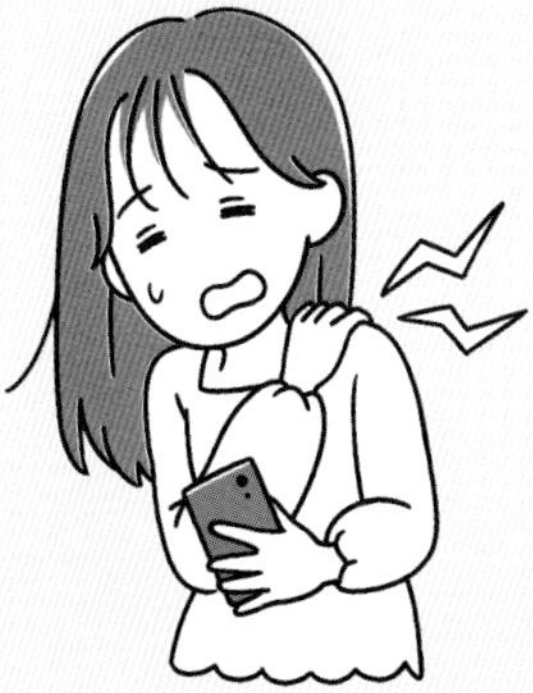

スマホの肩こりにもぐるぐる体操が効果的

気づいたときにぐるぐる回そう

ぐるぐる体操は、いつでもどこでも気軽にできるのが魅力。仕事や家事の合間など気づいたときに、肩をぐるぐる回しましょう。ポイントは、前回し、後ろ回しを交互にすること。慣れないうちは、後ろ回しが難しいかもしれませんが、回しているうちにだんだんとスムーズに回るようになります。肩がゴリゴリ鳴っても気にせずに、どんどん回してください。

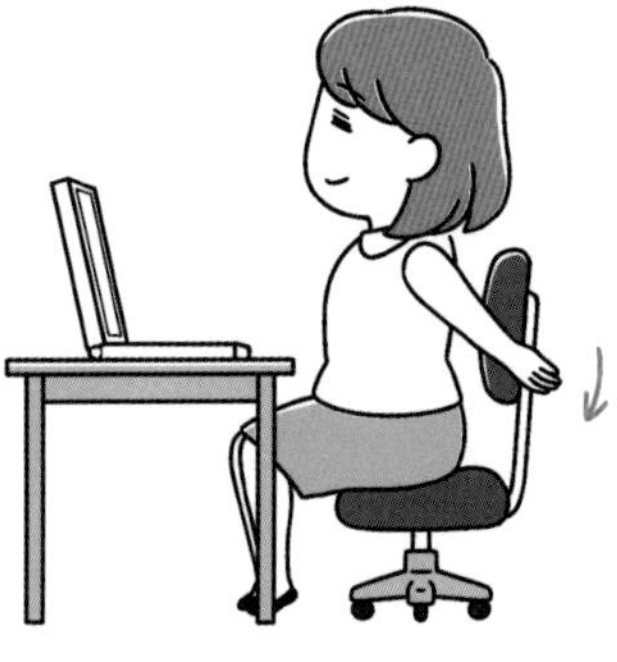

ぐるぐる体操

座りながらできる肩のぐるぐる体操です。肩甲骨の動きをよくして、肩こりを改善します。パソコン作業やデスクワークの合間にも気軽にできます。

❶ 背筋を伸ばして椅子に座り、両手を肩の上に置きます。

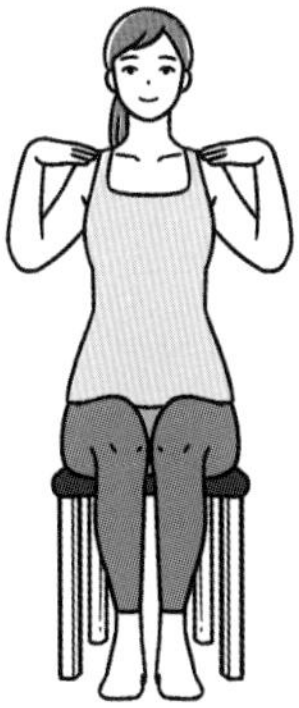

❷ ひじでテニスボールくらいの大きさの円を描くように、肩を後ろに4回ゆっくり回しましょう。

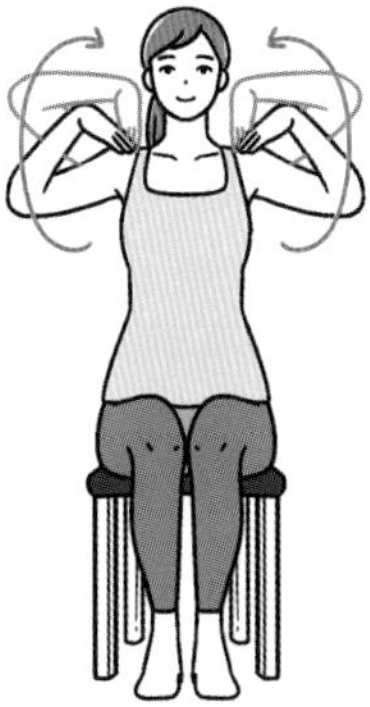

❸ 同様に、肩を前に4回ゆっくり回します。

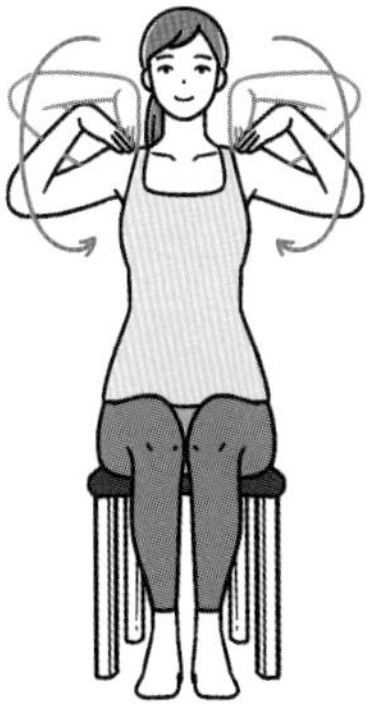

❶～❸を1セットとして繰り返します。2セット目はグレープフルーツくらいの大きさ、3セット目はバスケットボールくらいの大きさの円を描くように、肩をだんだん大きく回すことを意識して。3セット目はひじが体よりも後ろにいくように行いましょう。

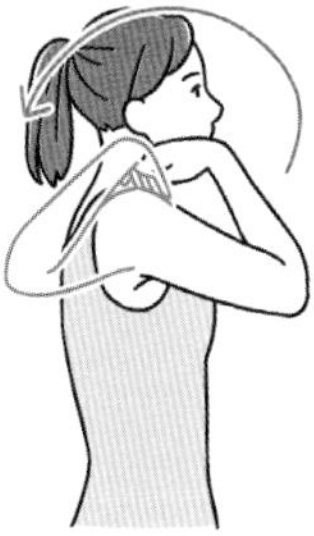

腰伸ばし・腰回しヨガ：腰痛解消

姿勢を意識して ヨガで腰の筋肉をほぐす

無理な姿勢や座りっぱなしでいると、腰に負担がかかり、腰痛の原因になります。腰痛を改善するには、姿勢を整えることが大事。

まず、日常生活で立っているときにおへそを背中のほうにぐっと引き込むよう意識してください。座っているときは足を組まないことと、腰を立てるよう意識することが必要です。座りながらできる腰伸ばし・腰回しヨガで、腰の筋肉をほぐすのもよいでしょう。

腰回しヨガ

腰のぐるぐる体操です。手のひらで床と平行に円を描くイメージで、体を左右にぐるぐる回します。気が向いたときに、どんどん回しましょう。

❶ いすに座り、腕を曲げて手を胸の前に出します。

❷ おへそを床と平行に回すイメージで、腰をぐるぐる回します。右回り、左回りともに５回ずつ回しましょう。

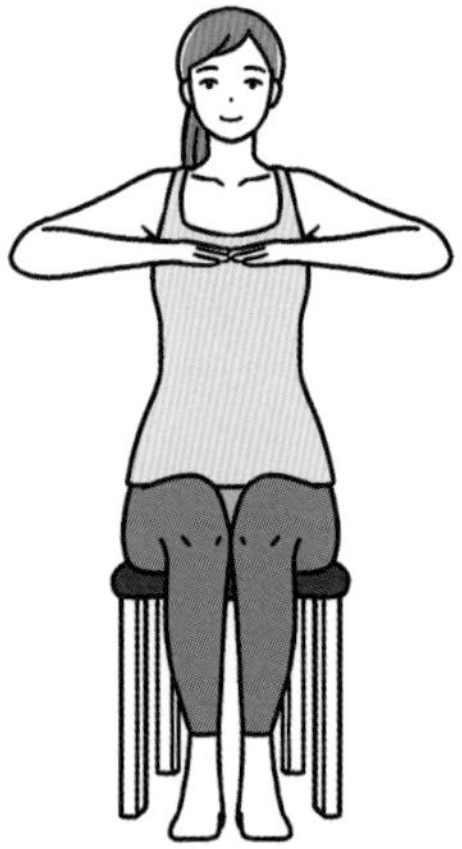

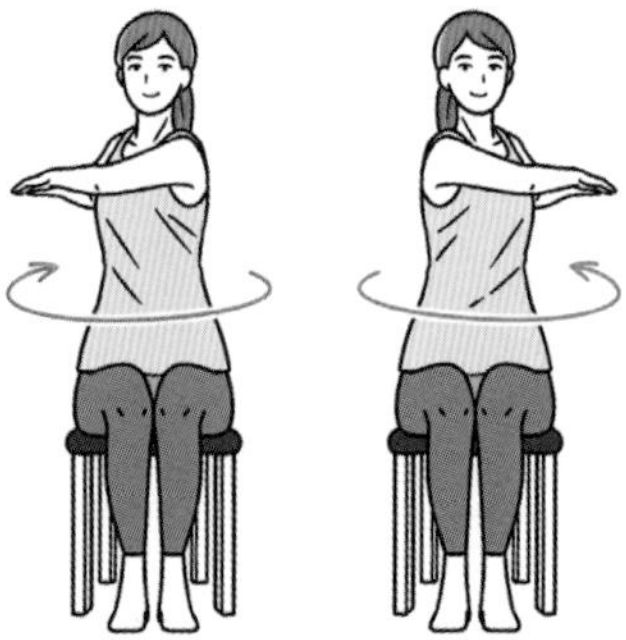

腰伸ばしヨガ

❶ ひじを曲げ、両手を机にのせます。

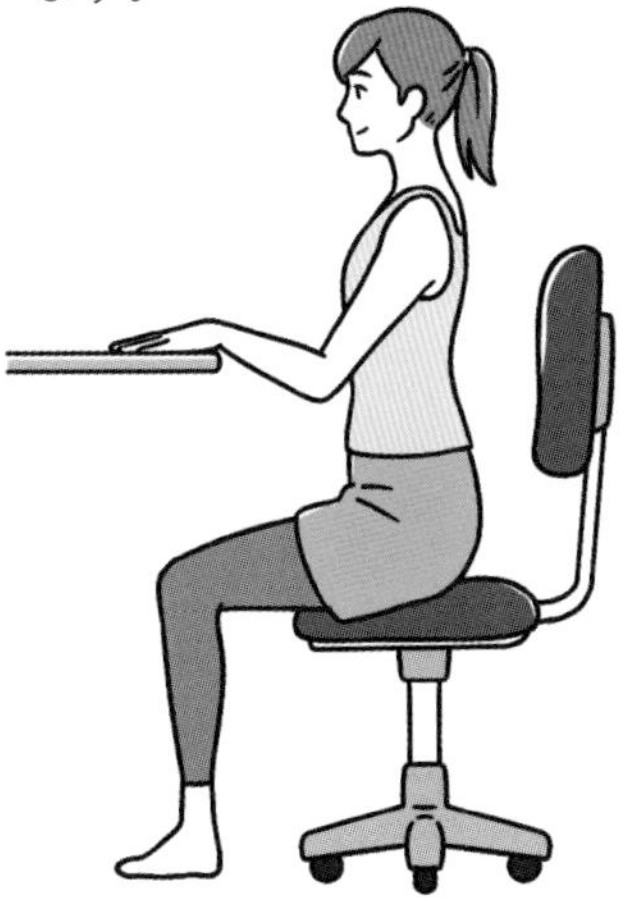

❷ 腕を伸ばして、息を吐きながら背中を丸くします。

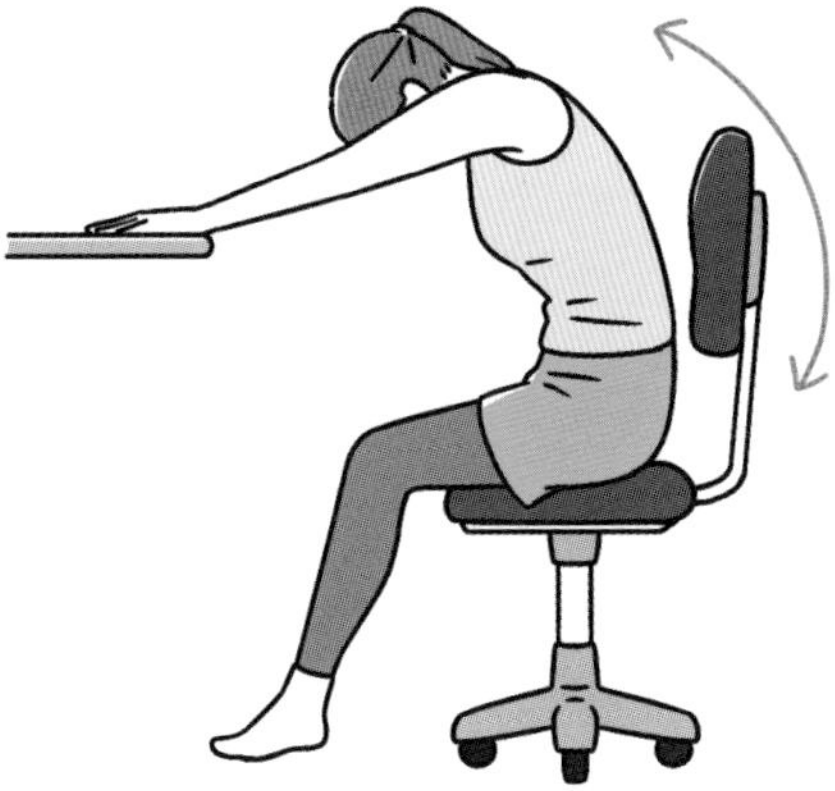

❸ 両手を机についたまま、息を吸いながら背中をぐっと反らしていきましょう。

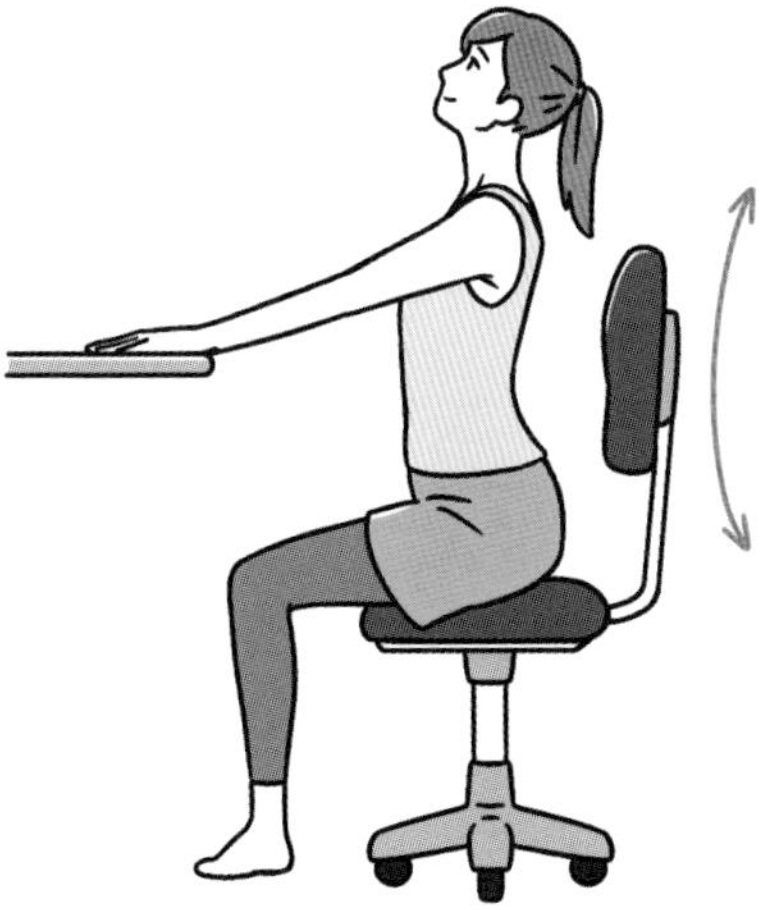

いい姿勢ヨガ

姿勢の悪さが老けて見える原因に

日常生活の多くをいすに座って過ごしていると、背もたれにもたれているほうが楽なので、猫背や仙骨座りになりがち。また、姿勢をよくしようと胸を開きすぎると反り腰になってしまうこともあります。極端に姿勢が悪いと、背中やお腹の筋肉が衰えて体型が崩れるので、老けて見えます。いい姿勢をキープすることが健康への第一歩です。

いい姿勢をキープすれば筋肉量が増えて健康に

長い時間座りっぱなしでいると、だんだん姿勢が悪くなってくるものです。姿勢が崩れていると感じたら、「いい姿勢ヨガ」をしましょう。座ったままで腕を上げ下ろしするだけで、いい姿勢に戻すことができます。いい姿勢でいると、背中とお腹のインナーマッスルが鍛えられるので、筋肉量を増やせるというメリットもあります。

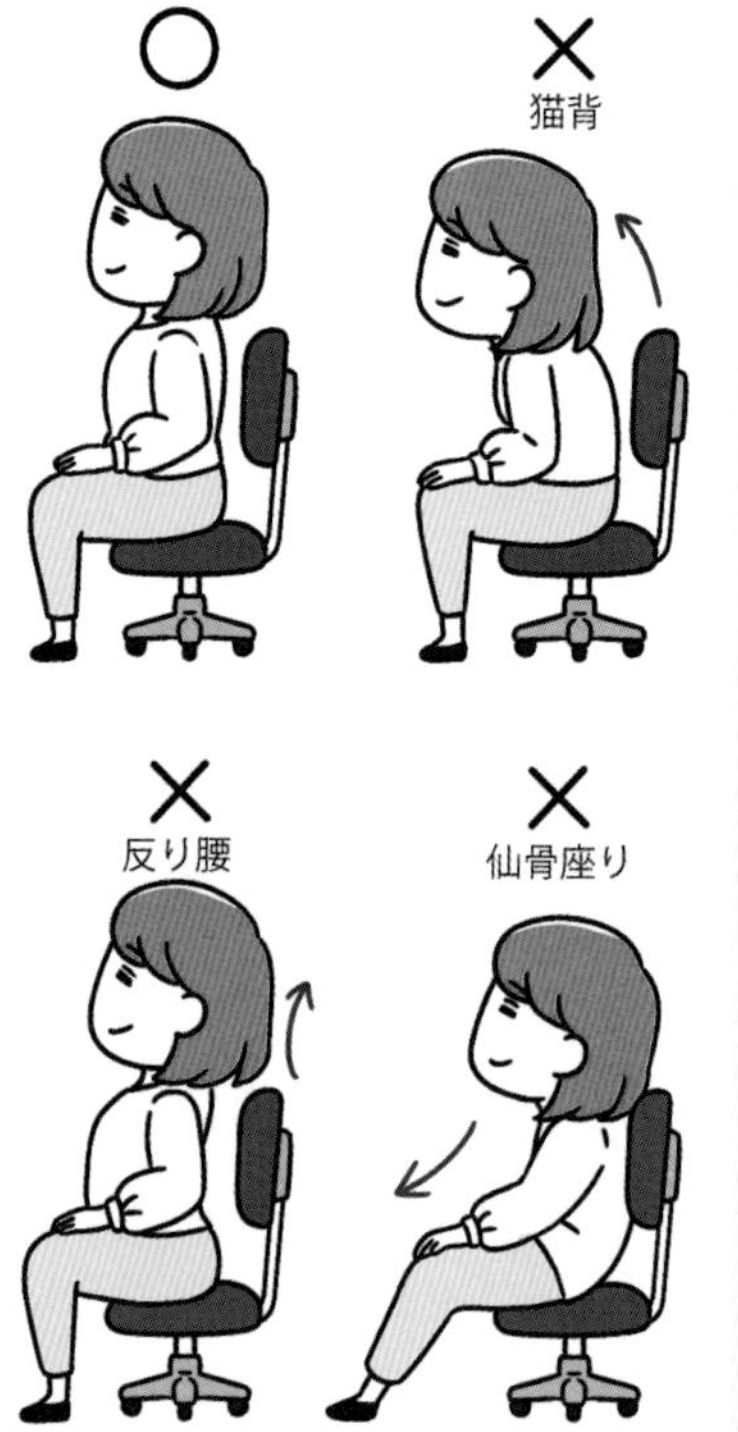

いい姿勢ヨガ

座った状態で腕を上げて下ろすだけで、いい姿勢を取り戻すことができます。自分の姿勢が気になったら、取り組んでみるように習慣づけましょう。

❶ 腕を下ろして座り、足は肩幅に広げます。

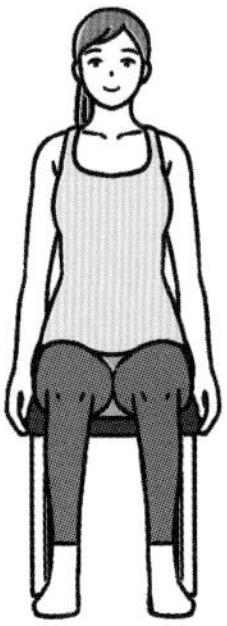

❷ 息を吸いながら、胸を反らせて腕を前から上げていきます。この状態で5秒キープしましょう。

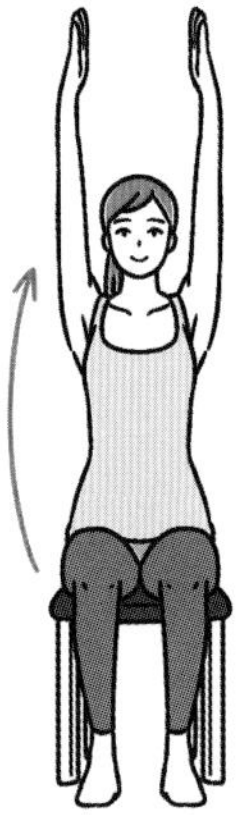

❸ 息を吐きながら、横から腕を下ろします。

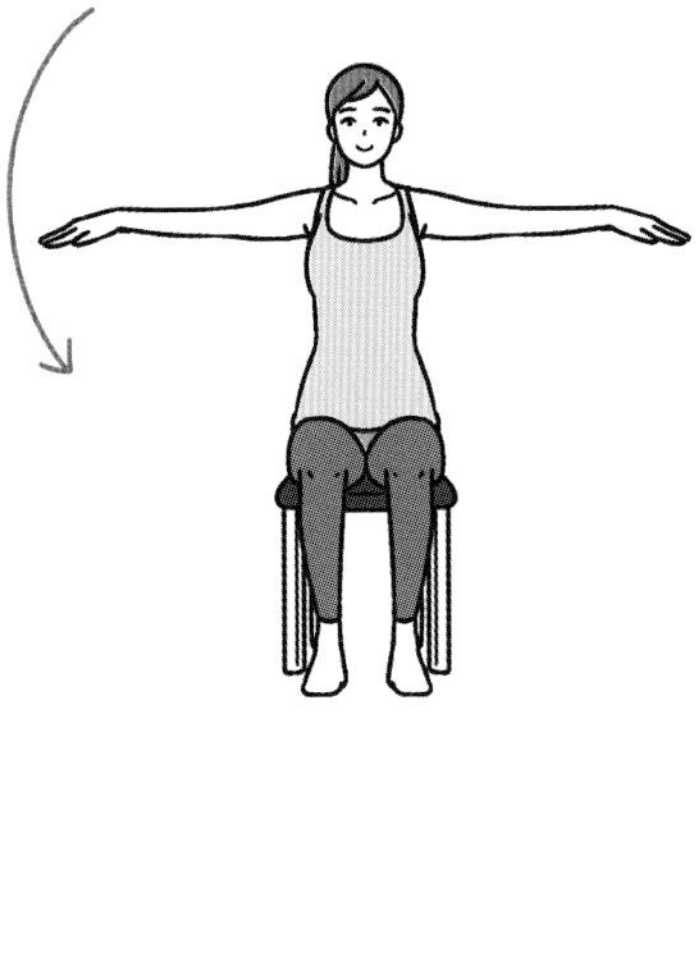

❹ 腕をしっかり下に下ろし、❷の時の上半身をキープするイメージで、おへそ、背中、お尻にキュッと力を入れます。

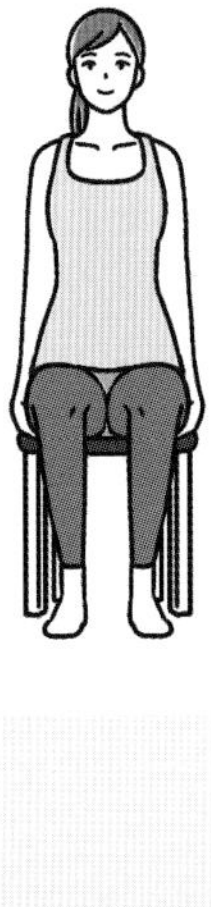

ちょっと前向きになれるヨガ

やる気が出ないのは睡眠不足のせいかもしれません

だるい、やる気が出ない原因として、まず考えられるのが、睡眠不足です。睡眠時間が少ないとストレスがたまりやすくなり、メンタルの不調を招きます。睡眠時間が足りているかの指標になるのが、起きている間に一瞬たりとも眠くならないかどうか。日中うとうとすることがあるなら、それは睡眠時間が足りていないサインです。

成人の理想的な睡眠時間は7～9時間といわれています。少なくとも7時間の睡眠を確保しましょう。

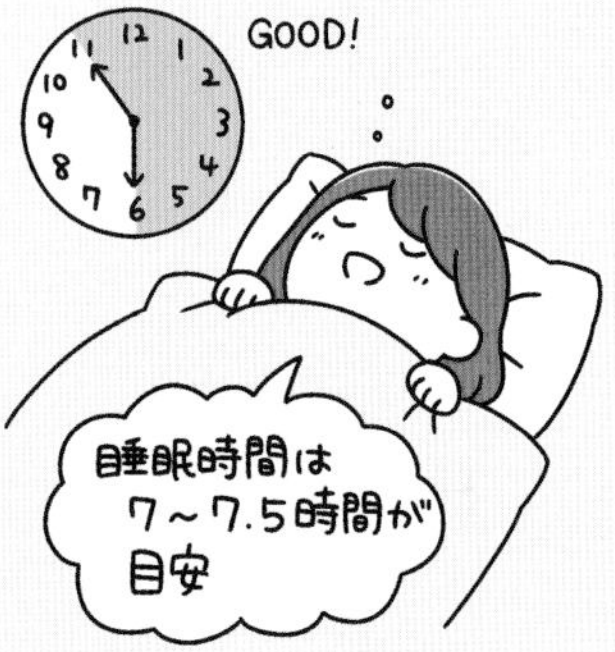

メンタルの不調にはヨガがおすすめ

十分な睡眠をとっているのにやる気が出ないなら、ぜひヨガを。「ちょっと前向きになれるヨガ」のように、胸を開いて大きく深い呼吸を続け、目線を上げることで、前向きな気持ちが生まれます。回数に決まりはないので、好きなときに好きなだけやりましょう。

深い呼吸をするのがポイント。自律神経が整い、メンタルが安定しやすくなります。

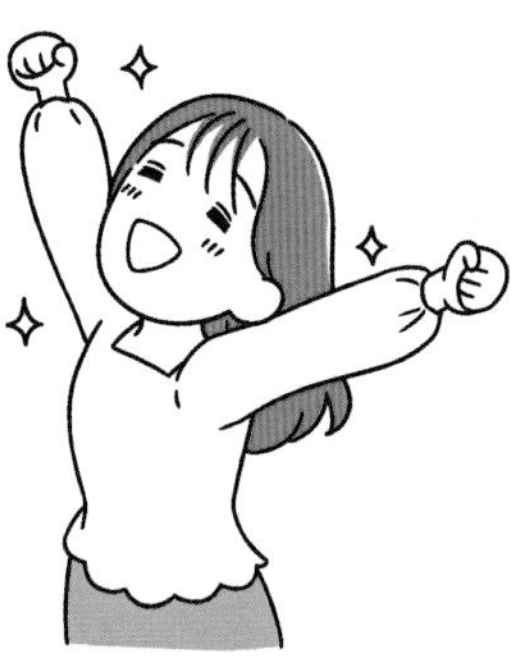

ちょっと前向きになれるヨガ

しっかり体を伸ばし、目線を上げることがポイント。何度かやっているうちに、みるみるやる気が出てきます。好きなだけやって OK です。

❶ 手は横に、足を腰幅に開いて立ちます。

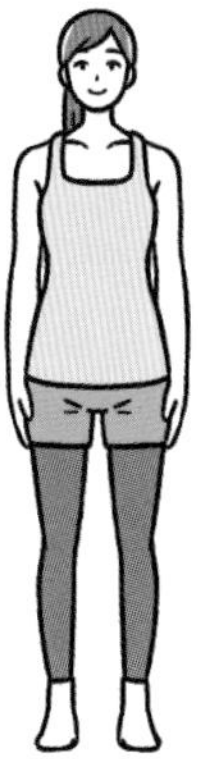

❷ 片足を 1 歩前に出し、後ろの足はかかとを上げます。

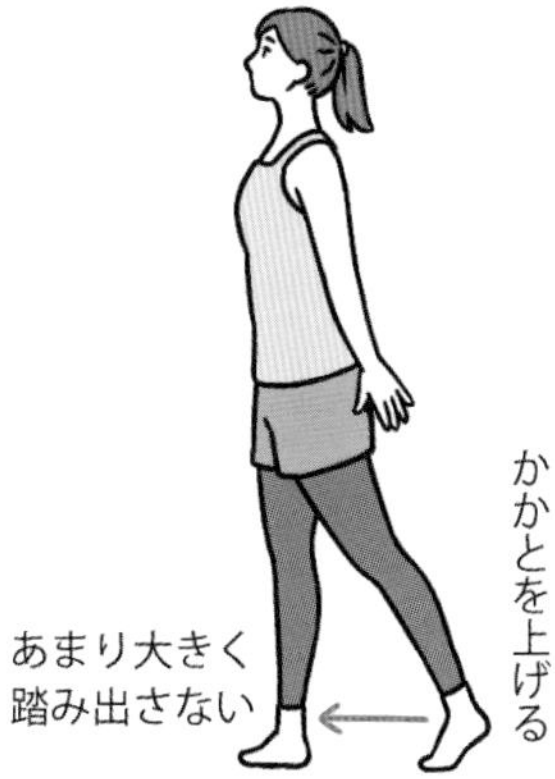

かかとを上げる
あまり大きく
踏み出さない

❸ 両膝を伸ばし、体重を前足にかけながら息を大きく吸って腕を上げて伸ばします。左右交互に行いましょう。

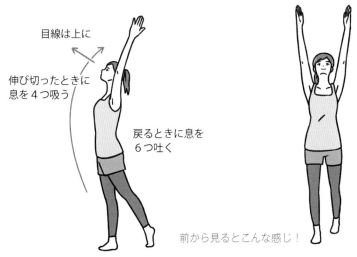

目線は上に
伸び切ったときに
息を４つ吸う
戻るときに息を
６つ吐く
前から見るとこんな感じ！

体を温めるヨガ

冷え性の解消には運動がマスト

冷えない体をつくるには、食事や衣服で体を温めるだけでなく、体を動かして熱を生み出すことも必要。体の中で唯一熱を生み出せる組織は、筋肉です。運動をして筋肉量を増やすことが、冷え性を改善する近道といえるでしょう。何もしないと、加齢に伴い筋肉量は減っていきます。できることからでいいので、体を動かす習慣をつけましょう。

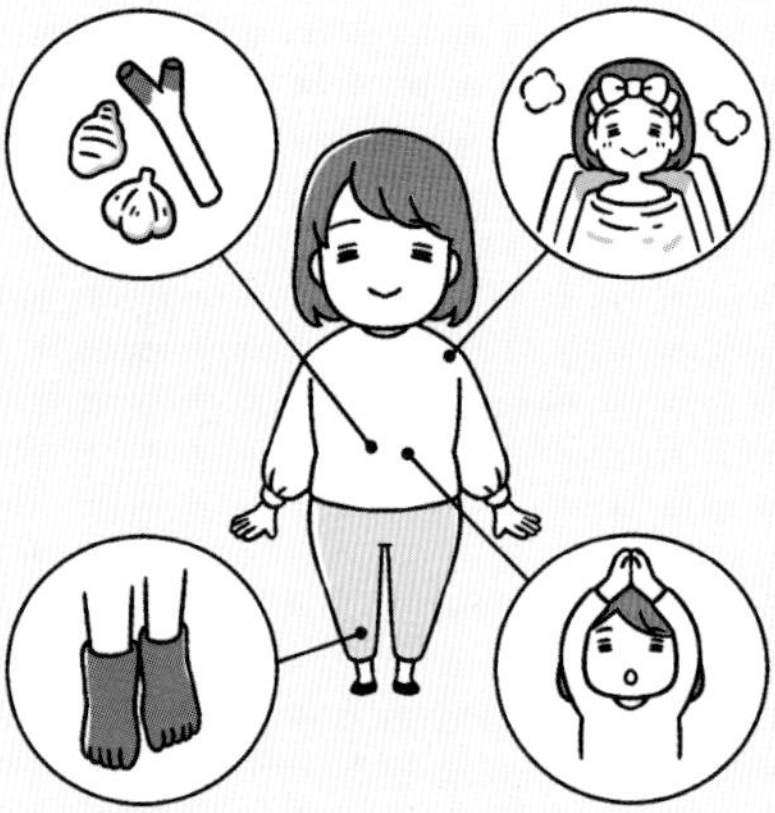

リンパと血液の流れがよくなる「三日月のポーズ」

体を温めたいときには、ヨガで血流をよくすることも有効です。血液には、熱を運ぶ役割があります。ヨガで深く呼吸し、関節や筋肉を大きく動かすことで、血液が体のすみずみまで熱を運んでくれるので、冷えを改善できます。

特におすすめは「三日月のポーズ」。鼠径部とよばれる太ももの付け根あたりを伸ばすことによってリンパや血液の流れがよくなるので、冷え性やむくみの改善が期待でき、全身のだるさもスッキリします。

三日月のポーズ：血流を促進し体を温める

❶ 手と膝をついて四つばいになります。このとき手の指は均等に広げます。

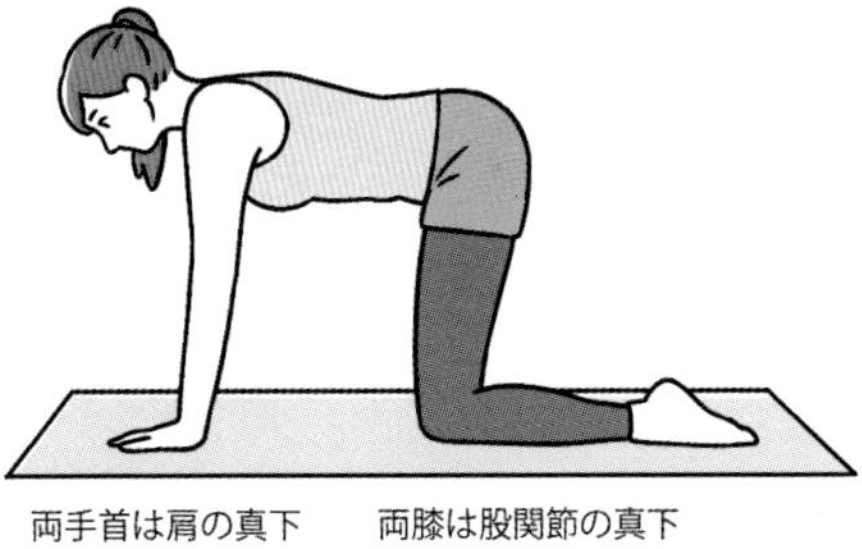
両手首は肩の真下
両膝は股関節の真下

❷ 右足を大きく踏み出して両手の間に足を置きます。次に、左足を後ろに伸ばし、左太ももを床に近づけます。

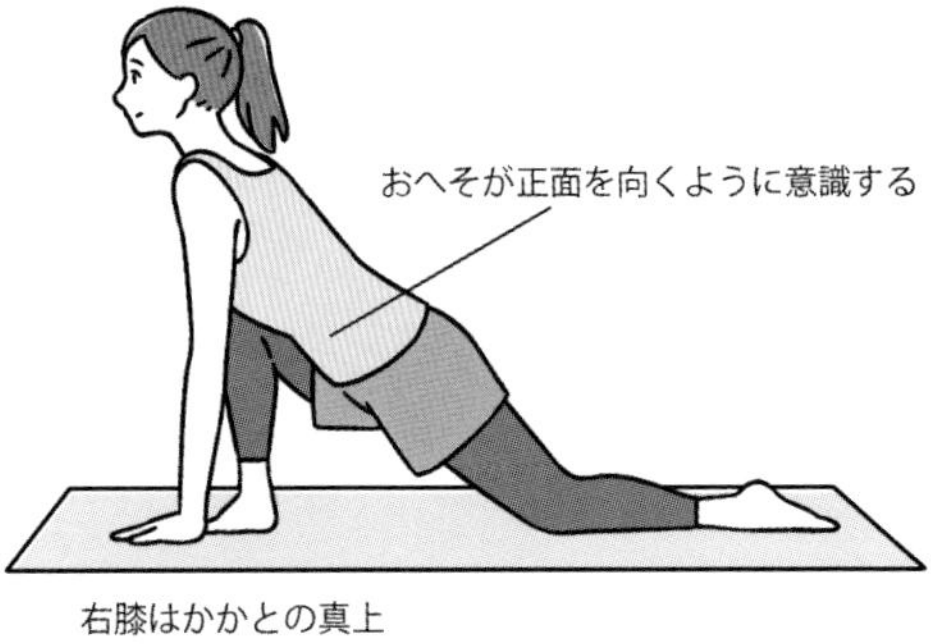
おへそが正面を向くように意識する
右膝はかかとの真上

❸ 息を吸いながら両手を上げ、胸を開きます。呼吸を続けながら、10秒キープしましょう。足を入れかえて同じように行います。骨盤は床に垂直に立てることを意識しましょう。

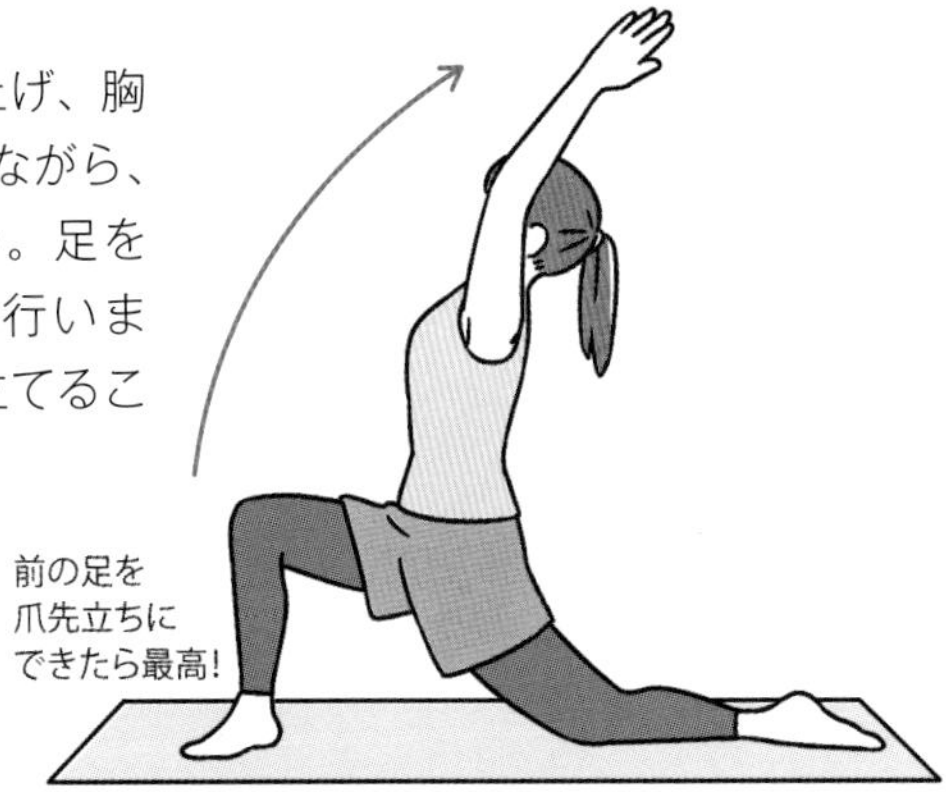
前の足を
爪先立ちに
できたら最高!

一番身近な健康法、歩こう！

誰でも手軽に始められる運動といえば、やはりウォーキングです。ウォーキングは心肺機能や血液循環をよくする有酸素運動なので、体にいいことずくめ。無理のない範囲で、どんどん歩きましょう。

隣の人と話せるくらいのペースが最適

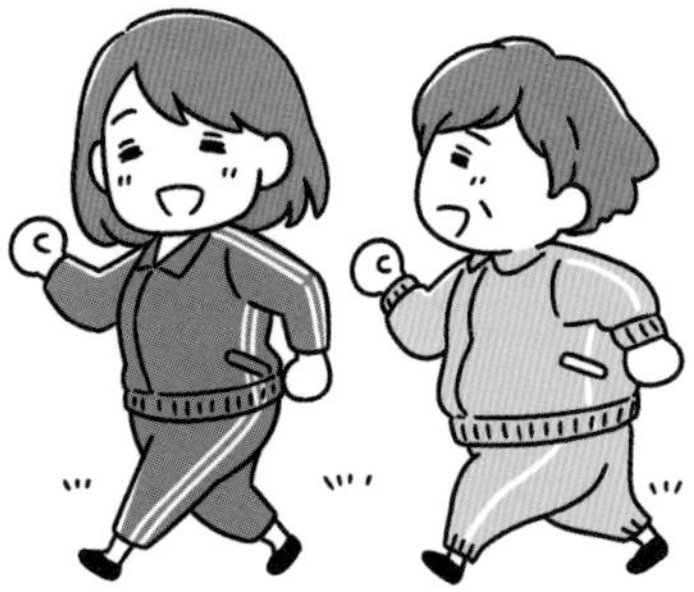

歩く速さは、軽く息がはずみ、歩きながら会話ができるくらいがおすすめ。10分あたり1000歩ちょっとくらいが理想です。1日の歩数は、65歳未満は8000歩、65歳以上は7000歩を目標にしてください。クリアできたら1日10,000歩を目指しましょう。

仕事や家事の合間を活用しよう

ウォーキングは連続して行う必要はなく、こま切れ歩きで大丈夫。仕事や家事のすき間時間を利用して、エスカレーターを使わずに階段を使う、電車を一駅手前で降りて歩くなど、こまめに歩く習慣をつけましょう。

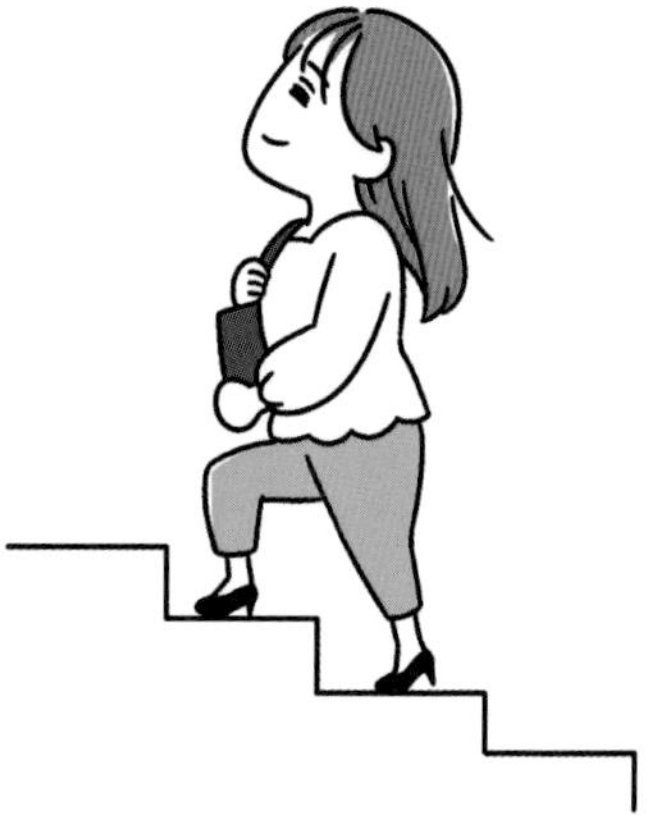

chapter

6

婦人科でできること

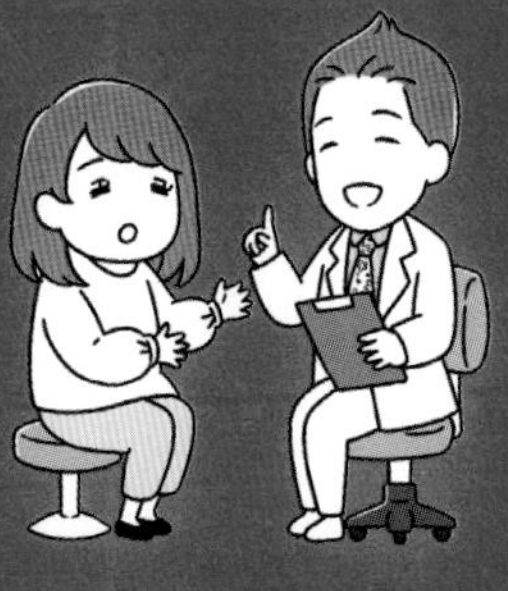

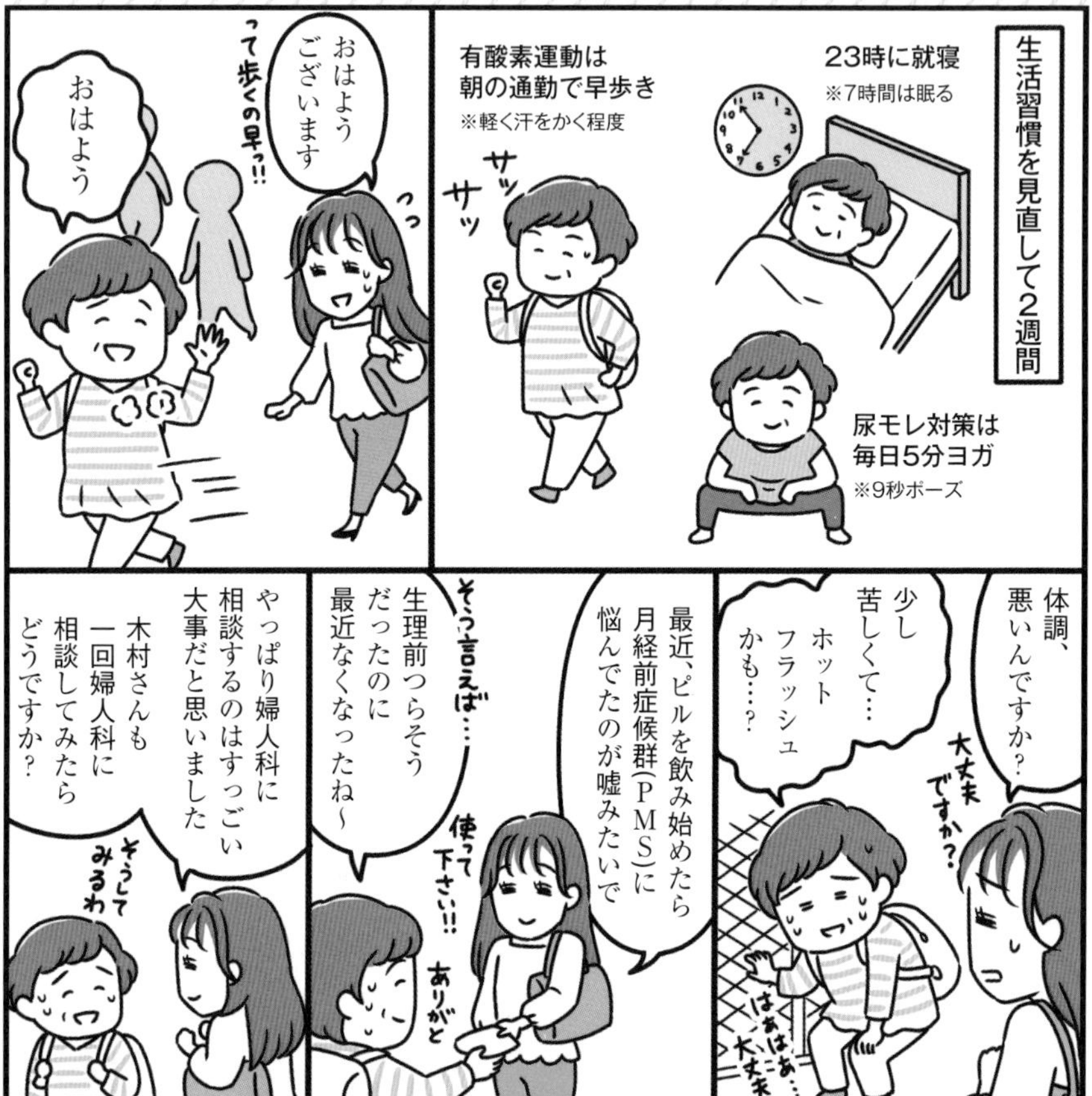
生活習慣を見直して2週間
23時に就寝
※7時間は眠る
有酸素運動は朝の通勤で早歩き
※軽く汗をかく程度
サッ
サッ
尿モレ対策は毎日5分ヨガ
※9秒ポーズ
おはようございます
って歩くの早っ!!
おはよう
体調、悪いんですか？
大丈夫ですか？
少し苦しくて…
ホットフラッシュかも…？
はぁはぁ…
大丈夫…
最近、ピルを飲み始めたら月経前症候群(PMS)に悩んでたのが嘘みたいで
使って下さい!!
ありがと
そう言えば…
生理前つらそうだったのに最近なくなったね〜
やっぱり婦人科に相談するのはすっごい大事だと思いました
木村さんも一回婦人科に相談してみたらどうですか？
そうしてみるわ
昼休み
うーん、それは更年期の症状かも
できることはざっくり2つ
❶ホルモン治療
足りないホルモンを足す
※更年期以降の不調も改善できる
❷漢方治療
漢方は全体の底上げができる
どちらからでもいいけど、続けるのが大事

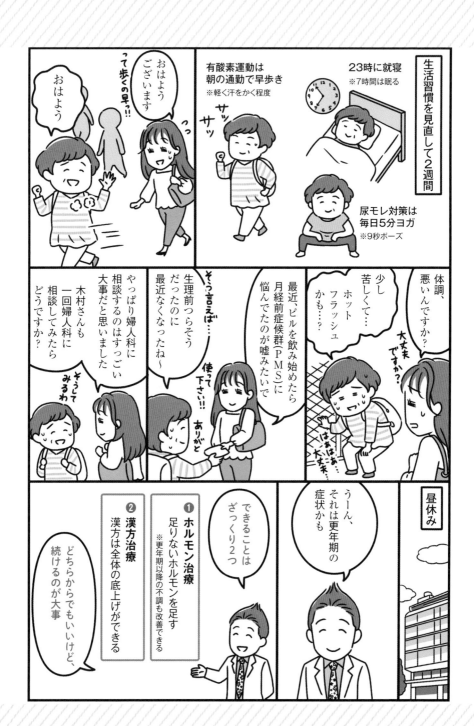

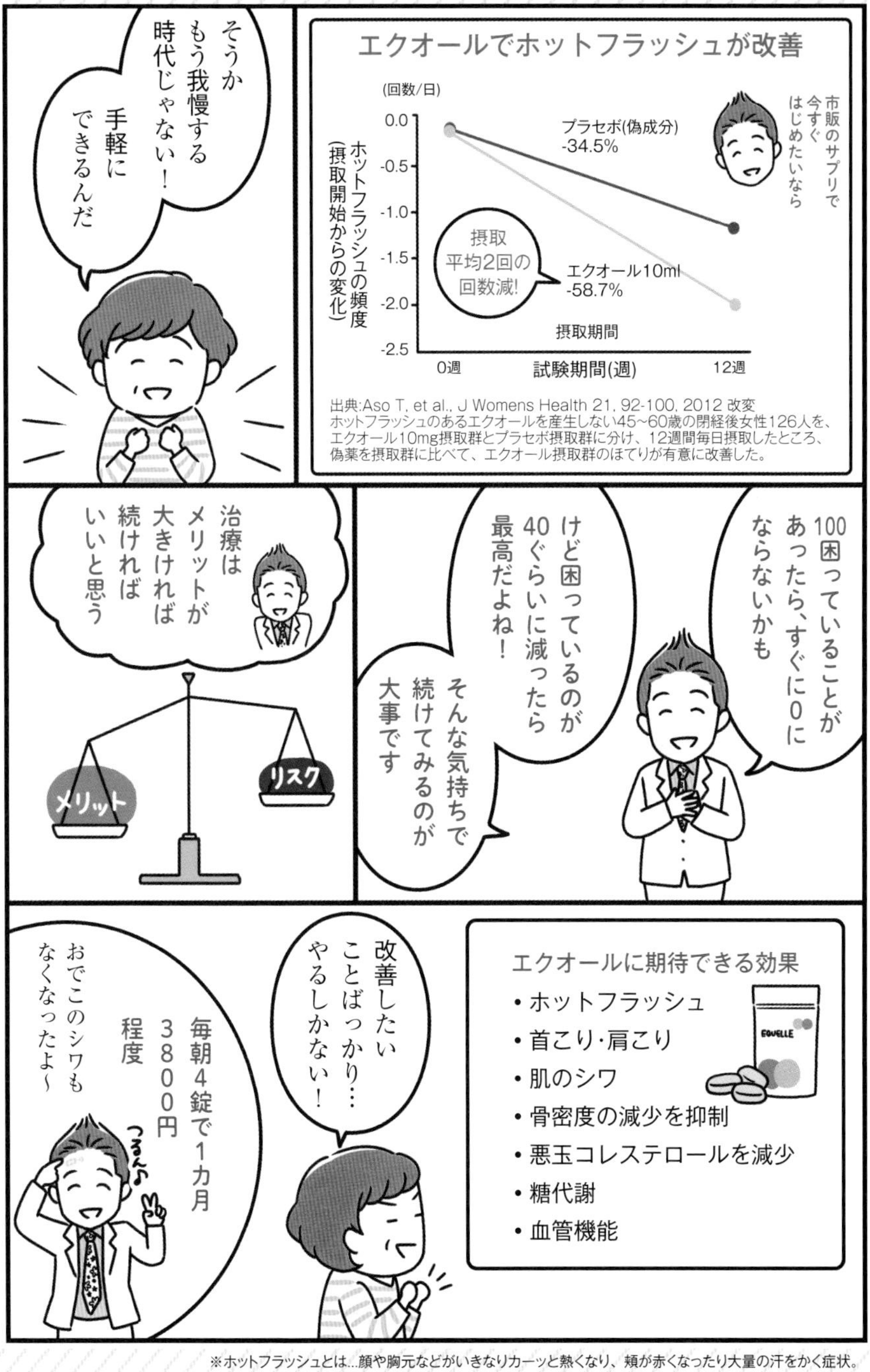
エクオールでホットフラッシュが改善
(回数/日)
ホットフラッシュの頻度(摂取開始からの変化)
0.0
-0.5
-1.0
-1.5
-2.0
-2.5
プラセボ(偽成分)
-34.5%
エクオール10ml
-58.7%
摂取平均2回の回数減!
摂取期間
0週
試験期間(週)
12週
市販のサプリで今すぐはじめたいなら
出典:Aso T, et al., J Womens Health 21, 92-100, 2012 改変
ホットフラッシュのあるエクオールを産生しない45~60歳の閉経後女性126人を、エクオール10mg摂取群とプラセボ摂取群に分け、12週間毎日摂取したところ、偽薬を摂取群に比べて、エクオール摂取群のほてりが有意に改善した。
そうか もう我慢する時代じゃない! 手軽にできるんだ
100困っていることがあったら、すぐに0にならないかも
けど困っているのが40ぐらいに減ったら最高だよね!
そんな気持ちで続けてみるのが大事です
治療はメリットが大きければ続ければいいと思う
メリット
リスク
エクオールに期待できる効果
• ホットフラッシュ
• 首こり・肩こり
• 肌のシワ
• 骨密度の減少を抑制
• 悪玉コレステロールを減少
• 糖代謝
• 血管機能
EQUELLE
改善したいことばっかり…やるしかない!
毎朝4錠で1カ月3800円程度
おでこのシワもなくなったよ～
つるん♪

※ホットフラッシュとは…顔や胸元などがいきなりカーッと熱くなり、頬が赤くなったり大量の汗をかく症状。更年期症状の初期の代表的な症状の一 つ。

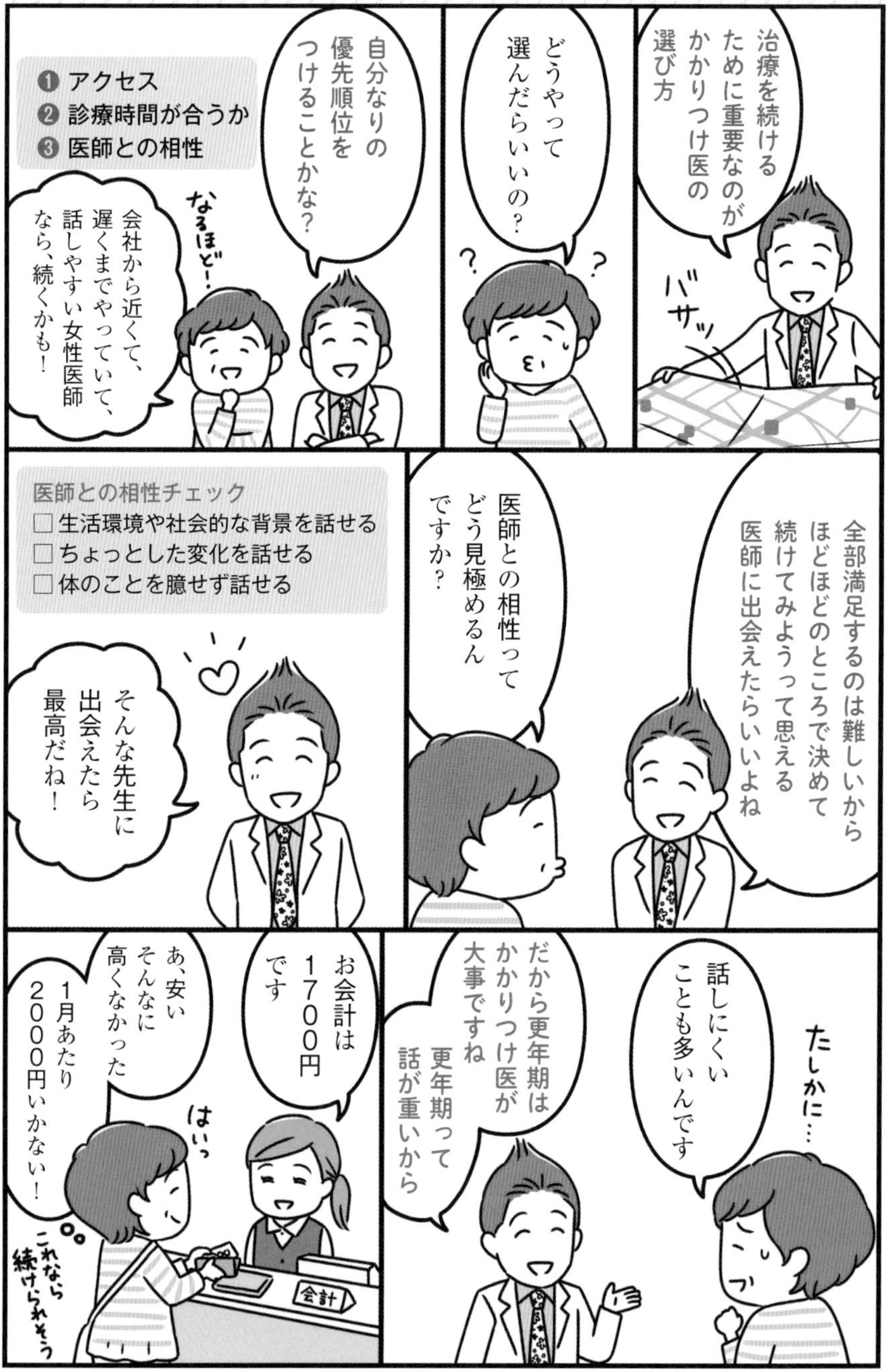
治療を続けるために重要なのがかかりつけ医の選び方
バサッ
どうやって選んだらいいの？
？
？
自分なりの優先順位をつけることかな？
❶ アクセス
❷ 診療時間が合うか
❸ 医師との相性
なるほど！

会社から近くて、遅くまでやっていて、話しやすい女性医師なら、続くかも！

全部満足するのは難しいからほどほどのところで決めて続けてみようって思える医師に出会えたらいいよね
医師との相性ってどう見極めるんですか？

医師との相性チェック
□ 生活環境や社会的な背景を話せる
□ ちょっとした変化を話せる
□ 体のことを臆せず話せる
そんな先生に出会えたら最高だね！
たしかに…
話しにくいことも多いんです
だから更年期はかかりつけ医が大事ですね
更年期って話が重いから
お会計は1700円です
はいっ
あ、安い そんなに高くなかった
1月あたり2000円いかない！
これなら続けられそう
会計

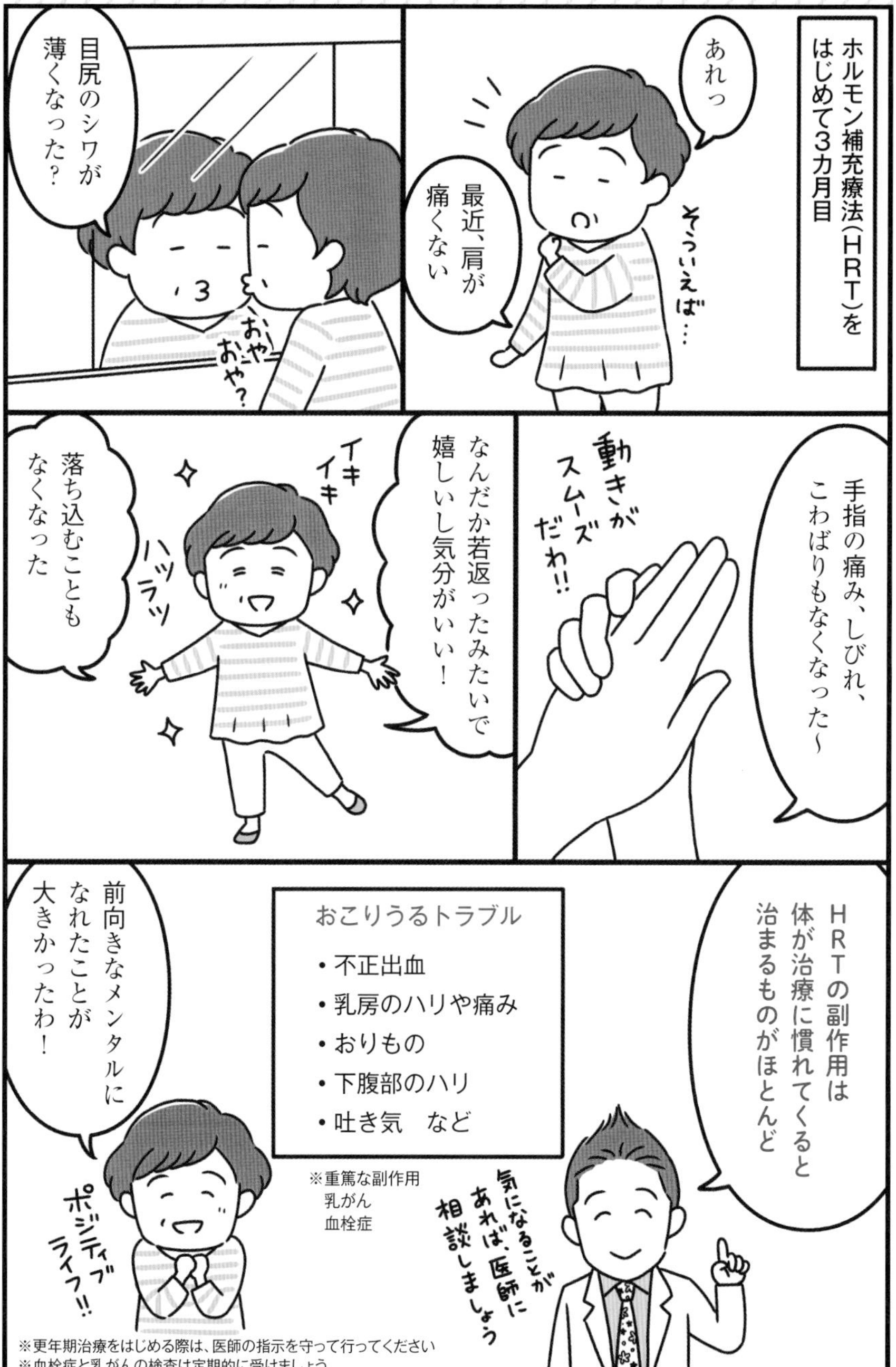
ホルモン補充療法(HRT)を
はじめて3カ月目
あれっ
そういえば…
最近、肩が痛くない
目尻のシワが薄くなった？
おや おや？
手指の痛み、しびれ、こわばりもなくなった〜
動きがスムーズだわ!!
なんだか若返ったみたいで嬉しいし気分がいい！
イキイキ
ハツラツ
落ち込むこともなくなった
HRTの副作用は体が治療に慣れてくると治まるものがほとんど
おこりうるトラブル
・不正出血
・乳房のハリや痛み
・おりもの
・下腹部のハリ
・吐き気　など
※重篤な副作用
乳がん
血栓症
気になることがあれば、医師に相談しましょう
前向きなメンタルになれたことが大きかったわ！
ポジティブライフ!!
※更年期治療をはじめる際は、医師の指示を守って行ってください
※血栓症と乳がんの検査は定期的に受けましょう

まずは婦人科へ

更年期の症状が出たら婦人科に相談しましょう

のぼせ、ほてり、不眠、めまい、イライラなど、更年期の症状が現れたら、婦人科に相談しましょう。治療することで、症状はずいぶん楽になります。つらい症状を我慢する必要はありません。閉経後の人生を楽しくイキイキと過ごすためにも、気軽に相談しましょう。

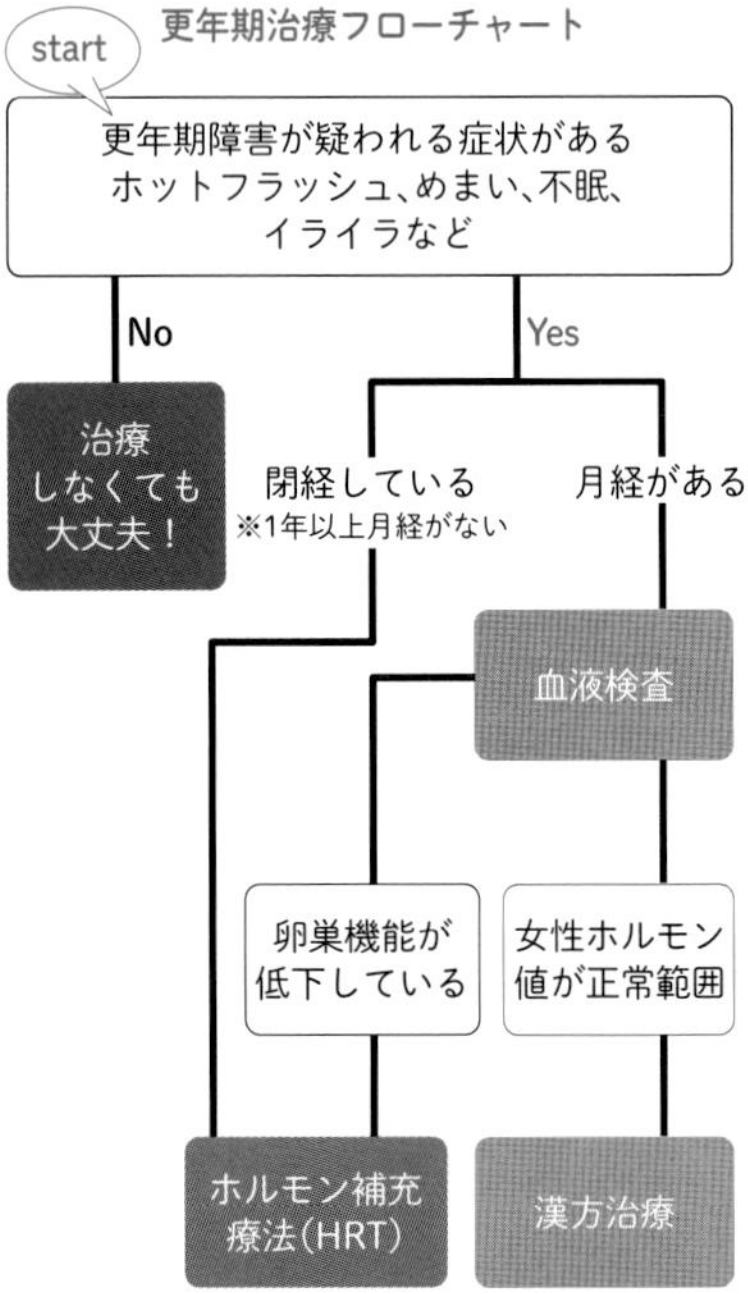

二大治療法「ＨＲＴ」と「漢方」

更年期症状の治療は、ホルモン補充療法（ＨＲＴ）と漢方が二本柱です。どちらの治療を受けるか、あるいは併用するかは、医師と相談のうえ決定します。

ＨＲＴは、閉経によって減少した女性ホルモンのエストロゲンを補う治療法です。ホットフラッシュなどの更年期の症状を劇的にやわらげるだけでなく、閉経後の健康維持にも有効です。ただし、持病などで受けられない場合があるので注意が必要です。

漢方は、一人ひとりの体質や症状に合わせて処方されます。不眠、めまい、メンタルの不調などの改善に効果が期待できます。ＨＲＴとの併用も可能です。

治療を受けるまでの流れ

婦人科では、次のような診察や検査を行い、治療法を決定します。

❶ 受診・問診

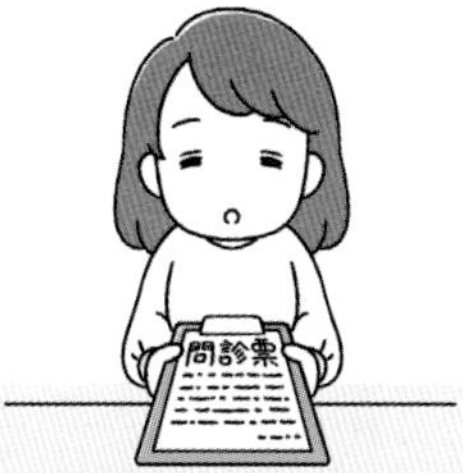

初診では、問診票の記入や医師による聞き取りが行われます。事前に次のことを整理しておくと、診察がスムーズに進みます。

初診までに整理しておきたいこと
- □ 気になる症状　□ 月経周期・月経期間・最終月経の開始日
- □ 既往歴（かかったことのある病気）
- □ 家族の病歴（とくに乳がん、婦人科がんなど）
- □ 現在飲んでいる薬・サプリメント　□ 直近の健康診断の結果

❷ 検査

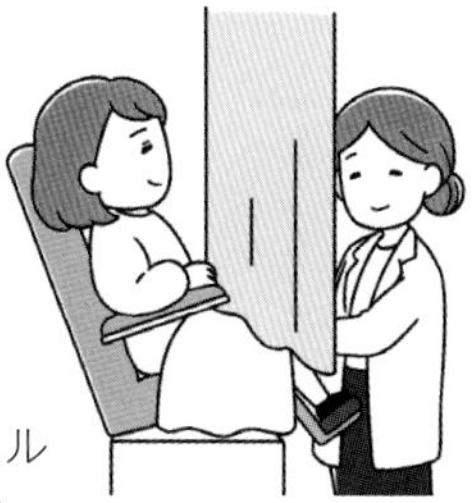

必要に応じて次のような検査を行います。
- 内診
- 子宮・卵巣の検査（子宮頸がん、子宮内膜がん、子宮筋腫、子宮内膜症、卵巣のう腫など）
- 血液検査（E2、FSH などの女性ホルモン、甲状腺ホルモン、コレステロール、中性脂肪、肝機能、貧血など）
- 乳がん検診
- 骨密度の検査

更年期障害と診断するには、更年期の不調に似た症状を引き起こす他の病気ではないことを確認する必要があります。

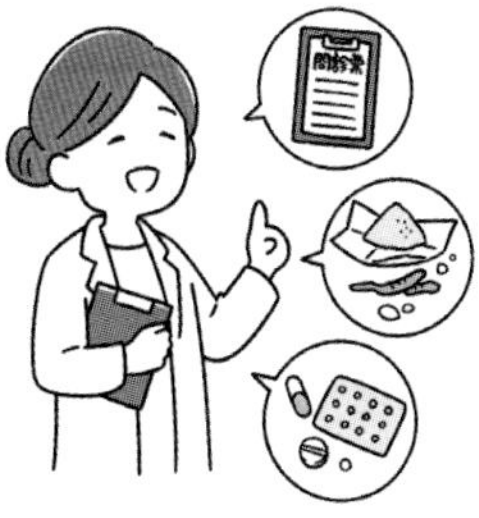

❸ 治療法の決定

気になる症状の原因がエストロゲンの減少によるものだとわかれば、婦人科での治療がスタート。HRT や漢方での治療を検討します。治療のメリットだけでなく、副作用やリスクについて、安心できるまで説明してもらいましょう。

ＨＲＴとは？

もっとも効果が期待できる治療法

更年期の不調の多くは、エストロゲンの分泌が減少することで起こります。そこで、足りなくなったエストロゲンを補うのがホルモン補充療法（ＨＲＴ＝Hormone Replacement Therapy）です。ホルモン剤に抵抗がある人もいるかもしれませんが、補充するのは更年期以降の健康維持に必要とされるわずかな量にすぎません。急激に減少するエストロゲンを少しだけ補うことで、さまざまな症状がやわらぎます。

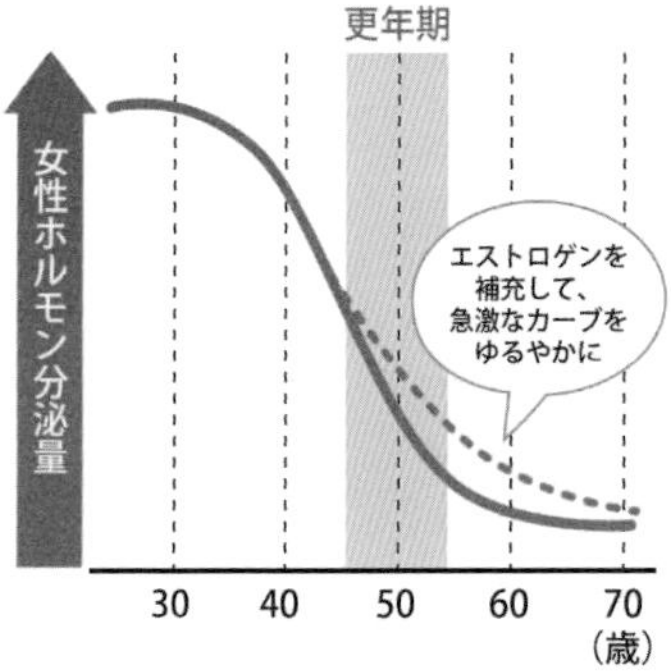

エストロゲン補充の4つの方法

ＨＲＴはエストロゲンと、子宮内膜がんのリスクを抑える黄体ホルモン（プロゲステロン）を同時に薬で補うのが基本です（子宮摘出後の人は黄体ホルモンは不要）。

薬には、飲み薬（錠剤）、貼り薬（パッチ）、塗り薬（ジェル）、座薬（膣剤）の4つのタイプがあり、エストロゲン剤、エストロゲンとプロゲステロンの配合剤、プロゲステロン剤の3種類があります。エストロゲンに関して、飲み薬よりも皮膚から血液中に吸収される貼り薬、塗り薬のほうが乳がんや血栓症のリスクが小さいとされており、この2タイプを選択することが多いです。

１か月の薬代は１０００～３０００円程度。更年期症状の治療であれば、ほとんどが保険適用となります。

HRTの処方薬

飲み薬、貼り薬、塗り薬、座薬の４つのタイプからライフスタイルや目的に応じて続けやすいタイプを選びましょう。途中で変更することもできます。

飲む

１日１回、錠剤を飲むタイプ。飲むだけなので手軽。一般的な飲み薬と同じく、胃腸から吸収されて肝臓を通って血液中に入るので、胃腸や肝臓の弱い人には不向き。

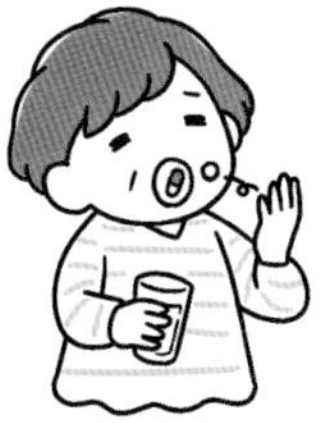

貼る

下腹部などにパッチを貼るタイプ。２～３日に１回貼りかえる。皮膚から直接血液中に吸収されるので、胃腸や肝臓への影響を少なくしたいときに選択することが多い。

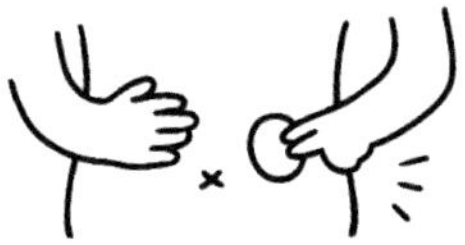

塗る

１日１回、ジェルを腕などに塗るタイプ。こちらも皮膚から直接血液中に吸収されるので、胃腸や肝臓への負担が少ない。貼るタイプよりもかぶれにくい。

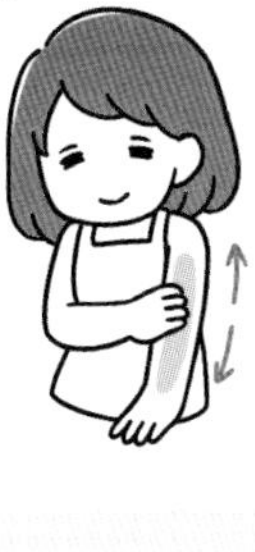

入れる

１～数日に１回、腟に挿入するタイプ。外陰部の乾燥感やかゆみ、陰部の症状が強い場合に使用する。全身の症状がない場合は、もっとも効果が高い。

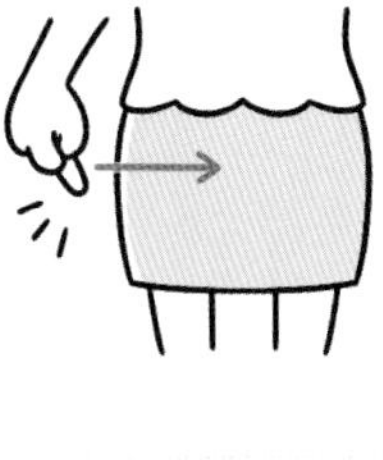

ＨＲＴのメリット

ホットフラッシュが２か月以内に改善

ＨＲＴは、加齢に伴い足りなくなったエストロゲンを補う治療法なので、エストロゲンの減少によって引き起こされる症状によく効きます。代表的な効果は、のぼせ、ほてり、異常発汗などのホットフラッシュの改善、膣萎縮や性交渉の改善、骨粗しょう症の予防などです。

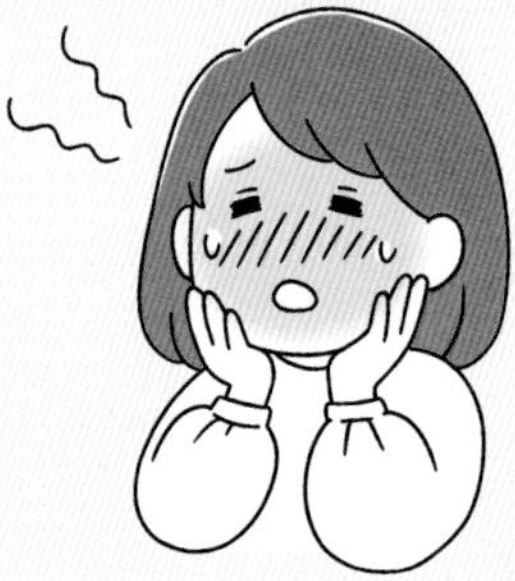

中でも、ホットフラッシュへの効果は抜群。早くて数日、遅くても約２か月で約９割は改善するといわれており、即効性が期待できます。

生活習慣病の予防と美肌効果も期待できる

ＨＲＴには、骨粗しょう症や動脈硬化などの生活習慣病を予防する効果があります。

骨密度が減って骨がもろくなる骨粗しょう症は、エストロゲンの減少が原因で起こります。ＨＲＴでエストロゲンを補充すれば、２年くらいかかりますが、骨密度を増やすことができ、骨粗しょう症の予防になります。

エストロゲンは、ＬＤＬコレステロールを減らし、ＨＤＬコレステロールの働きを活発にします。また、血管のしなやかさを保つ働きもあることから、動脈硬化の予防につながると考えられています。

さらに、コラーゲンを増やす働きもあるので、肌のハリやうるおいを保ちます。

HRTで改善される更年期症状

HRTの3大効果

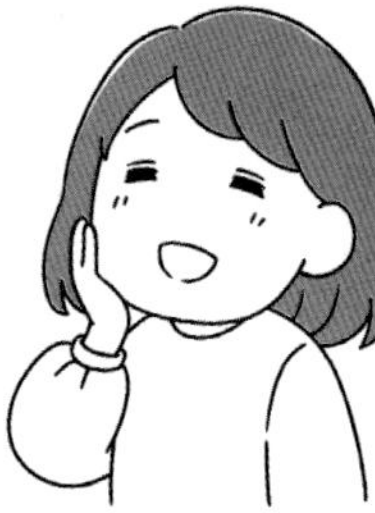

ホットフラッシュの改善

約2か月でのぼせ、ほてり、異常発汗の症状が改善します。このような更年期の初期に現れる身体的症状は、ほとんどがよくなります。

腟炎や性交痛の改善

腟粘膜の萎縮による腟炎を改善し、腟の潤いが失われたことによって起こる性交痛を軽減します。腟剤を用いることで、ピンポイントにアプローチできます。

骨粗しょう症の予防

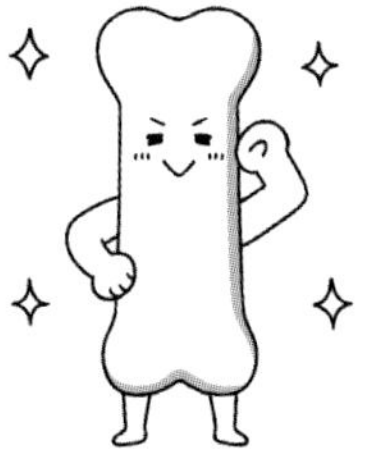

HRTを約2年続けると骨密度を増やしていくことができ、その後も続ければ骨量が減るスピードを抑えられます。

もっとある！　さまざまな効果

動脈硬化の予防

LDL（悪玉）コレステロールを減らし、血管の柔軟性を保つので、血管が硬くなりにくくなります。

美肌効果

コラーゲンを増やし、肌のハリとうるおいをキープします。

歯周病の予防

口の中が乾燥しにくくなるので、歯周病菌の増加を防ぐことができます。また、歯茎の健康維持にも効果があります。

イライラの改善

エストロゲンには抗うつ作用があるので、補うことで感情が安定し、イライラや落ち込みが治まります。

HRTを受けられる人、受けられない人

乳がん、血栓症の人は受けられない

さまざまな効果が期待できるHRTですが、適さない人もいます。

乳がん治療中の人や乳がんにかかったことのある人は受けることができません。また、血栓症にかかったことのある人、狭心症、心筋梗塞、脳卒中にかかったことのある人、重い肝臓の病気がある人、性器から不正出血がある人も受けられません。

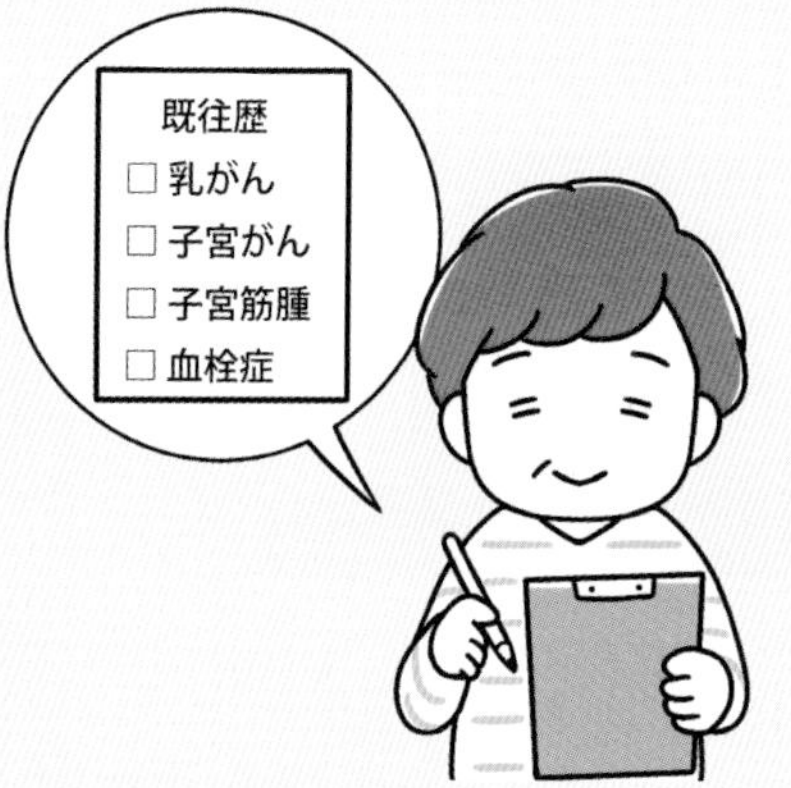

喫煙者、糖尿病や高血圧の人は注意が必要

子宮内膜がんや卵巣がんにかかったことがある人、喫煙者、コントロールできない糖尿病や高血圧の人は受けられない場合があります。

また、子宮筋腫や子宮内膜症の人は、HRTによって症状が進行することがあるので要注意。乳腺症の人、肥満、つまりBMIの数値が25・0以上の人、60歳以上、または閉経後10年以上たっていて初めてHRTを受ける人も注意が必要です。

このように、HRTを受けられない人や注意が必要な人もいるので、事前に必要な検査を受けて、医師としっかり相談したうえで、慎重に進めることが大切です。

HRTを始める前のチェックリスト

1つでも当てはまる人は、医師に相談しましょう。

□ 乳がん、子宮内膜がん、卵巣がんにかかっている。
またはその疑いがある、かかったことがある

□ 子宮筋腫・子宮内膜症・子宮腺筋症にかかっている。
またはかかったことがある

□ 性器から不正出血がある。しかも多い

□ 肝臓の病気がある

□ 血栓症にかかっている。またはかかったことがある

□ 狭心症や心筋梗塞、脳卒中にかかっている。
またはかかったことがある

□ コントロールできない糖尿病、高血圧がある

□ 片頭痛がある

□ 肥満（BMIが25.0以上）である

□ 60歳以上、または閉経後10年以上たっている

この他にも注意が必要な場合があります。また、現在ほかの薬を使っている人は、必ず医師に申告してください。

ＨＲＴを始めるタイミング

閉経後5年以内には始めましょう

ＨＲＴを始めるタイミングは、閉経前から閉経後早期がベスト。一般的には閉経後5年以内に始めることが望ましいとされています。

この時期に始めるメリットとしては、動脈硬化の予防があげられます。閉経してエストロゲンが減少すると、動脈硬化が起こりやすくなります。閉経後すぐにＨＲＴを始めれば、エストロゲンの急激な減少を抑えられるので、動脈硬化を防ぐことができます。

一方、60歳以上、または閉経後10年以上たってからＨＲＴを始めると、狭心症や心筋梗塞のリスクが大きくなると指摘されています。ただし、事前の検査で動脈硬化や血栓症のリスクが小さければ始められる場合があります。

閉経していなくても始められる場合がある

閉経していなくても、月経周期が不規則になっていて、更年期の症状があり、ＦＳＨ（卵胞刺激ホルモン）の値の上昇により卵巣の働きが低下していることが認められれば、ＨＲＴを始めることができます。更年期のエストロゲンの濃度はアップダウンするため、エストロゲンが減少していなくてもＦＳＨの値が上昇していれば、ＨＲＴを検討します。

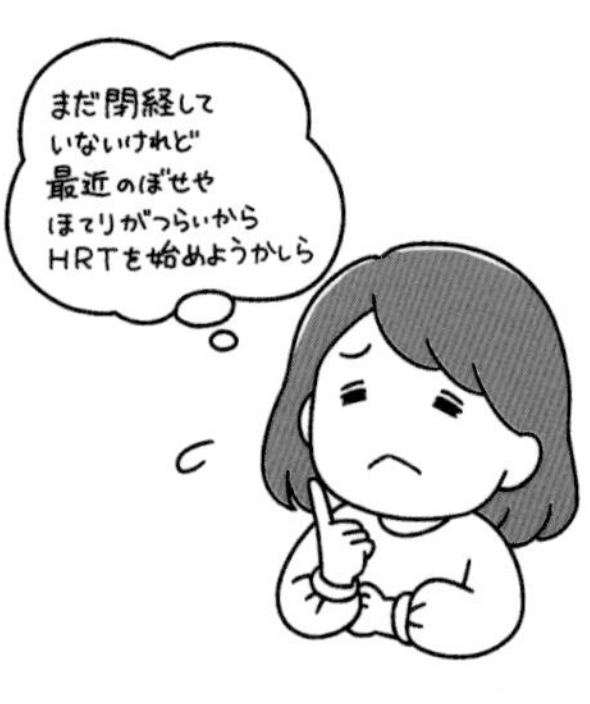
まだ閉経していないけれど最近のぼせやほてりがつらいからHRTを始めようかしら

閉経前後がHRTを始めるベストタイミング

閉経前から閉経後早期がベストタイミングですが、それ以外でも始められる場合があるので、始めたいと思ったら医師に相談しましょう。

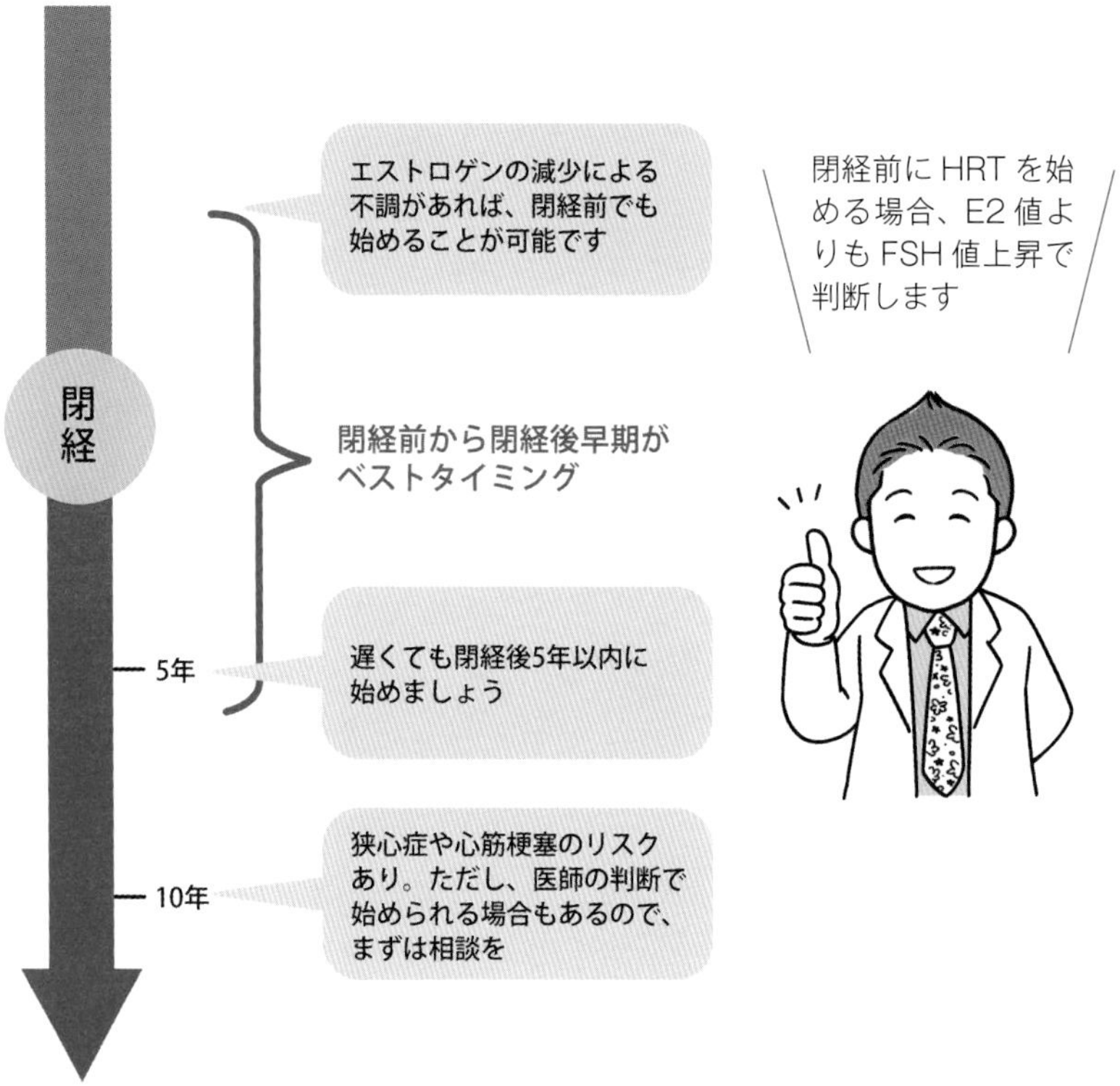

閉経
エストロゲンの減少による不調があれば、閉経前でも始めることが可能です
閉経前から閉経後早期がベストタイミング
5年
遅くても閉経後5年以内に始めましょう
10年
狭心症や心筋梗塞のリスクあり。ただし、医師の判断で始められる場合もあるので、まずは相談を
閉経前にHRTを始める場合、E2値よりもFSH値上昇で判断します

以下のような人もHRTをはじめることができます。

- 40歳未満で閉経（早発閉経）した人
- 卵巣を摘出した人

HRTの続け方

いつでもやめることができ、再開することもできる

HRTを始めると、たいてい数か月で症状が改善するので、そこでやめても構いません。また不調が現れたときには、再開することも可能です。

HRTが自分に合わないと思ったときも、医師と相談のうえ、いつでもやめることができます。

その場合、漢方など他の治療法を検討します。

また、年齢が進むにつれて、体がエストロゲンの少ない状態に慣れて、症状が落ち着くことが多いので、そのタイミングでやめてもOKです。

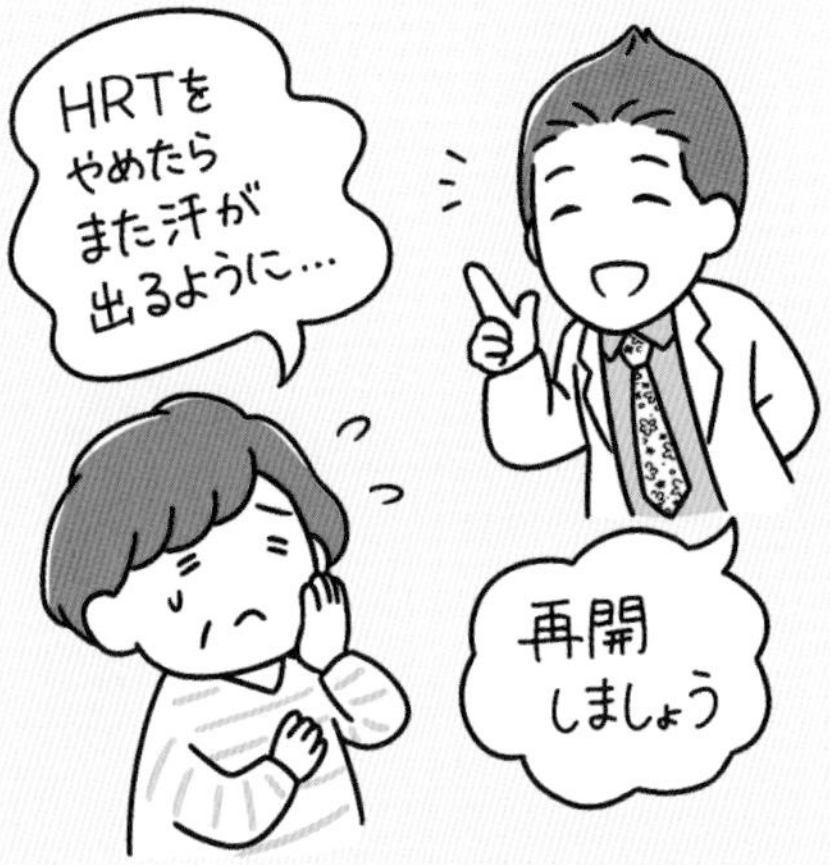
HRTをやめたらまた汗が出るように…
再開しましょう

一生続けることも可能

一方でHRTの使用には、何年まで、何歳までという決まりはありません。HRTで安定した体調をキープしたい場合は、経過観察と定期的な受診できちんと健康管理しながら、一生続けることもできます。

近年、HRTによる動脈硬化、狭心症や心筋梗塞の予防効果は、HRTを開始後5年以上経過してからのほうが得られることがわかってきました。このような長く続けることによるメリットも考慮しながら、医師と相談して使用期間を決めましょう。

HRT を続けるときの流れ

HRT を続ける場合は、次のような流れになります。

❶ 経過観察

症状の改善状況や副作用の有無などを医師が確認します。

必要に応じて薬の量や種類を変えたり、投与方法やスケジュールを見直したりすることもあります。

❷ 定期的な検診

乳がんと子宮内膜がんの検査をはじめ、定期的な検診を毎年 1 回は必ず受けます。

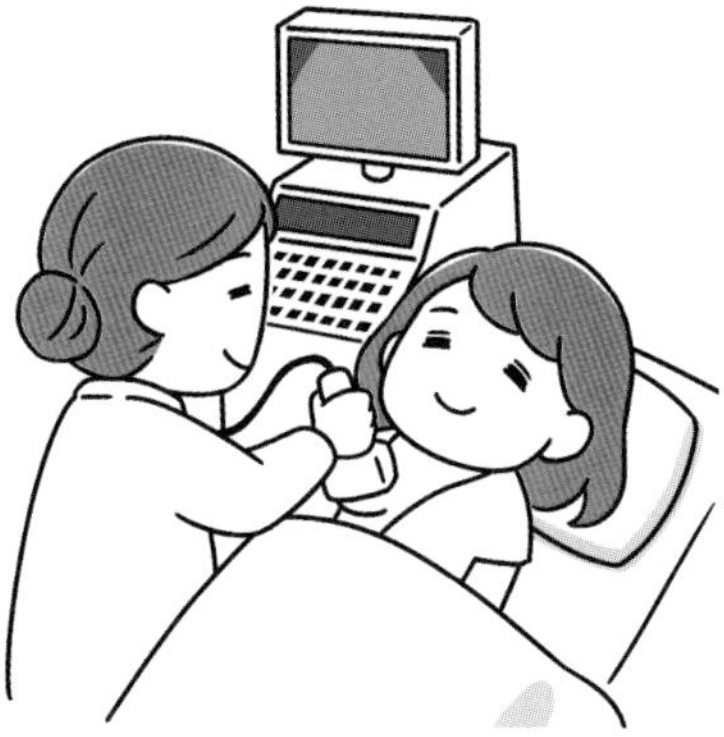

❸ 継続か中止かの判断

経過観察と検査の結果をもとに、継続するか中止するかを判断します。

つらい症状がなくなり、これ以上 HRT の必要はないと思えば、そこで治療をやめてもよいでしょう。再び症状が出てきたら、再開することもできます。


自己判断でやめると、かえって体調が悪くなることがあります。やめるタイミングは、必ず医師と相談して決めましょう。

ＨＲＴを一生続ける

副作用のほとんどは次第に治まる

ＨＲＴのおもな副作用には、不正性器出血、乳房の張りや痛み、腹部の張り、頭痛などがあります。これらはＨＲＴを続けるうちに治まってくることがほとんどですが、薬の投与方法や量を変えることで軽減できるので、医師に相談するとよいでしょう。

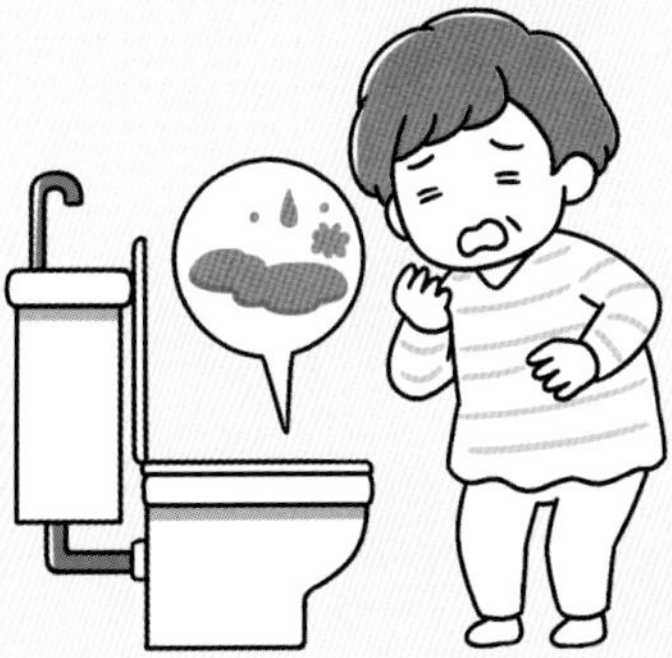

乳がんのリスクをそれほど心配する必要はありません

ＨＲＴを続けると、乳がんのリスクが高くなるのではと心配する人もいます。しかし、ＨＲＴによる乳がんの発症リスクは１０００人に１人以下程度の増加ということがわかっています。ＨＲＴを受けていない場合、１年で１０００人中３人に乳がんが発症したのに対し、受けた場合は、１年で１０００人中３・８人に乳がんが増えたというデータがあります。ですが、これは飲酒や喫煙などの生活習慣によるリスクの上昇と同等か、それ以下に過ぎません。ＨＲＴのガイドラインでは、「エストロゲンとプロゲステロンを併用する場合、５年未満では乳がんのリスクは有意に上昇しない」と結論づけられています。

HRT の副作用と考えられるリスク

HRT のメリットだけでなく、副作用やリスクをきちんと知っておくことも大切です。心配なことがあれば、医師に相談して、納得いくまで説明を受けましょう。

おもな副作用

不正な性器出血、乳房の張りや痛み、腹部の張り、頭痛など。HRT を続けるうちに次第に治まりますが、続く場合や症状が気になる場合は、薬のタイプや量を変えると改善することがあります。

HRT についてよく心配される病気

乳がん

HRT による乳がんの発症リスクは、飲酒や喫煙などによるリスクと同等かそれ以下ということがわかっています。

子宮内膜がん

プロゲステロンを併用すれば、リスクは大きくなりません。むしろ、併用することで予防効果があります。

卵巣がん

HRT を続けている期間が長いほどリスクが上昇する可能性があるとされていますが、1000 人に 1 人程度の割合との報告があります。

血栓症

肥満の人や高齢の人は、HRT を始めることで、少し増えると言われています。

心筋梗塞

HRT を始めた時期が 60 歳未満かつ閉経後 10 年以内なら、リスクは大きくなりません。

脳卒中

薬に含まれるエストロゲン量が多い場合は、リスクが少し大きくなります。

低用量ピルとミレーナ

低用量ピルは更年期治療には使わない

低用量ピル（低用量経口避妊薬／OC）は、排卵を抑制し、子宮内膜を着床しにくい状態にして避妊効果を促す避妊薬です。エストロゲンとプロゲステロンを含み、月経のある女性に使われます。

低用量ピルに含まれるエストロゲン量は、HRTで補う量の約5～6倍であり、40歳以上など、年齢が高いと血栓症のリスクが高くなります。そのため、低用量ピルを更年期障害の治療に使うことはありません。

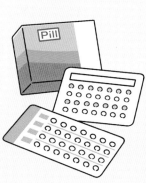

子宮内避妊器具も活用できる

HRTのプロゲステロンの薬剤として、「ミレーナ（IUS）」という子宮内に入れる避妊器具を活用することができます。ミレーナを子宮に装着すると、少しずつプロゲステロンが取り込まれ、子宮内膜が薄い状態に保たれるので、避妊が可能になるほか、過多月経や月経困難症の症状をやわらげます。

1回入れると5年間有効。月経が順調に来ている年代からミレーナを入れておくと、更年期の症状が出たときに、HRTとしてエストロゲンだけの貼り薬や塗り薬を使用すればよいので、簡便で継続しやすいといえます。ただし、更年期障害に対する保険適用はありません。

ミレーナとは

閉経前であれば、ミレーナ（IUS）を更年期障害の治療に活用できます。

ミレーナは、子宮内に入れる避妊用器具です。T字型をしていて、大きさ２ｃｍほどのやわらかいプラスチックでできています。プロゲステロンの薬剤が塗ってあり、子宮内膜を薄く保つので、避妊効果があり、生理痛を軽減することもできます。避妊目的の場合は自費診療ですが、過多月経、月経困難症の場合は、保険適用となります。

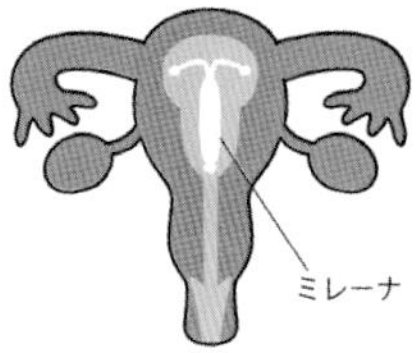

ミレーナ装着の流れ

ミレーナは、婦人科で医師が装着します。

❶ 診察・検査

子宮の位置やサイズ、骨盤内の臓器の状態などを検査し、妊娠していないこと、性感染症にかかっていないことを確認します。

❷ ミレーナの挿入

子宮の入り口を消毒してから、細くやわらかいプラスチック製のチューブを使って、ミレーナを子宮内に挿入します。１回入れると５年間有効です。

❸ 定期検診

定期的に診察で、ミレーナの位置を確認します。

メリット

- ●避妊効果がある
- ●生理痛が軽減する
- ●月経量が減る
- ●５年間効果が続く

デメリット

- ○不正出血する場合がある
- ○装着直後や出血が多いときに脱落することがある
- ○出産（経腟分娩）経験がないと、挿入時に痛みがあることが多い

閉経前にミレーナを入れておき、更年期の症状が出たときにHRTでエストロゲンの貼り薬や塗り薬を使用します。子宮内にプロゲステロンがあるので、HRTで補う必要はありません。

漢方

さまざまな症状に効き　ＨＲＴと併用できる

漢方治療は、ＨＲＴと並ぶ主力の治療法です。ＨＲＴはエストロゲンの減少による不調に効きますが、漢方はイライラやうつ状態、倦怠感、頭痛、夜間の中途覚醒といったメンタルの不調や幅広い不定愁訴（なんとなく体調が悪い）の改善に効果を発揮します。

漢方薬には、「生薬」という自然界にある植物や鉱物などの薬効成分が複数配合されていて、１種類の漢方薬で複数の症状に効果が期待できます。ＨＲＴと組み合わせて使うことも可能です。

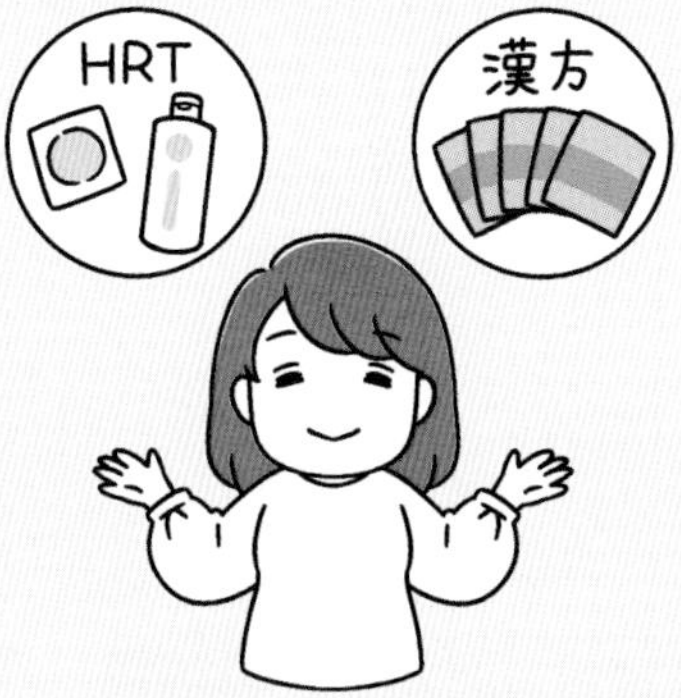

更年期は「気」と「血」が足りない状態

漢方では、「気・血・水」のバランスを重視します。「気」は目に見えない体の中を一定のペースでめぐっている生命エネルギー。「血」はいわゆる血液で、全身に栄養分や酸素を送るもの。「水」は血液以外の水分のことで、全身を潤しています。心身の不調は「気・血・水のバランスが崩れた状態」であり、更年期は「気」と「血」が不足したり、めぐりが悪くなったりしているととらえます。

このような漢方独自の観点から見た体質を「証」といいます。「証」には、体力のある「実証」、体力がない「虚証」、その中間の「中間証」があります。漢方では体質に合う薬を選ぶことが重要で、漢方医は「証」を見極めて処方します。

自分のタイプをチェックしよう

漢方には、不調の原因をはかる「気・血・水」と体質をあらわす「証」という考え方があり、このような独自の観点からその人の体質を見極めて、薬が処方されます。

あなたの不調はどこから？

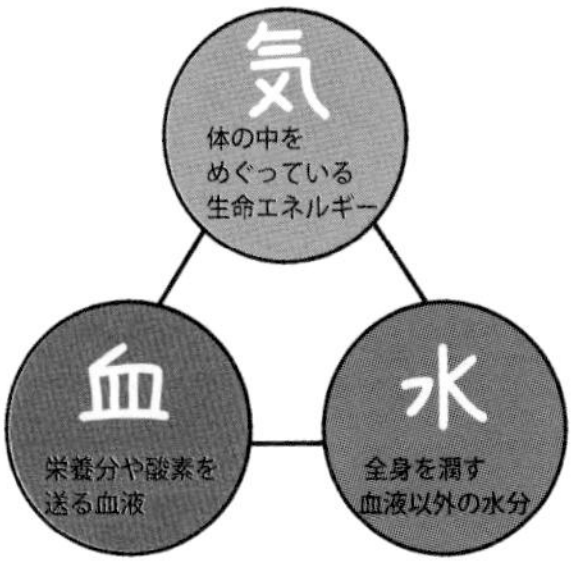

漢方では、「気・血・水」のバランスが取れている状態が健康で、バランスが崩れた状態を不調ととらえます。更年期は「気」と「血」が不足したりめぐりが悪くなったりすることで症状が出るとされています。

気の不調　イライラ、うつ状態、倦怠感など
血の不調　月経異常、便秘、肩こりなど
水の不調　めまい、むくみ、頭痛など

「実証」or「虚証」　あなたはどっち？

自分の体質を把握するために、「証」のセルフチェックをしましょう。

「実証」タイプ

- □ 体力はあるほうだ
- □ 体型はがっちり
- □ 冷たいものが好き
- □ 胃腸は丈夫だ
- □ 便秘をしやすい

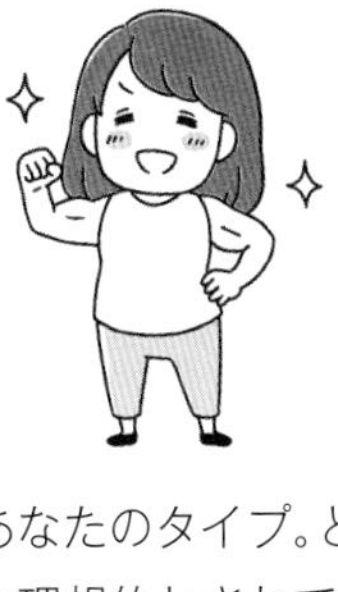

「虚証」タイプ

- □ すぐ疲れが出るほうだ
- □ 筋肉が少ない
- □ 冷え性で寒がり
- □ 胃腸が弱い
- □ 下痢をしやすい

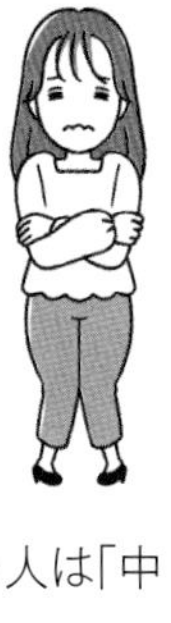

多くあてはまるほうがあなたのタイプ。どちらも同じくらいという人は「中間証」といい、もっとも理想的とされています。

漢方薬の種類

更年期症状に効く代表的な漢方薬「加味逍遙散」

更年期症状によく用いられるのは、「加味逍遙散《かみしょうようさん》」「桂枝茯苓丸《けいしぶくりょうがん》」「当帰芍《とうきしゃく》薬散《やくさん》」の3種類です。

このうち、最初に処方されることが多いのが「加味逍遙散」です。「逍遥」は「うろうろ歩き回る」という意味で、その名のとおり更年期の移ろいやすい症状に効くとされ、中でもめまいやメンタルの不調に効果を発揮します。使った人の7割以上が効果を感じているという報告もあり、更年期症状に対しては効果がある可能性がもっとも高いでしょう。

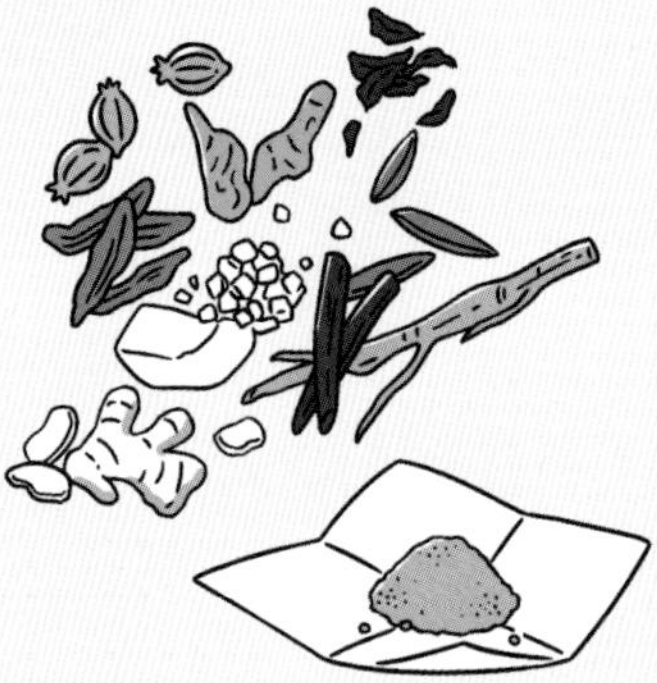

「桂枝茯苓丸」はのぼせ「当帰芍薬散」は冷えに効く

「桂枝茯苓丸」は、のぼせ、ほてり、頭痛に効き目があり、約7割前後が効果を感じています。

「当帰芍薬散」は、めまい、立ちくらみ、足腰の冷えに効き、約6割以上の人に効果があったと報告されています。

そのほかにも体質を整え、更年期の症状に効く漢方薬はありますので、体質や症状に合わせて選びましょう。

更年期症状に処方される漢方薬

更年期症状によく使われる「加味逍遙散」「桂枝茯苓丸」「当帰芍薬散」。効果が異なるので、体質や症状に合うものを選びましょう。

加味逍遙散

イライラ、落ち込み、不安といったメンタルの不調、めまい、夜間の中途覚醒、冷え症に効く。体質が虚弱で精神不安がある人に。

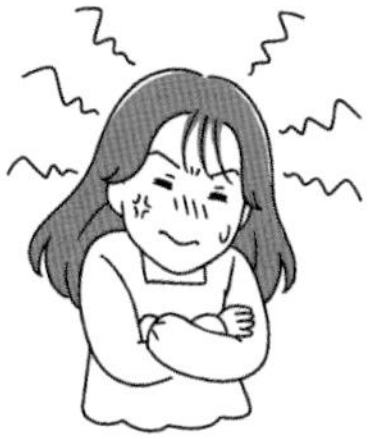

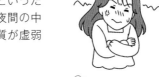

桂枝茯苓丸

のぼせ、ほてり、頭痛に効果的。12か月程度使い続けると子宮筋腫が小さくなったというデータもある。比較的体力がある人に。

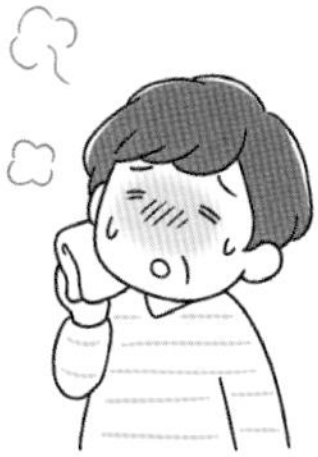

当帰芍薬散

めまい、立ちくらみ、肩こり、頭重、足腰の冷えなどを改善。体力がなく、冷え症で疲れやすい人に

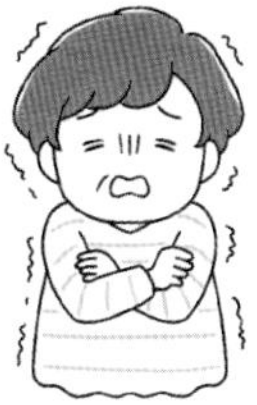

更年期症状に効く漢方薬はほかにも

桃核承《とうかくじょう》気《き》湯《とう》

強いのぼせやイライラ、頑固な便秘、肩こりを緩和

抑肝散《よくかんさん》

イライラや怒りっぽさを抑え、不眠を改善

甘麦大棗湯《かんばくたいそうとう》

心の不安や興奮状態を沈めて、リラックスさせる

女神散《にょしんさん》

のぼせやめまいに効き、ホットフラッシュを軽減

温清飲《うんせいいん》

血行を促し、皮膚の乾燥を防いで手足のほてりを鎮める

柴胡《さいこ》加《か》竜骨《りゅうこつ》牡《ぼ》蛎湯《れいとう》

精神不安を和らげ不眠を改善。血圧を安定させる効果も

漢方薬の使い方

2か月ほどの継続使用で効果を実感

HRTが比較的短期間で効果が出るのに対し、漢方薬は8週間から12週間は続けてみないと効果を感じにくいものが多いです。じわじわ効いてくることがあるので、2か月は続けてみましょう。

　また、漢方薬は食前または食間の空腹時に飲むのが基本。そのほうが漢方に含まれる生薬の吸収が良くなります。そして飲むときは、水かぬるま湯で。漢方独特の味やにおい、顆粒のザラザラ感が苦手で飲みにくい場合は、先に水やぬるま湯を口に含んでから薬を飲み、さらに水やぬるま湯を飲むとよいでしょう。

婦人科での処方がおすすめ

HRTの薬とは異なり、漢方薬は漢方薬局やドラッグストアで購入できます。

　とはいえ、日本では、漢方は国が認めた治療法として採用されており、医療用の漢方薬は健康保険適用の薬としてすでに40年以上の歴史を持っています。漢方薬を使いたい場合は、まずは婦人科に相談を。自分に合った薬を処方され、費用的にも無理なく続けられます。

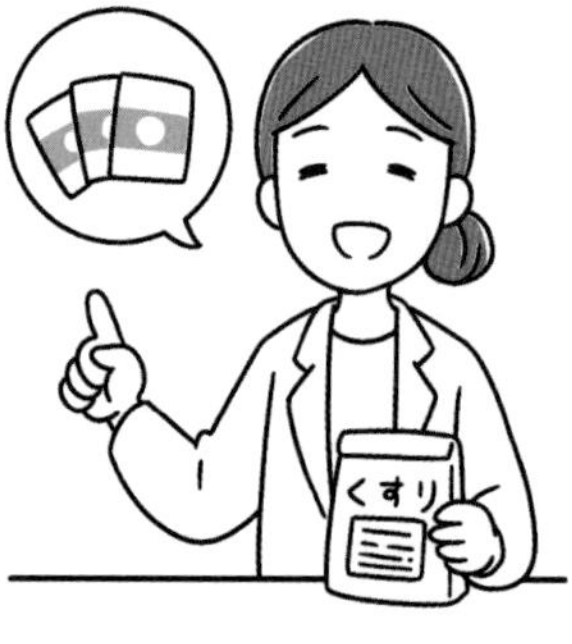

漢方薬を使うときのポイント

漢方薬は、更年期のさまざまな症状をやわらげてくれる強い味方。より効果を実感できるよう、使うときのポイントを押さえましょう。

食前・食間に飲む

食間とは食事と食事の間のことで、食事を終えてから２～３時間後を指します。食前・食間に飲み忘れたときは、食後に飲んでも構いません。

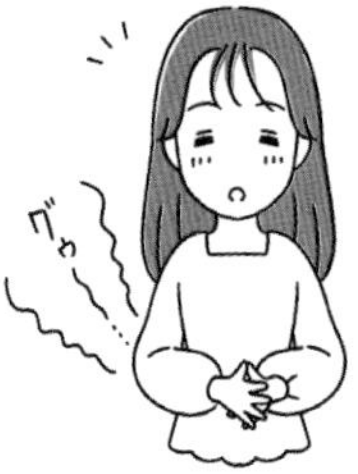

水かぬるま湯で飲む

原則的に水かぬるま湯で飲みます。先に水かぬるま湯を口に含んでから薬を飲むと、飲みやすくなります。

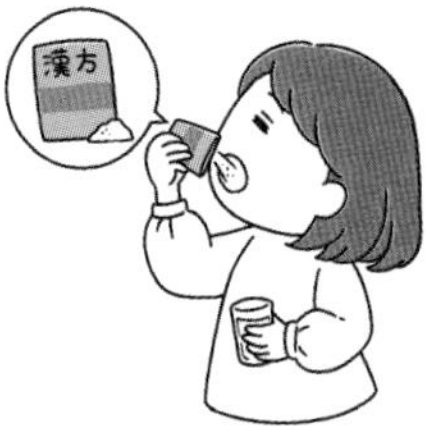

２か月程度は続ける

即効性のあるHRTとは違い、漢方薬はある程度長く飲み続けて効果を発揮するもの。２か月くらい飲むと、効果を実感できることが多いです。

複数の漢方薬を組み合わせることも

症状によっては漢方薬どうしを組み合わせることもあります。ただし、生薬が重複して作用が強く出ることがあるので、自己判断で使用せず、医師や薬剤師に相談を。

保険適用の漢方薬を処方してもらうのが理想的

漢方薬は、漢方薬局やドラッグストアで購入することもできますが、婦人科で自分の体質や症状に合う薬を処方してもらうのがおすすめ。保険がきくので、費用を抑えられるのもメリットです。

かかりつけの婦人科で更年期に安心を

不調になりやすい更年期に、気軽に何でも相談できて信頼できるかかりつけ医を持つことはとても大切。とくに、女性の健康の専門家である婦人科医がおすすめです。体に何か変化があったときにすぐ受診できるよう、かかりつけ医を持ちましょう。

婦人科のかかりつけ医をもつメリット

女性のからだの変化にもっともくわしい

女性の人生は、女性ホルモンに揺さぶられます。生理がはじまり、妊娠・出産を経て、更年期を迎えるなかで、体はどんどん変化していきます。こうした女性ならではの体の変化にもっともくわしいのが婦人科医です。自分の体のことをよく知っている婦人科医がいると、体の変化が起こったときに、より適切なアドバイスをもらえます。

無駄な検査や費用が抑えられる

自分の判断で症状ごとにそれぞれの専門と思われる医療機関を受診すると、同じ検査を何度も受けるということになりかねませんし、そのたびに初診料や検査料が必要になります。かかりつけ医に診てもらえればこうした問題を避けることができ、必要な時は専門の医療機関を紹介してもらえます。

更年期の前からかかりつけ医を持つのがベスト

できれば更年期になる前にかかりつけ医を見つけておきましょう。日ごろからかかっていれば、その人の病歴、体質、家庭や生活の環境、性格などを医師はすでに知っているので、いざ更年期の症状が現れたときに、時間をかけずに的確な治療法を提案できます。

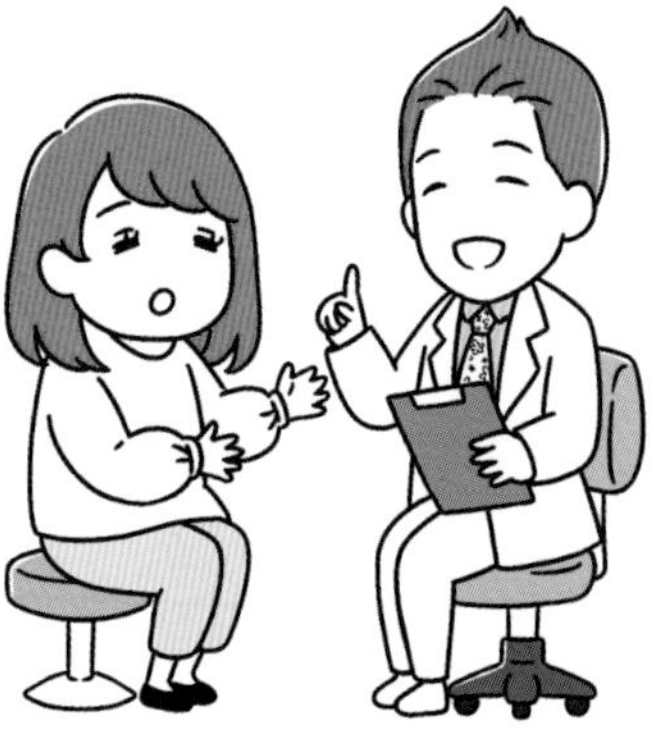

chapter

7

閉経前後の
不調に備える

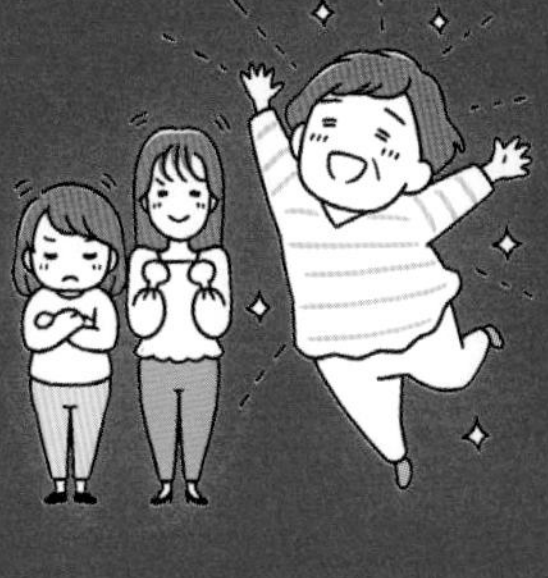

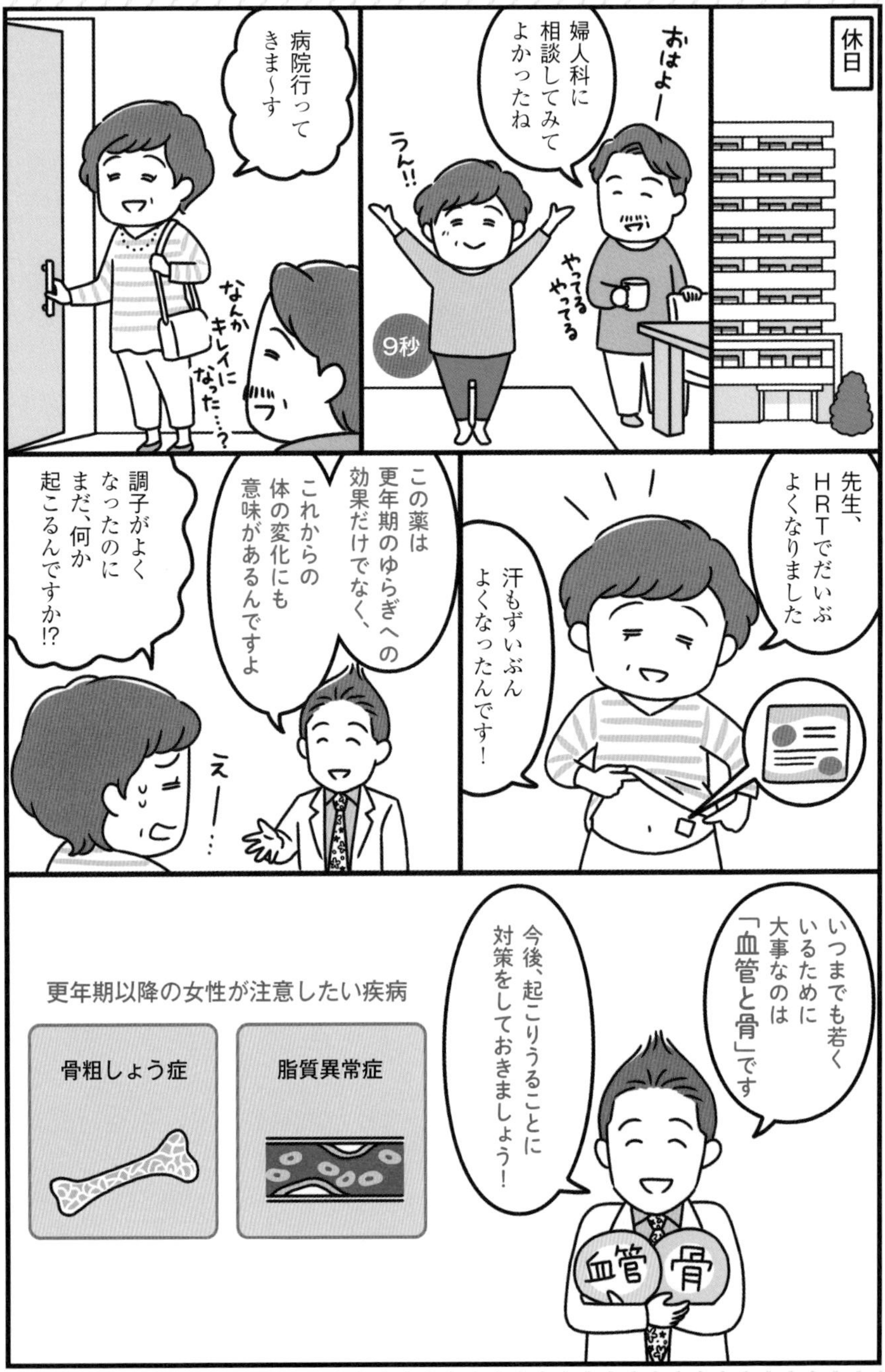
休日
おはよー
婦人科に相談してみてよかったね
うん!!
やってるやってる
9秒
病院行ってきま〜す
なんかキレイになった…?
先生、HRTでだいぶよくなりました
汗もずいぶんよくなったんです!
この薬は更年期のゆらぎへの効果だけでなく、これからの体の変化にも意味があるんですよ
調子がよくなったのにまだ、何か起こるんですか!?
えー…
いつまでも若くいるために大事なのは「血管と骨」です
今後、起こりうることに対策をしておきましょう!
血管
骨
更年期以降の女性が注意したい疾病
骨粗しょう症
脂質異常症

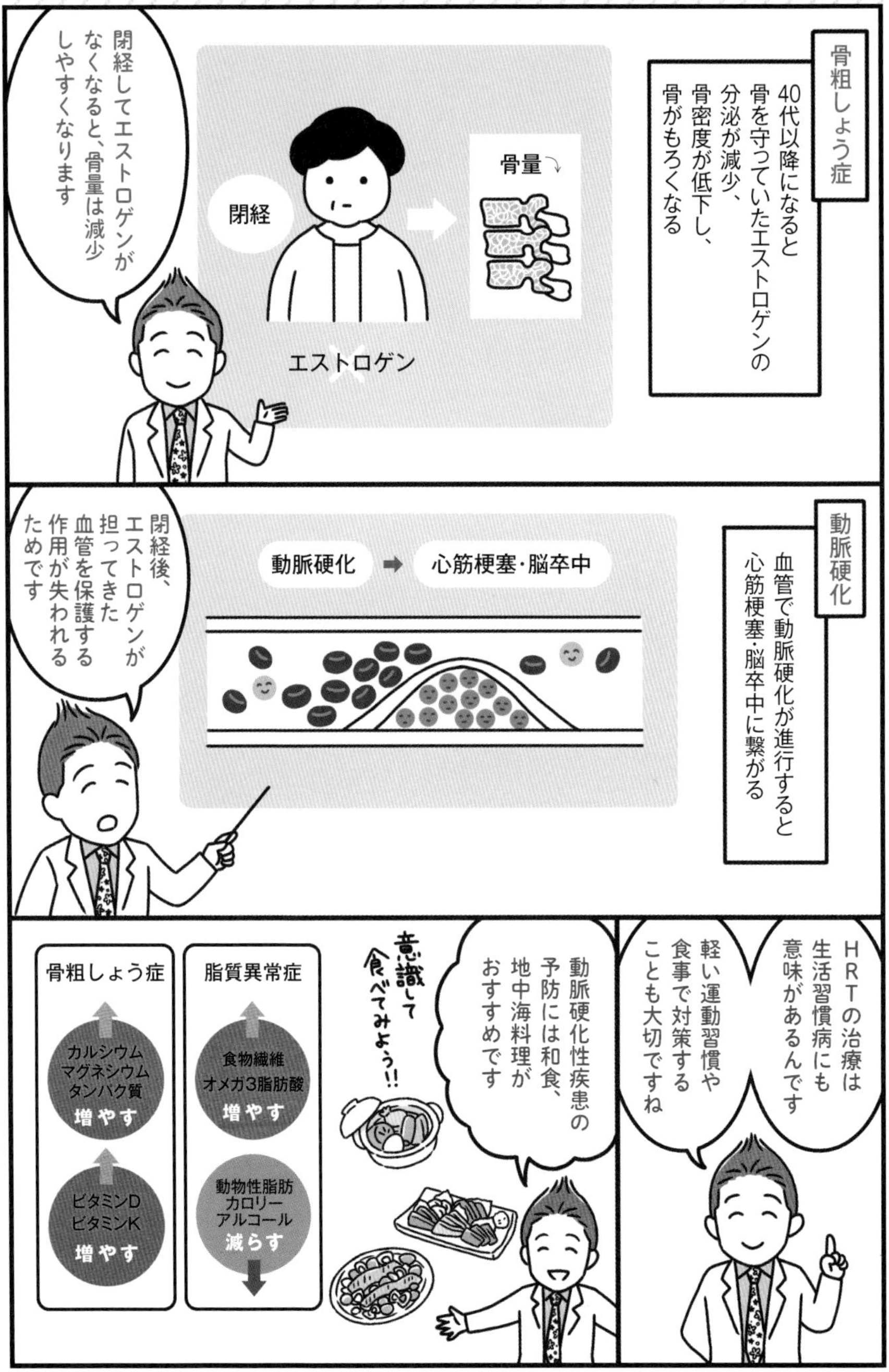
骨粗しょう症
40代以降になると骨を守っていたエストロゲンの分泌が減少、骨密度が低下し、骨がもろくなる
骨量
閉経
エストロゲン
閉経してエストロゲンがなくなると、骨量は減少しやすくなります
動脈硬化
血管で動脈硬化が進行すると心筋梗塞・脳卒中に繋がる
動脈硬化 ➡ 心筋梗塞・脳卒中
閉経後、エストロゲンが担ってきた血管を保護する作用が失われるためです
HRTの治療は生活習慣病にも意味があるんです
軽い運動習慣や食事で対策することも大切ですね
動脈硬化性疾患の予防には和食、地中海料理がおすすめです
意識して食べてみよう!!
脂質異常症
食物繊維 オメガ3脂肪酸 増やす
動物性脂肪 カロリー アルコール 減らす
骨粗しょう症
カルシウム マグネシウム タンパク質 増やす
ビタミンD ビタミンK 増やす

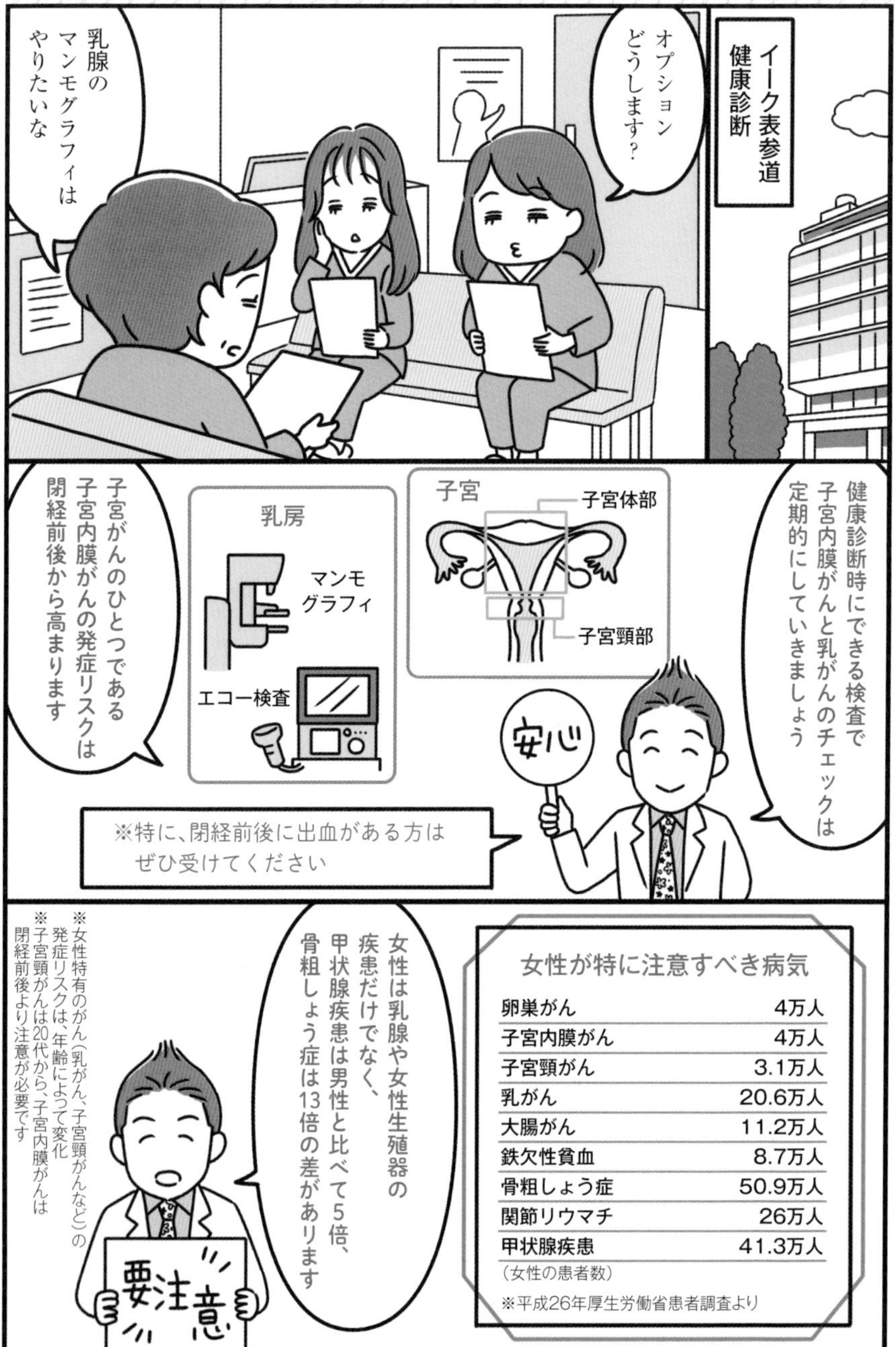
イーク表参道
健康診断
オプションどうします?
乳腺のマンモグラフィはやりたいな
健康診断時にできる検査で子宮内膜がんと乳がんのチェックは定期的にしていきましょう
子宮
子宮体部
子宮頸部
乳房
マンモグラフィ
エコー検査
安心
子宮がんのひとつである子宮内膜がんの発症リスクは閉経前後から高まります
※特に、閉経前後に出血がある方はぜひ受けてください
女性が特に注意すべき病気
卵巣がん 4万人
子宮内膜がん 4万人
子宮頸がん 3.1万人
乳がん 20.6万人
大腸がん 11.2万人
鉄欠性貧血 8.7万人
骨粗しょう症 50.9万人
関節リウマチ 26万人
甲状腺疾患 41.3万人
(女性の患者数)
※平成26年厚生労働省患者調査より
女性は乳腺や女性生殖器の疾患だけでなく、甲状腺疾患は男性と比べて5倍、骨粗しょう症は13倍の差があります
要注意
※女性特有のがん(乳がん、子宮頸がんなど)の発症リスクは、年齢によって変化
※子宮頸がんは20代から、子宮内膜がんは閉経前後より注意が必要です

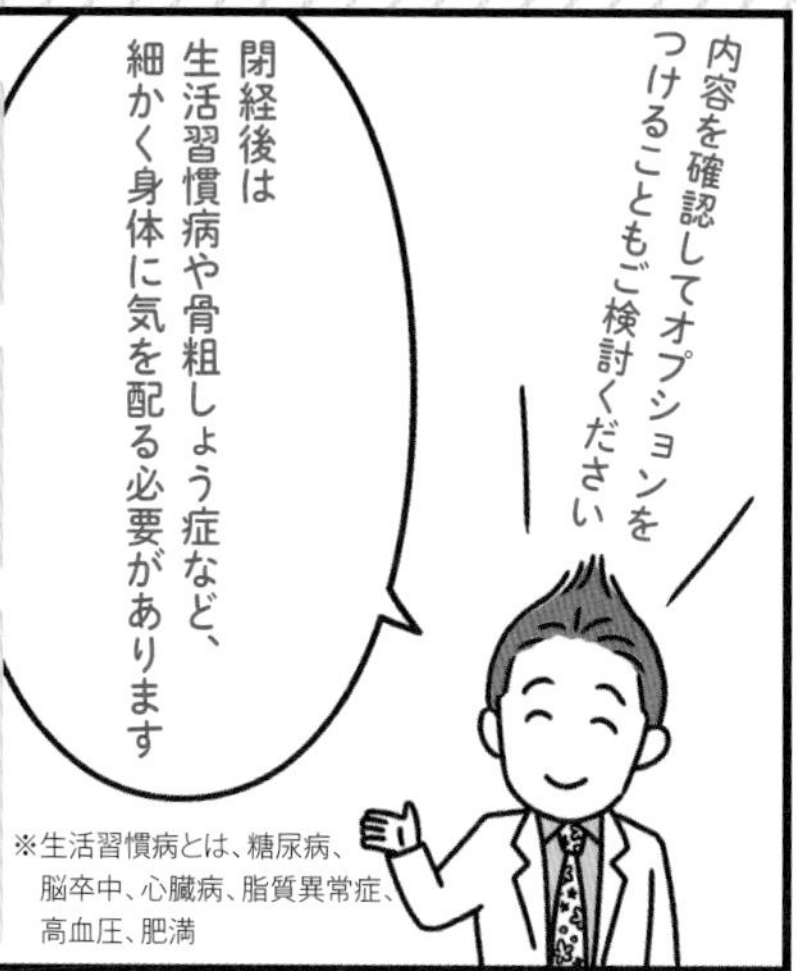
内容を確認してオプションをつけることもご検討ください
閉経後は生活習慣病や骨粗しょう症など、細かく身体に気を配る必要があります

※生活習慣病とは、糖尿病、脳卒中、心臓病、脂質異常症、高血圧、肥満

乳腺超音波

エコー検査によって、乳腺にあるしこりを検査します。
乳房触診をエコーによって映像で確かめられる検査です。

子宮頸部細胞診や超音波

子宮頸部細胞診は、子宮頸部の粘膜を採取し細胞に異常がないか調べる検査です。
超音波では、子宮や卵巣の大きさや形をチェックします。

料金のめやす

子宮頸がん　約7,000円
マンモグラフィ　約5,000円
乳腺エコー　約6,000円
子宮体部細胞診（子宮内膜がん検査）約6,000円

年齢に合った健康診断のオプション

50歳〜

- **帯状疱疹（水痘）ワクチン**
  既往症があり治療中の方はご遠慮ください
- **骨密度検査**
  更年期を経て骨折リスクが上昇するため
- **Lox-index**
  心筋梗塞、脳梗塞のリスクスクリーニング検査

40歳〜

- **子宮内膜細胞診検査、経腟超音波検査**
  子宮内膜がん、卵巣の異常のリスクスクリーニング検査
- **女性ホルモン検査**
  卵巣の機能チェックのため
- **マンモグラフィ検査**
  40代は乳がんが最も多く発見される年代のため注意が必要

30歳〜

- **乳房超音波検査**
- **子宮頸部細胞診検査、経腟超音波検査**
  特に40代以降は、子宮がんの早期発見、卵巣の異常を指摘できるため
- **上部消化管内視鏡検査（胃カメラ）**
  胃がんなど消化器系のがんのリスクに注意が必要

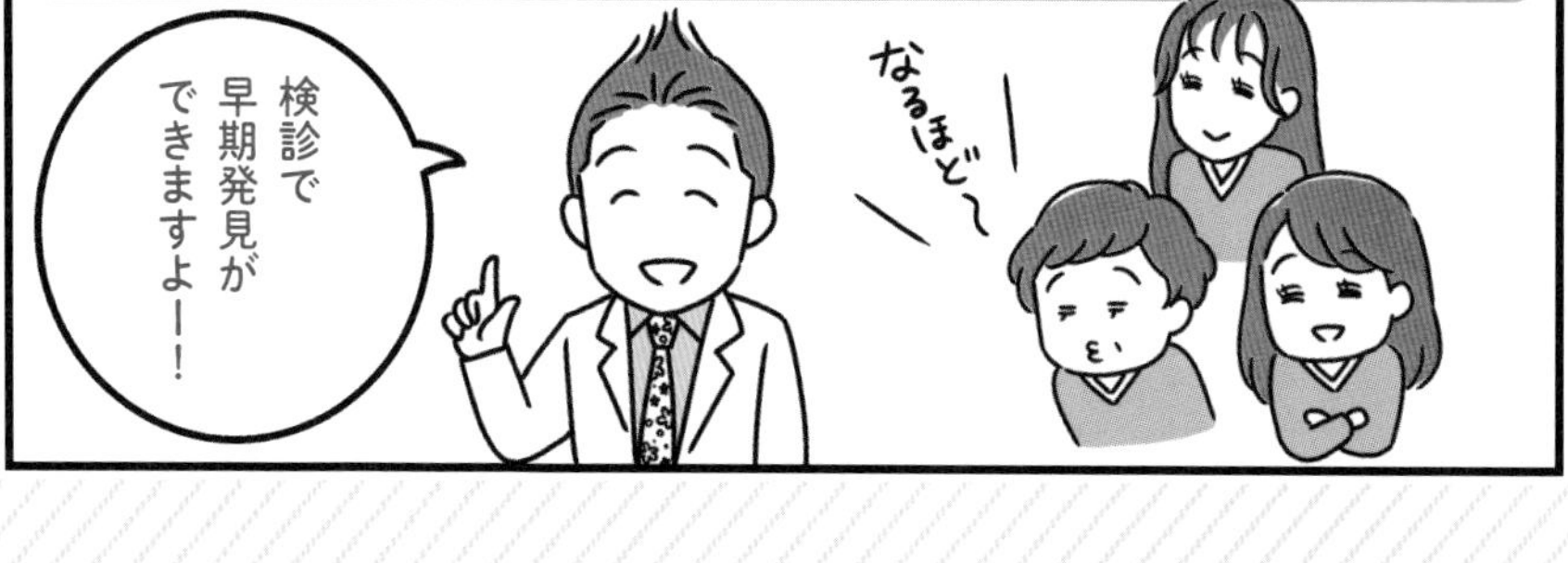
なるほど〜
検診で早期発見ができますよー！

閉経前後の体の変化

閉経を境に体もかかる病気も変わる

　更年期の症状がとくに強く現れるのは、閉経の前後2年ずつといわれています。閉経が近づくにつれ、卵巣の機能が徐々に低下していくため、エストロゲンの分泌が減り、体が不安定な状態になってさまざまな不調が現れます。一方で、閉経後は体がエストロゲンの少ない状態に慣れてくるため、そうした不安定さはなくなりますが、今度はエストロゲン不足からくるトラブルが次々と生じてきます。

　女性の体にとって閉経は大きなターニングポイント。これまでエストロゲンで守られていた時期から新たなステージに入り、体だけでなく、かかる病気も変わってくるのです。

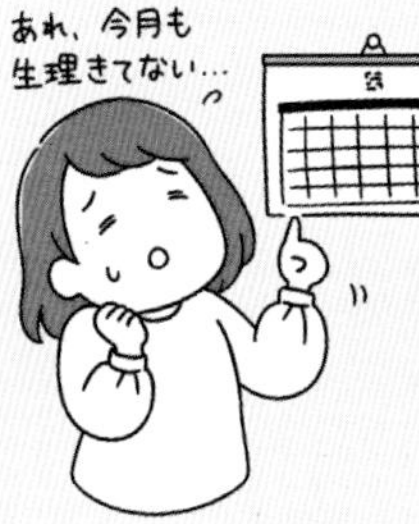

閉経後の人生を楽しむために今から準備を始めよう

　高齢になると骨や筋肉が衰え、とくに女性の場合、閉経後は骨密度が急激に低下するため、男性よりも骨粗しょう症のリスクが高いです。骨折しやすくなり、筋力の衰えから姿勢が悪くなるのに加え、関節が硬くなり、膝や腰に痛みを感じる人が増えてきます。また、脂質異常症、高血圧、糖尿病などの生活習慣病や、下半身にトラブルが起きやすくなるのも閉経後の特徴です。あらかじめ起こりうる変化について知り、対策しましょう。

　閉経後は、女性ホルモンに振りまわされず、自由に人生を楽しめる時期ともいえます。閉経後も健康でイキイキと過ごすために、今から準備を始めてみませんか。

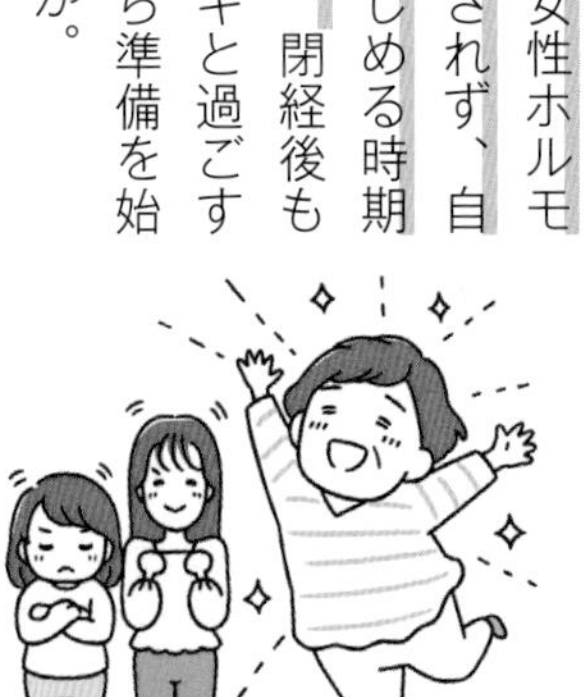

閉経後は急激に骨量が低下していく

エストロゲン分泌量の急激な低下に伴い、骨形成のサイクルが乱れることで骨量が減少、骨密度が低下します。骨密度がもっとも急激に低下するのは閉経後２年間。閉経して 15 年たったころから、手足の骨が大きく減りだします。

最も早く減り始めるのは顔の骨

骨は衝撃を加えることで強くなりますが、顔の骨は手足の骨のように鍛えることはできません。そのため、体を構成する骨の中でも顔の骨、とくに下顎に骨量の減少が最も大きく現れます。実感しやすい肌や髪の衰えだけでなく、更年期からの顔の骨量低下が、「顔がなんだか老けて見える…？」の原因となっています。

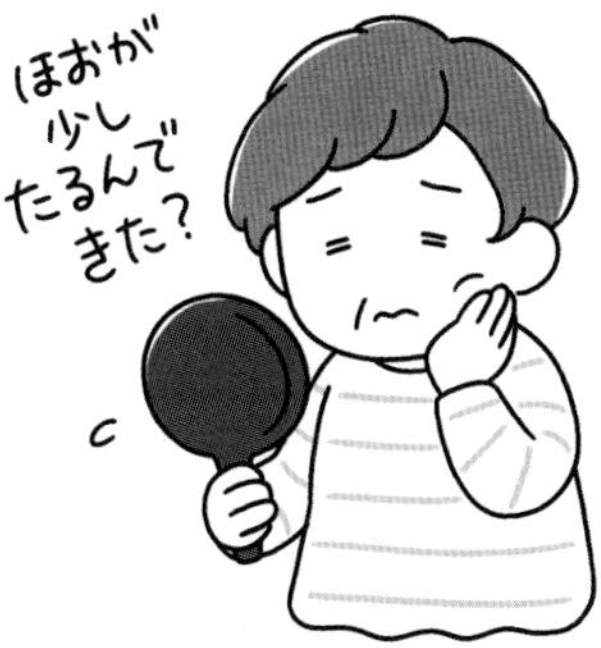
ほおが
少し
たるんで
きた？

骨量低下予防のためにできること

ウォーキングや軽いジョギング、なわとび、軽いジャンプなど、骨に負荷をかける運動を、無理のない範囲で行いましょう。

食事で摂りたいのは、骨の材料となるカルシウム。加えて、ビタミンＤでカルシウムの吸収を助け、ビタミンＫでカルシウムを骨に定着させるのがおすすめです。

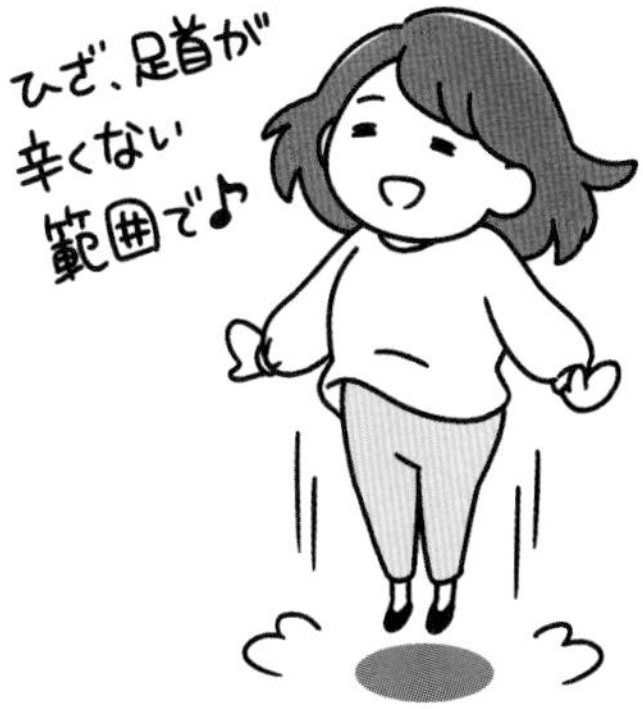
ひざ、足首が
辛くない
範囲で♪

子宮内膜がん

閉経後に急増 発症リスクを高める肥満に注意！

子宮にできるがんには子宮頸がんと子宮内膜がんの2つがありますが、閉経前後の女性に発症しやすいのが子宮内膜がんです。子宮体がんともよばれます。

主な原因は女性ホルモンのバランスが崩れること。月経不順だった人やエストロゲンの分泌過剰になりやすい妊娠出産経験がない人、閉経が50代後半と遅かった人はとくに注意が必要です。エストロゲンは脂肪組織からも作られるため、肥満も発症リスクを高めます。初期症状である不正出血を見逃さないことが、早期発見のポイントです。閉経前後に、これは生理の出血？ 不正出血？ と迷う場合も、子宮内膜がんの検査をおすすめします。

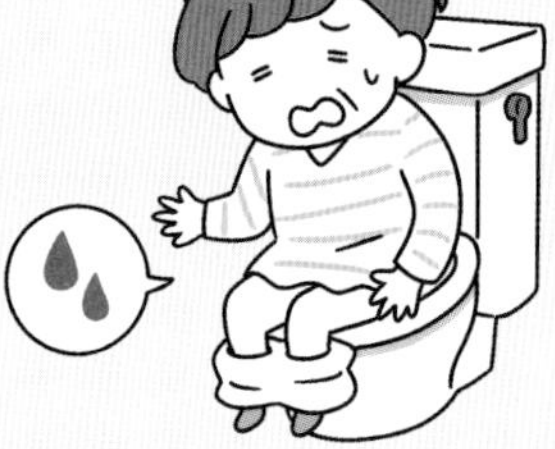

不正出血があったらすぐに受診を 早く見つけられるがんです

子宮内膜がんのステージ分類は4段階あります。Ⅰ期はがんが子宮体部だけにあるもの、Ⅱ期は子宮頸部まで及んでいるものです。Ⅲ期はがんが子宮外に広がっているが骨盤を越えていないもの、または子宮のリンパ節へ広がっているもの、Ⅳ期は骨盤を越えているか膀胱や腸粘膜に浸潤しているもの、遠隔転移しているものです。

不正出血があった場合はもちろん、閉経前後は毎年婦人科を受診してください。閉経後、血液や膿のようなものが混じったおりものが見られたときも受診をおすすめします。

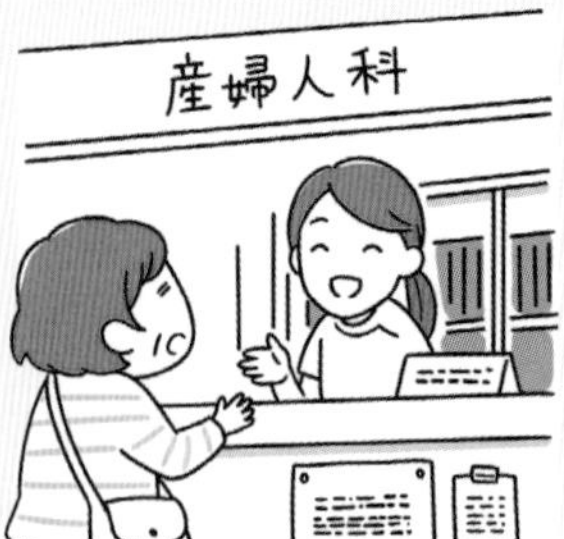

子宮内膜がんは40～60代、子宮頸がんは20～40代に多い

子宮内膜がんは、閉経後～60代までに起きやすく、50代の発症がもっとも多いとされています。なお、子宮頸がんは子宮の入り口にできるがんで、20代～40代に多くみられます。性交渉によるHPV（ヒトパピローマウイルス）の感染が主な原因で、初期の自覚症状はほとんどありません。

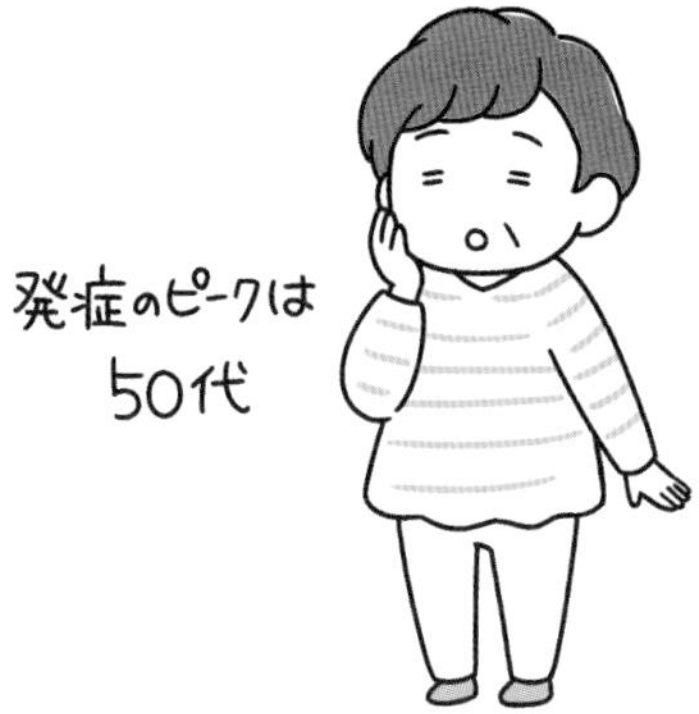

子宮内膜がんはこんな病気

- **発症の主な原因**…女性ホルモンに関連
- **発症しやすい人**…閉経前後、閉経が遅い、月経不順、排卵障害、妊娠出産の経験がない、エストロゲン製剤の長期使用、肥満、高血圧、糖尿病、家族に乳がんや大腸がんにかかった人がいる
- **症状**…不正出血、尿が出にくい、排尿時の痛みや性交痛がある、下腹部や腰が痛い
- **予防**…肥満を防ぐ、子宮内膜の異常増殖を防ぐ
- **検査**…超音波検査、子宮内膜の細胞診

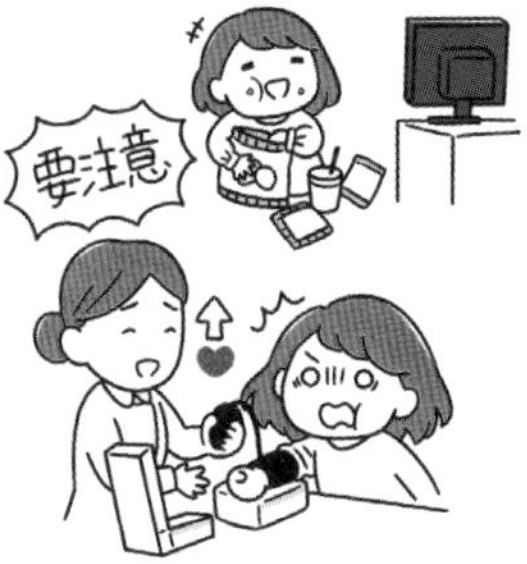

子宮内膜がんの治療法は？

基本は手術。進行度によって、子宮だけでなく、転移しやすい卵巣・卵管も切除することがあります。ステージⅡ期以降の手術では、周辺のリンパ節も含めた切除が必要で、抗がん剤治療も足すことが多いです。切除できないところにがんがある場合は、放射線治療や抗がん剤治療を行うのが一般的です。

乳がん

女性に最も多いがん
40代後半と60代前半が発症のピーク

乳がんは乳腺（母乳をつくる小葉と母乳を運ぶ乳管から成る）にできるがんです。そのほとんどが乳管に発生します。

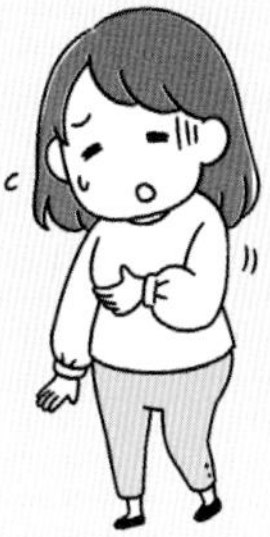

初期はほぼ無症状ですが、進行すると乳房や脇の下のしこり、乳房のひきつれやくぼみ、乳頭のただれや分泌物などの異変が現れます。約9人に1人が一生に一度はかかるというほど身近ながんです。30代後半以降から増え、日本では発症のピークが40代後半と60代前半。乳がんは女性ホルモンの刺激によって増殖するため、初潮が早かった人、閉経が遅かった人のほうがリスクが高いといわれています。また、血縁者に乳がんや卵巣がんにかかった人がいるほうがなりやすいという遺伝との関連も指摘されています。

生活習慣の改善で予防
早期発見なら治癒しやすい

以前は出産経験が多い、あるいは初産年齢が若いほど発症リスクが低いとされていましたが、近年、そうした傾向は4つある乳がんのタイプのうち一つに限られ、その他のタイプについては関連性がないことがわかってきました。ただし、授乳期間が長いほど発症リスクが下がることが確認されています。喫煙、アルコールの過剰摂取、肥満などの生活習慣が、乳がんの発症に大きく影響を与えます。

早期に発見すれば治る確率の高いがんですから、毎年の乳がん検診を受け、セルフチェックも欠かさないようにしましょう。

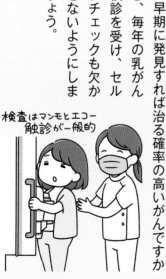

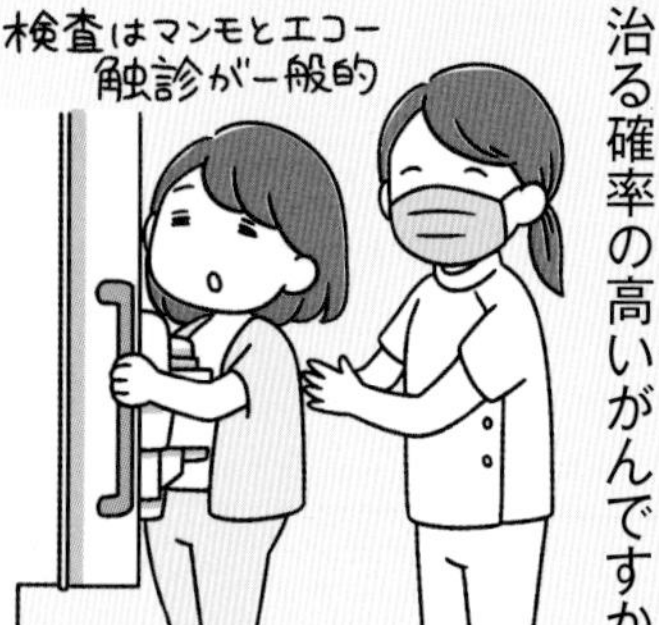

早期発見のためにセルフチェックをしよう

乳がんの５年生存率はステージⅠ期かⅡ期で見つかれば90%以上というデータがあります。検診に加え、お風呂のときなどにセルフチェックをする習慣をつけるといいでしょう。

セルフチェックのやり方

❶ 鏡の前で両腕を上げ、乳房に変形やくぼみがないかをしっかり見ます。

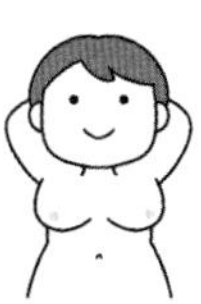

❷ 脇の下から乳房の下に手を入れ、乳房をすくい上げるようにしてしこりや違和感がないかを確認します。

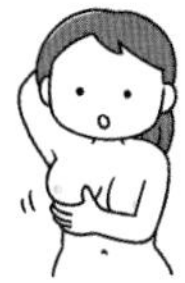

❸ 乳頭の根元を軽くつまんで分泌物が出ないか確認します。

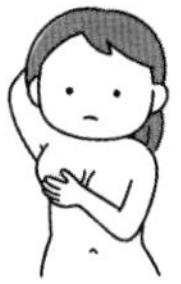

こんな人は乳がんのリスクが高いので気をつけて！

月経	初潮が早い、閉経が遅い		
遺伝	血縁者に乳がんや卵巣がんにかかった人がいる 母・姉・妹のなかで、乳がんにかかった人がいる		
出産経験	経験なし、高齢出産　※乳がんのタイプにより異なる		
授乳経験	経験なし	体型	肥満
アルコール	飲む	喫煙習慣	あり（受動喫煙含む）
運動習慣	なし	糖尿病	あり

参考：国立がん研究センターがん情報サービス／日本乳癌学会「患者さんのための乳がん診療ガイドライン2019年度版」

卵巣がん

自覚症状が少なく発見しにくい排卵回数が多いほどハイリスク

卵巣がんは40～60代半ばに発症することが多く、ピークは50代。静かに進行し、自覚症状が少ないため、早期発見が困難な病気です。

排卵時には卵巣から卵子が飛び出すことで卵巣に傷がつきますが、その傷は修復され、また排卵時に傷がつくということが繰り返されます。そうした過程でがん化すると考えられているため、妊娠出産経験がないなど排卵回数が多い人ほど、リスクが高くなります。ちなみに低用量のピルで排卵を抑制すると、卵巣がんの予防になることも知られています。また、月経不順や無月経、強い月経痛など卵巣機能のトラブルが発症につながる場合も。チョコレートのう胞（卵巣に子宮内膜が増殖する子宮内膜症の一種）がある人もハイリスクです。

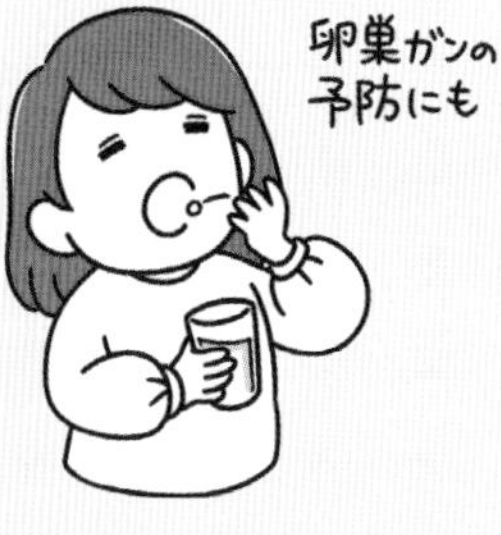

遺伝と関係が深いがん内診で見つかるケースも

卵巣がんの約10％は遺伝と関係しているとされ、血縁者に卵巣がんや乳がんにかかった人がいると発症リスクが高いといわれています。また、肥満やアルコールの過剰摂取、喫煙も危険因子ですから、適正体重を保つように努め、飲酒や喫煙は控えましょう。

早期発見できる方法はありませんが、年に1回の婦人科検診受診が大切。超音波検査で卵巣が腫大している場合は、CT・MRI検査、血液検査などで、がんの有無や形状、まわりの臓器との位置関係、ほかの臓器やリンパ節への転移の有無などを確認します。卵巣がんと診断するためには手術が必要で、術後に診断が確定します。

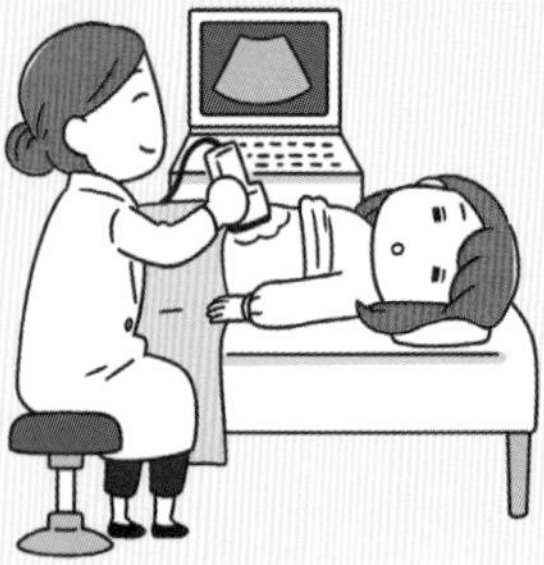

こんな症状があったら卵巣がんを疑おう

卵巣がんが小さいうちはほとんど症状がなく、大きくなったり腹水がたまったりすると、下腹部の張りや圧迫感、痛み、しこりなどが現れます。下のような症状に心あたりがあったら、ぜひ婦人科受診を。

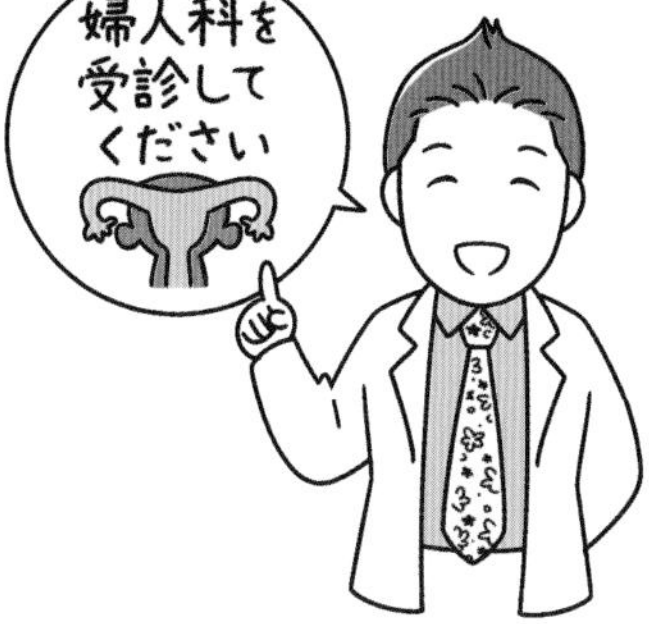

- □ 下腹部に圧迫感があってトイレに行きたくなるが尿は出ない
- □ お腹が風船みたいにふくらんできた
- □ 飲食をしていないのにお腹がぽっこり出ている
- □ スカートやパンツのウエストがきつくなった
- □ 急にお腹に激痛が起きる

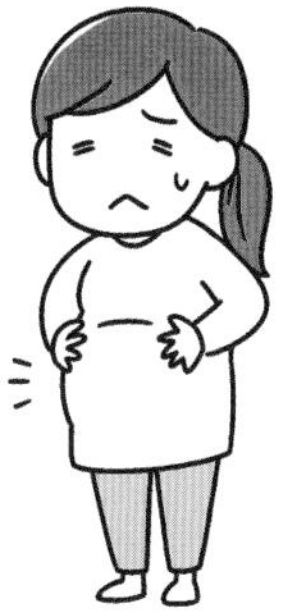

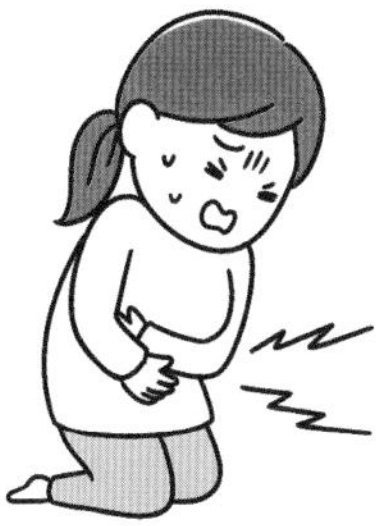

卵巣がんの治療の基本は手術と抗がん剤です。抗がん剤が効きやすく、半数以上の人はがんが小さくなります。かなり進行した場合でも、先に抗がん剤でがんを小さくしてから手術を行うことがあります。

子宮とその周辺の病気

子宮筋腫・子宮内膜症・子宮腺筋症は女性の「三大良性疾患」

子宮がん以外の子宮周辺の病気では子宮筋腫、子宮内膜症、子宮腺筋症が代表的です。

子宮に良性の腫瘍ができるのが子宮筋腫、子宮内膜にあるべき子宮内膜組織が子宮筋層内にでき、子宮筋層が厚くなって子宮が大きくなるのが子宮腺筋症です。これらはどちらも子宮にできますが、子宮内膜症は、子宮の内側にあるべき子宮内膜組織が子宮以外の場所にできる病気です。卵巣内にできた内膜症をチョコレートのう胞といいます。いずれも命に関わることはほとんどなく、女性の三大良性疾患といわれています。

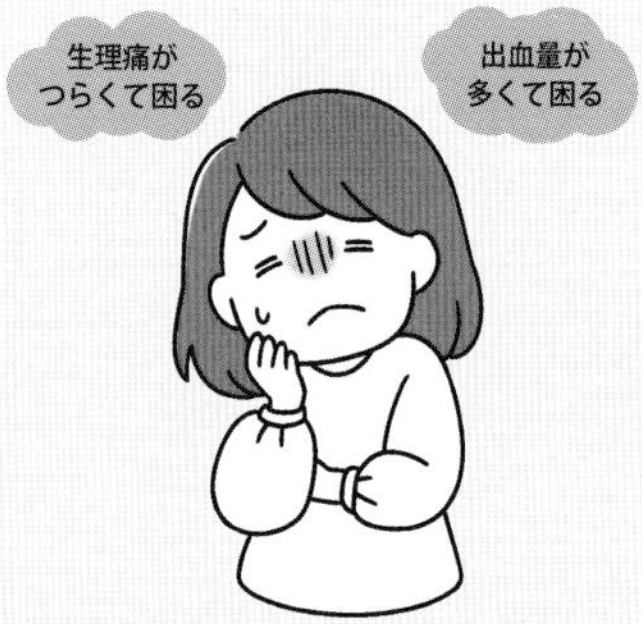
生理痛がつらくて困る
出血量が多くて困る
症状は閉経とともに治まるのが一般的

更年期に最も多い子宮筋腫女性の多くがもっている

子宮筋腫は子宮や周辺の病気で更年期前後の女性にもっとも多く、小さなものまで含めると女性の半数にあるともいわれています。子宮腺筋症は40代にもっとも多く、出産経験のある人に多くみられます。

子宮内膜症は発症のピークが30代前半ですが、その一種であり、卵巣内にできるチョコレートのう胞は40代以降も発症するケースが少なくありません。閉経後はがん化するリスクも高くなるため、定期的に婦人科を受診することをおすすめします。

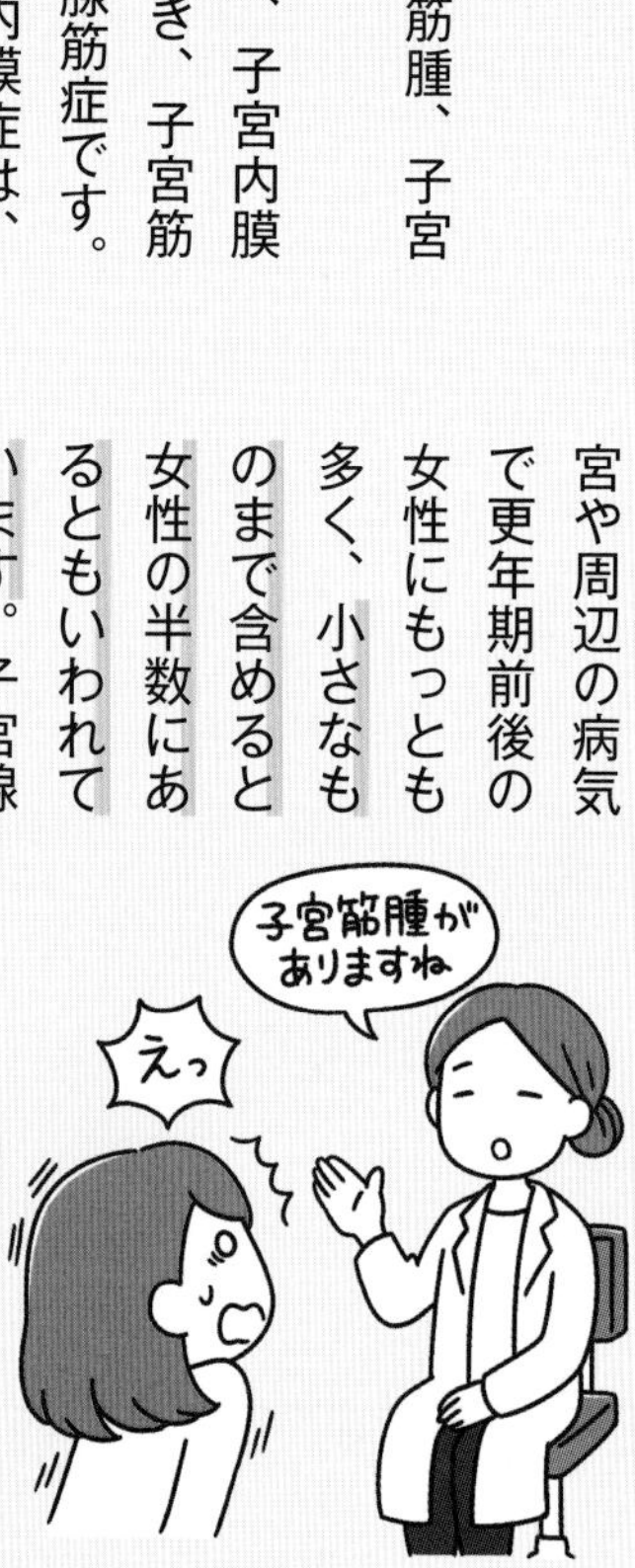
子宮筋腫がありますね
えっ

症状や年齢、出産希望などに応じて治療方法を決めよう

いずれの病気にも、手術と薬物療法（ホルモン療法）があります。症状や年齢、妊娠・出産を望むかどうかなどを考えたうえで医師に相談し、治療方法を決めましょう。

子宮腺筋症

子宮全体が大きく固くなっていく病気で、他の２つと合併するケースが少なくありません。一般的に閉経後は症状が治まります。

できる場所：子宮の筋層内

症状：ひどい月経痛、過多月経、強い貧血、息切れ、倦怠感など

治療：症状が重い場合は手術、ホルモン療法

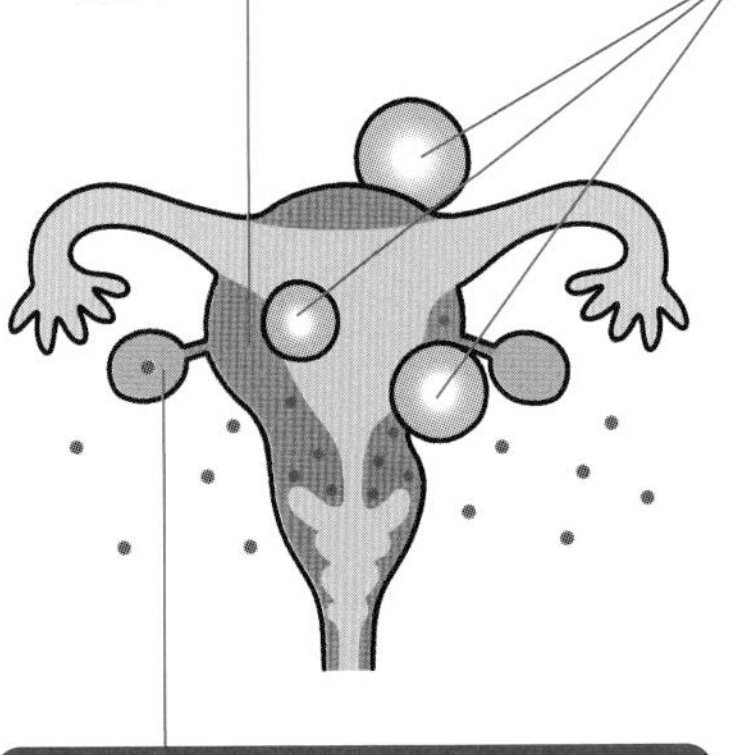

子宮筋腫

筋腫は女性ホルモンで大きくなるため、閉経すると小さくなります。できる場所によっては不妊の原因に。

できる場所：子宮の内側、子宮の筋肉の中、子宮の外側

症状：過多月経（血の量が多い、血のかたまりがあるなど）、月経痛、不正出血、下腹部のしこり、腰痛、頻尿など

治療：小さくて症状がない場合は経過観察で OK。大きくなってきたり貧血がひどいなど、症状が重い場合は手術（基本は筋腫の切除）、ホルモン療法

子宮内膜症

卵巣の内側にできたものをチョコレートのう胞といいます。周囲と癒着を引き起こし、不妊の原因になります。

できる場所：子宮以外の臓器（卵巣や腹膜など）

症状：ひどい月経痛、腰痛、下腹部痛、排便痛、性交痛など

治療：低用量ピルなどホルモン療法、手術

生活習慣病

「一無・二少・三多」を心がけて生活習慣病を予防しよう

生活習慣病予防の基本は日本生活習慣病予防協会が提唱する「一無・二少・三多」。「一無」は無煙・禁煙のこと。タバコの有害物質は万病の元ですから、喫煙はやめるにこしたことはありません。「二少」は少食・少酒のこと。更年期に暴飲暴食が習慣づいていると、さまざまな不調につながります。腹八分目を心がけ、アルコールは控えめに。「三多」は、できるだけ多く体を動かし、きちんと休み、人・事・物に接する機会を増やし、メリハリのある生活を過ごしましょう、という意味です。

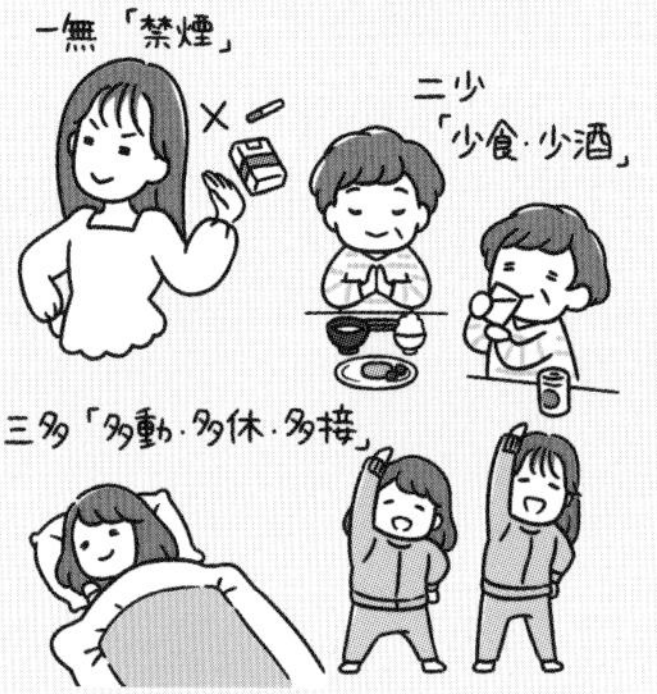

代表的な生活習慣病は高血圧・糖尿病・脂質異常症

代表的な生活習慣病は次の3つです。

脂質異常症は、血液中の脂質が増えすぎた状態。ＬＤＬコレステロール、中性脂肪が増え、ＨＤＬコレステロールが減ります。更年期には（ＬＤＬ－Ｃ）の増加をおさえるエストロゲンが減るため、コレステロール値が上がり、動脈硬化になりやすくなります。

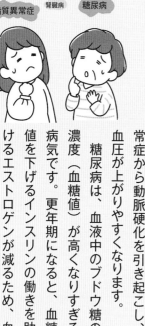

高血圧は、血圧が慢性的に正常値よりも高い状態です。更年期にエストロゲンが減ると、脂質異常症から動脈硬化を引き起こし、血圧が上がりやすくなります。

糖尿病は、血液中のブドウ糖の濃度（血糖値）が高くなりすぎる病気です。更年期になると、血糖値を下げるインスリンの働きを助けるエストロゲンが減るため、血糖値が下がりにくくなります。

エストロゲンの激減で 生活習慣病のリスクが上がる

女性ホルモンであるエストロゲンは、体を守ってくれる健康ホルモンでもあります。それが閉経によって激減することで、生活習慣病のリスクが高まります。

脂質異常症　肥満を予防してLDLコレステロール値を上げない

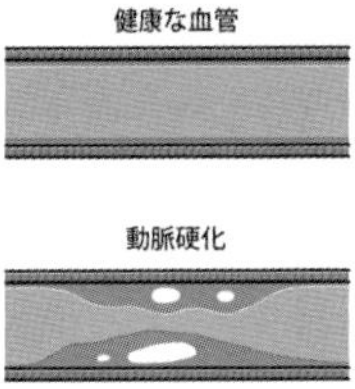

コレステロールはエストロゲンの材料ですが、更年期以降はエストロゲン自体が減るため使われません。そのため、余った分が血管にくっついて動脈硬化を引き起こし、脳梗塞や脳出血、心筋梗塞などのリスクを高める、と考えるとわかりやすいでしょう。コレステロールの多い食品のとりすぎを控え、適正体重を保つことが予防のポイントです。

高血圧　減塩、肥満予防に努めよう

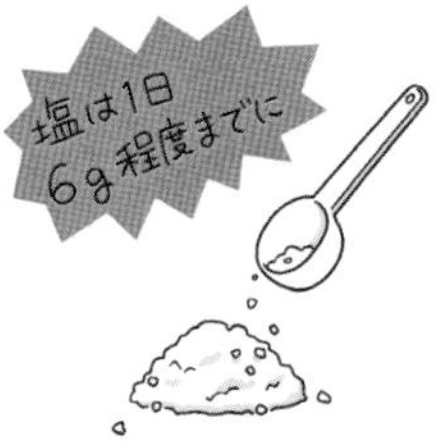

高血圧の基準は、最高血圧が140㎜Hg以上、最低血圧が90㎜Hg以上。血縁者に高血圧の人がいる、または妊娠時に高血圧になったことがある人は、とくに注意が必要です。更年期からの一時的な高血圧を更年期高血圧といい、めまいや動悸、頭痛、不安感などを伴うことがあります。その段階で減塩、肥満予防などの努力を始めれば、更年期の終了とともに血圧も落ち着いてきます。

糖尿病　食事と運動で血糖値対策を

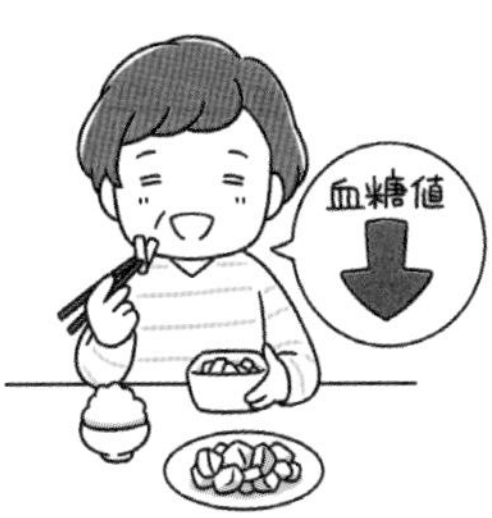

更年期になるとインスリンの働きが低下するため、糖尿病のリスクが高まります。また閉経後は、内臓脂肪がたまりやすくなることも糖尿病の一因。初期はほとんど症状がなく、倦怠感、疲労感、手足のしびれや冷え、むくみ、皮膚のかゆみなどが現れると進行している可能性が。網膜症、腎症、神経障害などの合併症につながることもあります。食物繊維を積極的にとるなど血糖値を上げにくい食生活に加え、運動習慣をつけることで予防しましょう。

甲状腺の病気

更年期の症状と似ているため気づかないことも多い

甲状腺から分泌される甲状腺ホルモンは、女性ホルモンと似ていて、筋肉や骨を強くする、新陳代謝を促す、脂質代謝を上げてコレステロールを下げるなどの働きをします。働きが低下すると橋本病などの病気になり、無気力、疲れやすい、太る、冷えなどの症状が現れます。中高年女性に多い病気ですが、更年期の症状と似ているためあまり気にされず、検査で見つかることが少なくありません。逆に甲状腺ホルモンの働きが強くなりすぎると、イライラや不眠、多汗、動悸、息切れなどの不調が現れます。ほかに、甲状腺に腫瘍ができる病気もあります。

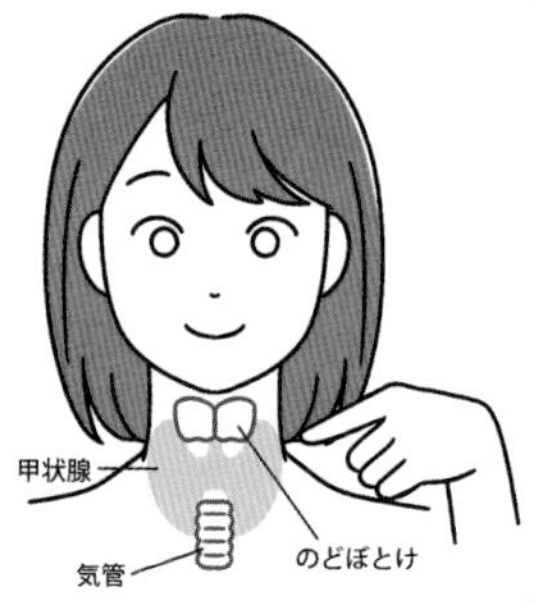

血液検査と自己抗体検査で診断 海藻類の食べすぎに注意！

甲状腺の機能が過剰になるバセドウ病などの場合は、心臓への負担を減らすため、激しい運動や長時間の入浴は控えて安静にすることが必要です。また、海藻類に含まれるヨードは甲状腺ホルモンの材料ですが、多く摂りすぎると逆に甲状腺の機能を低下させてしまいます。とくに橋本病などの甲状腺機能低下症の場合は、食べすぎに注意しましょう。

どちらの病気もまずは血液検査をして、異常があれば超音波などの画像検査とともに自己抗体検査を行って診断します。治療では、ホルモンを補う甲状腺ホルモン薬や亢進を抑える抗甲状腺薬を用います。原因不明の不調が長引くようなら、婦人科検診と一緒に甲状腺ホルモンの検査も受けるのがいいでしょう。

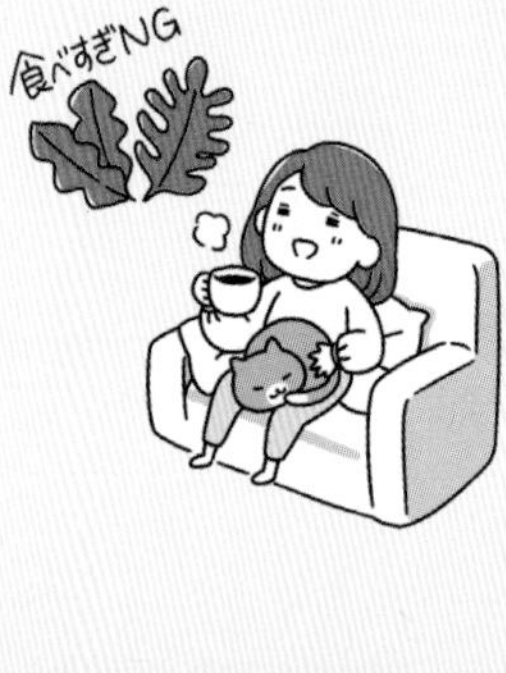

その不調、もしかしたら甲状腺の病気かも⁉

甲状腺の不調は更年期の症状と間違えやすいので「そのうち治るだろう」と軽く考えがちですが、もしかしたら病気がかくれているかも。思いあたることがあれば、我慢せずに早めに内科か婦人科で診察を受けましょう。

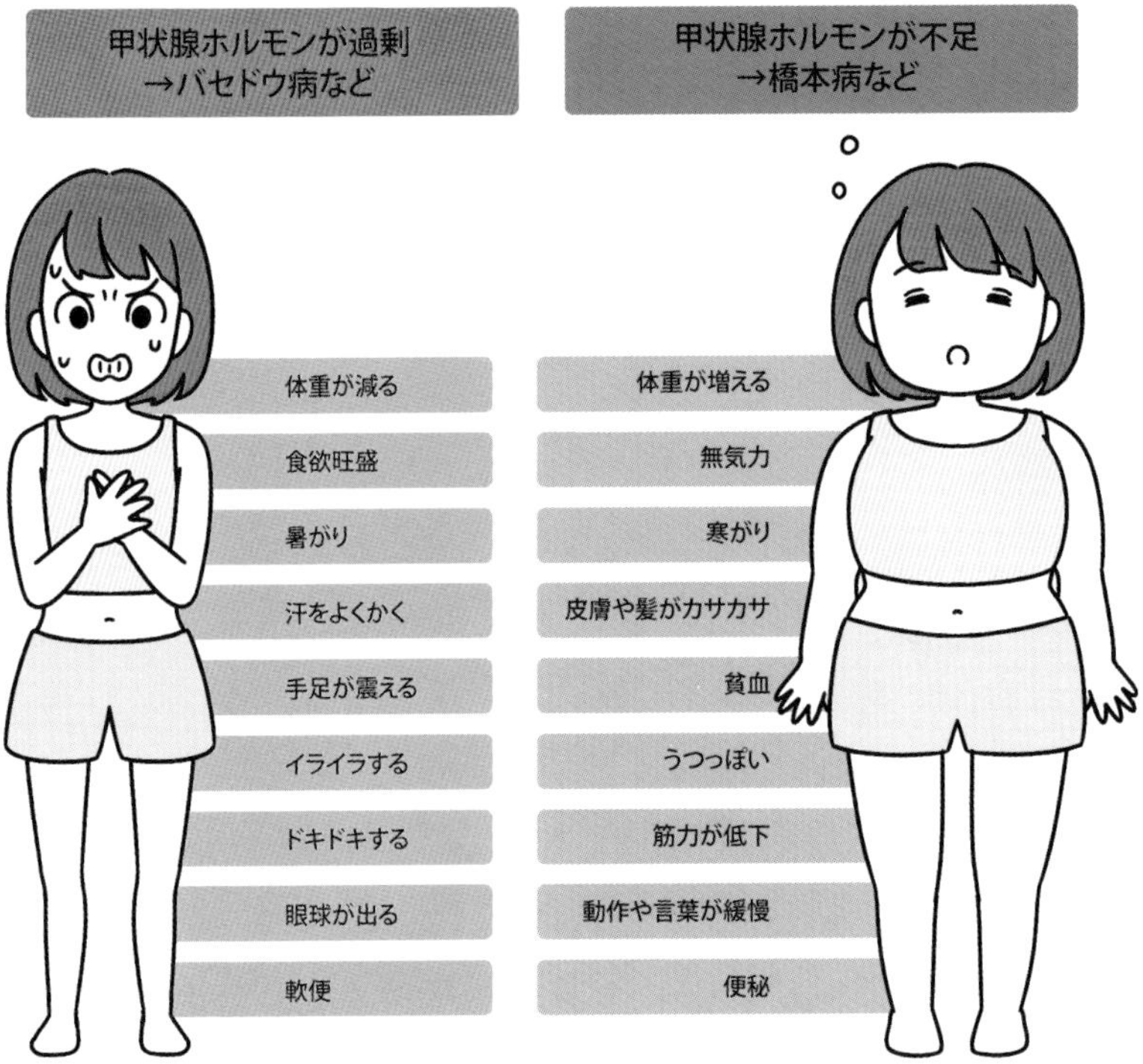

共通の症状

疲れやすい、だるい、手足がむくむ、髪の毛が抜ける、月経異常、甲状腺が腫れる、など

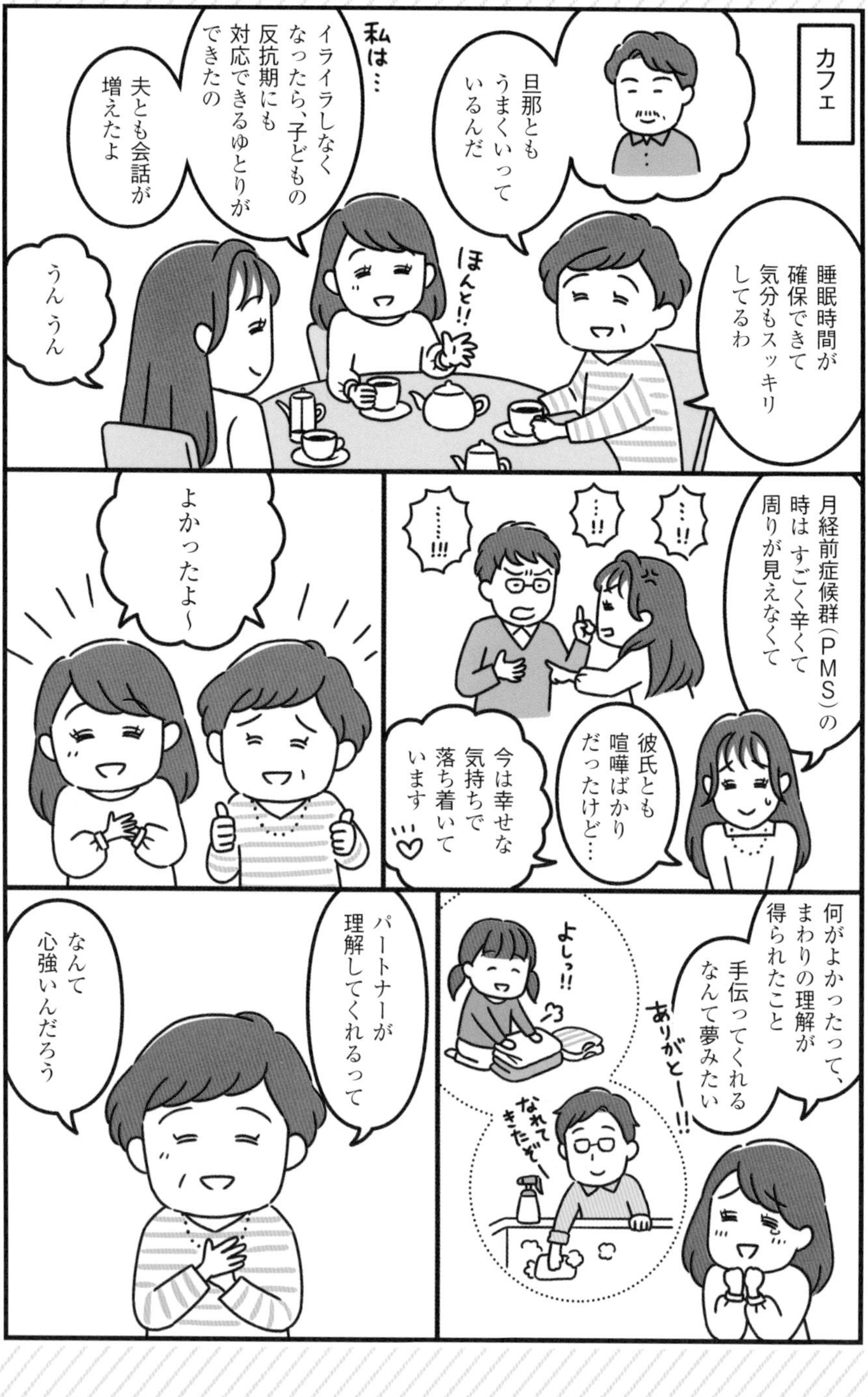
カフェ
睡眠時間が確保できて気分もスッキリしてるわ
旦那ともうまくいっているんだ
ほんと!!
私は…
イライラしなくなったら、子どもの反抗期にも対応できるゆとりができたの
夫とも会話が増えたよ
うんうん
月経前症候群(PMS)の時はすごく辛くて周りが見えなくて
…!!
…!!
……!!!
彼氏とも喧嘩ばかりだったけど…
今は幸せな気持ちで落ち着いています
よかったよ～
何がよかったって、まわりの理解が得られたこと
手伝ってくれるなんて夢みたい
ありがとー!!
よしっ!!
なれてきたぞ～
パートナーが理解してくれるって
なんて心強いんだろう

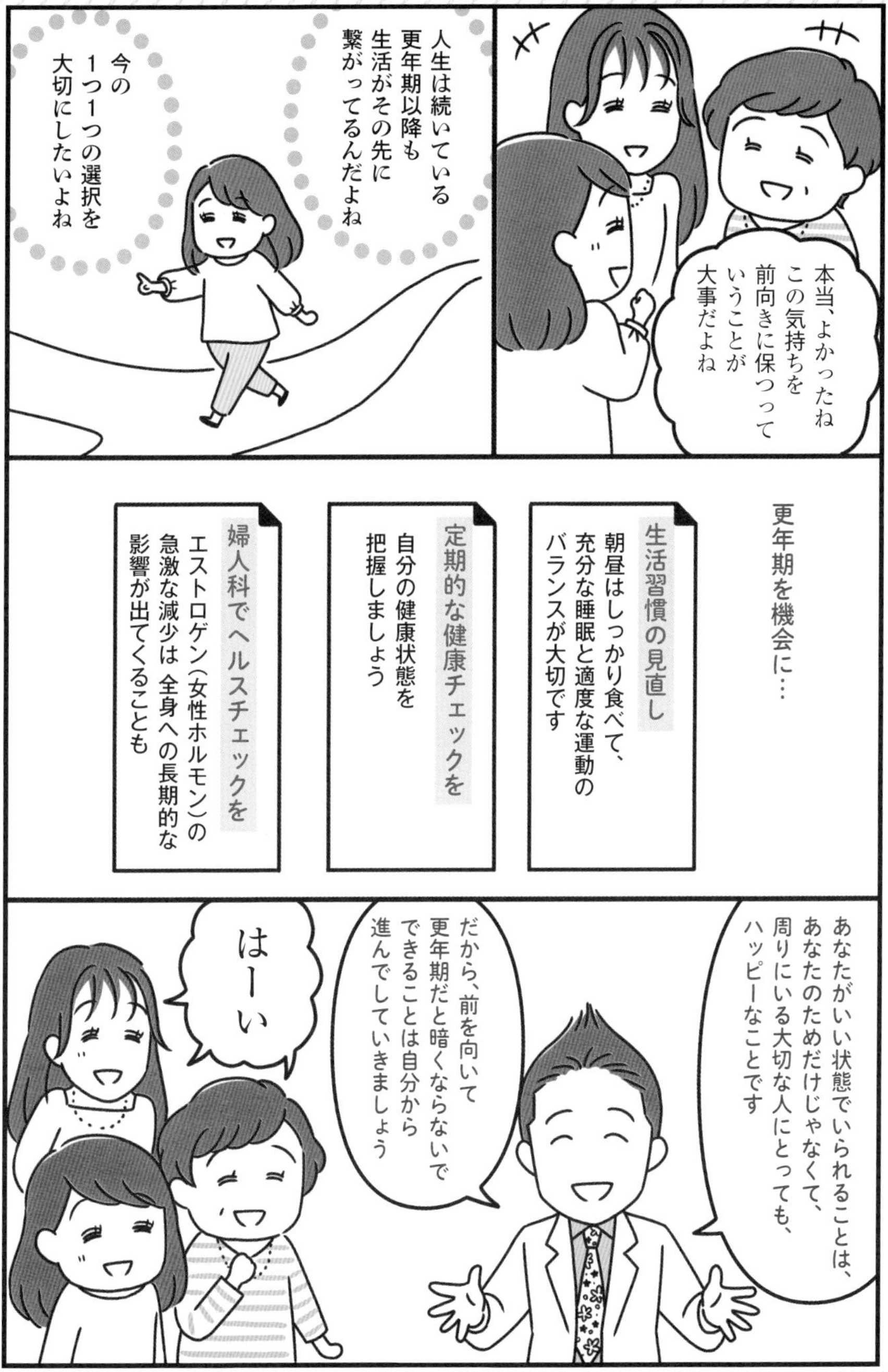
本当、よかったね この気持ちを 前向きに保つって いうことが 大事だよね
人生は続いている 更年期以降も 生活がその先に 繋がってるんだよね
今の 1つ1つの選択を 大切にしたいよね
更年期を機会に…
生活習慣の見直し
朝昼はしっかり食べて、充分な睡眠と適度な運動のバランスが大切です
定期的な健康チェックを
自分の健康状態を把握しましょう
婦人科でヘルスチェックを
エストロゲン（女性ホルモン）の急激な減少は 全身への長期的な影響が出てくることも
あなたがいい状態でいられることは、あなたのためだけじゃなくて、周りにいる大切な人にとっても、ハッピーなことです
だから、前を向いて 更年期だと暗くならないで できることは自分から 進んでしていきましょう
はーい

［著者］

高尾 美穂（たかお みほ）

医学博士・産婦人科専門医。日本スポーツ協会公認スポーツドクター。ヨガ指導者。イーク表参道副院長。
女性の健康で幸せな人生と前向きな選択を後押しすることをライフワークとしている。NHK「あさイチ」などのTV番組や、雑誌、SNSなど数々のメディアで発言。音声配信プラットフォームstand.fmでは『高尾美穂からのリアルボイス』を毎日配信。体や心の悩みから人生相談までリスナーの多様な悩みに回答し、980万回再生を超える人気番組となっている。

［参考文献］

『いちばん親切な更年期の教科書　閉経完全マニュアル』高尾美穂、『超かんたんヨガで若返りが止まらない！』高尾美穂（世界文化社）／『「閉経」のホントがわかる本 更年期の体と心がラクになる！』対馬ルリ子・吉川千明（集英社）／『更年期前後がラクになる！ おうちヨガ入門』高尾美穂（宝島社）／『オトナ女子をラクにする心とからだの本　女性ホルモンにいいこと大全』高尾美穂（扶桑社）／『正しく知って賢く向き合う　女性特有のホルモンバランスとがん・病気』高尾美穂監修（赤ちゃんとママ社）など

著者　高尾美穂
イラスト　ねこまき（にゃんとまた旅）
装丁デザイン　宮下ヨシヲ（サイフォン グラフィカ）
図版　田端昌良（ゲラーデ舎）
本文デザイン・DTP　尾本卓弥（リベラル社）
編集協力　宇野真梨子・河合ひろみ・山崎香織
校正　松澤光宏
編集人　伊藤光恵（リベラル社）
編集　中村彩（リベラル社）
営業　坂本鈴佳（リベラル社）
制作・営業コーディネーター　仲野進（リベラル社）

編集部　鈴木ひろみ・榊原和雄・安永敏史
営業部　津村卓・澤順二・津田滋春・廣田修・青木ちはる・竹本健志・持丸孝

更年期に効く　美女ヂカラ

2023年4月22日　初版発行

著　者　高 尾 美 穂
発行者　隅 田 直 樹
発行所　株式会社 リベラル社
〒460-0008　名古屋市中区栄3-7-9　新鏡栄ビル8F
TEL 052-261-9101　FAX 052-261-9134　http://liberalsya.com
発　売　株式会社 星雲社（共同出版社・流通責任出版社）
〒112-0005　東京都文京区水道1-3-30
TEL 03-3868-3275
印刷・製本所　株式会社 シナノパブリッシングプレス

 ISBN978-4-434-31875-7　C2077